ammann

Werner Schmidt

Leben an Grenzen

Autobiographischer Bericht eines
Mediziners aus dunkler Zeit

Ammann Verlag

Bestimmte Personen sind nur mit den Initialen ihres Namens in das Buch eingegangen. Bei andern wurden diese verändert. Einige erhielten fiktive Namen. Die in dem Buch enthaltenen Dokumente und Briefe werden inhaltgetreu wiedergegeben; Auslassungen sind mit Pünktchen (...) gekennzeichnet.

Satz: Utesch Satztechnik GmbH, Hamburg
Druck und Bindung: Franz Spiegel Buch GmbH, Ulm-Jungingen

ISBN 3-250-10123-0

I

KINDHEIT UND SCHULZEIT

Als ich am 19. März 1913 als zweites und letztes Kind meiner Eltern in Östringen zur Welt kam, einem Dorf zwischen Heidelberg und Bruchsal, war es sonnig und warm. Bereits eine Stunde nach der Niederkunft ging es meiner Mutter so gut, daß sie hätte »ein Tänzchen wagen« können. Da es der erhoffte Junge war, ging Vater in den Keller und holte eine Flasche Burgunder herauf, um das Ereignis gebührend zu begießen. Zwei Monate nach meiner Geburt zog die Familie nach Lang-Göns in Oberhessen, einem Dorf inmitten des Hüttenberg, mitten in einer ebenso fruchtbaren wie lieblichen und heiteren Landschaft am Rande der Wetterau. Ein wohlhabender Geschäftsmann gründete hier mit Vaters Hilfe eine Zigarrenfabrik, die sich rasch entwickelte und bald ansehnliche Gewinne abwarf. Doch wir lebten damals in einer Zeit, deren Zeichen trotz wirtschaftlichen Aufschwungs bereits auf Sturm standen!

Der Krieg begann. Vater wurde ein gutes Jahr später, am 1. September 1915, trotz starker Kurzsichtigkeit eingezogen. Er kam zunächst an die Ostfront, erkrankte schwer an Typhus und wurde nach der Genesung in den Westen nach Sedan abkommandiert. Zu meinen frühesten Erinnerungen gehört, daß eines Tages ein ernst dreinschauender, bebrillter, blaßgesichtiger Soldat in grauer Uniform mit breitem schwarzem Ledergürtel hereinkam – ich habe noch das Klicken seines Koppelschlosses in den Ohren –, der Mutter, Bruder und mich küßte. Mir schien, dieser mir fremde Soldat sei mein Vater. So plötzlich, wie er gekommen war, verschwand er auch wieder. Ich begriff das alles nicht so recht. Am 23. November 1918 kehrte er,

42jährig, aus dem schrecklichen und verlorenen Krieg zu uns zurück. Wir waren glücklich, daß er wohlbehalten wieder bei uns war.

Unzusammenhängend, aber lebhaft, fixierten Momentaufnahmen gleich, sind meinem Gedächtnis die ersten Kindheitseindrücke eingeprägt. Zwölf schimmernde Kupfertöpfe mit Messingknöpfen standen, ihrer Größe nach nebeneinandergereiht, auf einem langen Bord an der Wand unserer Küche. Ich hatte viel Freude an ihnen, und oft schaute ich sie ganz glücklich an. Eines Tages aber waren sie verschwunden und durch schwarze Emailletöpfe ersetzt. Mutter hatte die kupfernen den Kriegszwecken geopfert. Abgegeben wurde auch Vaters goldene Uhrkette bei der Sammelaktion »Gold gab ich für Eisen«. Eines Abends stand ich mit Kathrin, unserer Haushaltshilfe, in der Küche; das Fenster war angelehnt und der Rolladen »gestellt«. Er bewegte sich leise klappernd in den Schienen hin und her, ein Zeichen für Westwind. Ganz in der Ferne war ein dumpfes, unheimliches Grollen zu hören. Kathrin erschrak; mit weit aufgerissenen Augen und erhobenem Zeigefinger sagte sie zu mir: »Horch, alleweil wird Ferdun (Verdun) beschosse.« Bahnhöfe, Post- und Fabrikgebäude mußten verdunkelt werden, da feindliche Flugzeuge schon bis nach Darmstadt und Frankfurt am Main vorgedrungen waren und ihre Bomben abgeworfen hatten.

Bei den Bauern drunten im Dorf arbeiteten russische Kriegsgefangene: große, gutmütige Männer mit schweren Händen, die sich gern mit uns Kindern beschäftigten. Manche schnitzten aus einem Stück Holz Vögel mit breiten Schwingen, die man bald, in unterschiedlicher Größe und Ausführung, in vielen Bauernstuben von den Deckenbalken herabhängen sah. Sie blieben dort noch hängen, als die Männer längst das Dorf verlassen hatten.

Mir fällt unser damaliger Hausarzt ein, Sanitätsrat Reiff, ein alter, sehr würdiger, korpulenter Herr, der selber leidend war. Eines Tages, es war im Jahr 1917, mußte man mich wegen einer schweren Erkrankung zu ihm bringen. Ich bekam eine Spritze, nach der mir sehr übel wurde. Wie ich später erfuhr, hatte ich 800 (!) Einheiten Diphtherieserums erhalten – eine Dosis, die gewiß keinen nennenswerten Einfluß auf den Krankheitsverlauf haben konnte. Wenig später war es eine Gehirnerschütterung, die der Sanitätsrat bei mir behandeln sollte. Ich war beim Spielen in der Mansarde aus meinem Kinderwagen gefallen. Kaum hatte ich mich nach einigen Wochen einigermaßen davon erholt, als mir dieser Arzt den vereiterten linken Daumen aufschneiden mußte. Ein schmerzhafter Schlüsselbeinbruch brachte mich bald erneut zu ihm – er war mein Retter aus aller Not –, und schon damals wurde der Wunsch in mir wach, ein Arzt zu werden wie er.

Die Hungerzeit begann. Wir lebten wochenlang nur von Hafersuppe und Hafergrütze, der Abwechslung wegen mal mit Zucker, mal mit Salz zubereitet. Besonders gern aß ich gekochte Kartoffeln mit Senfsoße. Das Bäckerbrot war oft ungenießbar.

Wenn mich der Hunger gar zu sehr plagte, ging ich zu Kathrins Mutter, Frau Boller, und bettelte dort um etwas Eßbares. Ich ging an ihren Küchenschrank, holte mir heraus, was ich gerade vorfand, breitete es auf dem Küchentisch aus und sah sie so lange an, bis sie sich nach einigem Hin und Her erbarmte. Frau Bollers Mann war Fotograf im Dorf, ich durfte ihm manchmal helfen. Noch heute sehe ich die Flaschen Entwicklerflüssigkeit – mit Totenkopf, Schlange und der Aufschrift »Gift!« – vor mir, wenn die im Hof belichteten Platten im Kartoffelkeller behandelt wurden.

Es war Krieg, und wir Dorfkinder sangen:

Maikäfer flieg!
Dein Vater ist im Krieg,
dein' Mutter ist in Pommerland,

Pommerland ist abgebrannt!
Maikäfer flieg!

Mutter war gottlob nicht in Pommerland, und Pommerland war auch nicht abgebrannt; das sollte erst Jahrzehnte später geschehen. Mutter war bei uns, bei meinem Bruder und mir. Wochentags vertrat sie meinen Vater in der Fabrik, sonntags gehörte sie uns ganz allein.

Mutter war eine begabte Pianistin. Sie saß am Klavier, den schönen Kopf mit der hohen Stirn den Noten zugewandt. Ich lag auf dem Teppich und hörte andächtig zu. Manchmal spielte sie mehrere Notenhefte nacheinander durch – um bei ihren Buben Interesse zu wecken und, wie sie später sagte, um sich Kummer und Sorgen von der Seele zu spielen.

Schon als Kind fürchtete ich, daß Mutter möglicherweise nicht alt würde, daß sie vielleicht bald sterben müsse. Im Vergleich zu den robusten Bäuerinnen in unserem Dorf schien sie mir zu zart. Ausgelassene Fröhlichkeit, wie auf der Kirmes, war nicht ihre Sache.

Als ich drei Jahre alt bin, habe ich einen festen Spielkameraden, Arthur, einen Jungen aus der Nachbarschaft. Sein Vater besitzt eine kleine Fabrik, wo junge Burschen und Mädchen in Tag- und Nachtschicht fröhlich singend an der Drehbank Granatzünder herstellen. In der Werkstatt nebenan sehe ich erstmals Autos von innen, ihre Herzen, die Motoren. All das ist ungemein interessant für mich, beschäftigt meine Phantasie so stark, daß ich davon träume. Mit Arthur, mit den Bauernbuben, mit Kindern von Arbeitern, Handwerkern und Angestellten wachse ich auf, gehe mit ihnen zur Schule. Wir spielen auf den Straßen, auf den Feldern und Wiesen, schnitzen uns Pfeifen aus Weidenzweigen, rauchen trockenes Heu mittels Strohhalmen aus ausgehöhlten Kastanien, baden im aufgestauten Gönsbach.

Wenig glücklich bin ich bei einem frühen Versuch, mich in unserem schönen Garten als Imker zu betätigen. Die Bienen ignorieren unverständlicherweise alle Bemühungen, ihnen ein komfortables Heim zu bieten. So einladend mir auch der hohe, leistenverstärkte Karton scheint, den ich ihnen als Bienenstock bastle, was auch immer ich anstelle, um die Bienen von den Stöcken unseres Nachbarn zu mir herüber zu locken – es schlägt fehl, und ein Kindheitstraum ist ausgeträumt. Größer geworden, helfe ich den Maurern, dem Dorfschmied, dem Schreiner, dem Metzger, dem Bäcker und dem Schuster.

Bald nach Vaters Heimkehr aus dem Krieg haben wir Einquartierung eines jungen Offiziers, Leutnant Friedrich Neff. Er ist groß und kräftig, so kräftig, daß er mich auf seine Hand setzen, bis zur Zimmerdecke hochwerfen und einhändig wieder auffangen kann. Er imponiert mir sehr wegen seiner Kraft, seiner Fröhlichkeit und seiner schönen Singstimme. Wir werden gute Freunde. Aber als er mir einmal ins Gewissen redet, ich möge meiner Mutter folgsamer sein, höre ich nicht auf ihn. Er wird energischer, packt und schüttelt mich. Da schlage und trete ich um mich. Er sperrt mich erst ins Klo, wo ich aber so randaliere, daß er mich in die Waschküche »umquartiert«. Dort schlage ich das Fenster ein; meine Hand blutet. Dann läßt er mich endlich laufen. Ich bebe vor Zorn; mit der Freundschaft ist es längere Zeit aus. Für mich war er nur ein Gast im Haus: er hat nicht das Recht, mich so zu behandeln, als sei er Vater oder Mutter.

Auch mit meinem acht Jahre älteren Bruder gibt es schon mal heftige Auseinandersetzungen. Ich erinnere mich, wie er mich eines Tages foppt, indem er vor meinen Augen eine ganze Tafel Schokolade – eine seltene Köstlichkeit für mich – umständlich auspackt und Stück für Stück ißt, ohne mir etwas abzugeben. Das letzte Stück hält er mir schließlich hin, zieht es aber zurück, als ich danach greifen will, und steckt es genüßlich in den Mund. Da trete ich ihm zwischen die Beine und schlage plötzlich zu. Nur das Dazwischentreten meiner Mutter kann Schlimmeres verhüten. – Mein Bruder hatte selten Zeit für mich, hatte andere Interessen, andere Freunde. Aber ich war stolz auf ihn, der groß und stark war und mich notfalls verteidigen konnte.

Nach dem Krieg fühlte sich Vater in Lang-Göns recht wohl. Er genoß hier die Ruhe und den Abstand von seinen Geschäften. Seit 1919 fuhr er täglich in das zehn Kilometer entfernte Gießen und ging dort seinen Aufgaben nach. Die Inflation hatte mancherlei Sorgen und geschäftliche Probleme gebracht, aber seit die Währung wieder stabil geworden war, ging es rasch aufwärts. Er beschäftigte mehrere Vertreter und besaß einige Ladengeschäfte in- und außerhalb Gießens. Ein bescheidener Wohlstand erlaubte den Genuß der kleinen Freuden: ein geschäftseigener Wagen, guter Wein und gute Zigarren, die Lektüre schöner und interessanter Bücher aus dem großen Bücherschrank in Vaters Arbeitszimmer, daneben mehrere Zeitungen. Mutter mochte die dörfliche Enge weniger; es zog sie eher in das nahe Gießen, wo sie ihre Besorgungen und Einkäufe machte und hin und wieder ins Theater oder zu einem Konzert ging. Für Vater hatte der Krieg Veränderungen gebracht; ihm boten sich jetzt bessere Berufsmöglichkeiten. Er trennte sich von seinem Kompagnon und der Fabrik, zu deren Entwicklung er viel beigetragen hatte. Mit einem Geschäftsfreund aus der Tabakbranche gründete er in Gießen ein neues Geschäft.

Ostern 1923 verließ ich die Dorfschule. Zusammen mit anderen Jungen, darunter mein alter Spielkamerad Arthur, sein Cousin Erich und der Schulfreund August, wurde ich Fahrschüler. Wir besuchten jetzt die Oberrealschule in Gießen. Wenige Monate danach starb Arthur qualvoll an einem Blinddarmdurchbruch. Lange Zeit konnte ich den Verlust des Freundes nicht verwinden, führte an seinem Grab stumme Gespräche mit ihm. Für mich war er nicht tot. Meine Eltern machten sich große Sorgen, als ich zwei Jahre lang trauerte. Aber das Leben ging weiter.

Von einer kleinen Begebenheit ganz anderer Art ist noch zu berichten, an die ich später noch oft zurückdenken sollte. 1924 verschenkte ich in einem Anflug von Mitleid einem Klassenkameraden, der Kriegswaise war, meine seit einiger Zeit zusammengetragene Sammlung ausländischer Briefmarken; und ein Jahr später tauschte ich meine kostspielige, wertvolle Deutschland-Sammlung, zu der auch Vater immer viel beigetragen hatte, gegen zwei kleine »Märklin«-Baukästen eines anderen Mitschülers ein. Meine Eltern hatten nicht aufgepaßt. Mit einer einzigen Marke, mit einem Satz dieser Sammlung hätte ich ihnen später wirkungsvoll helfen können.

Da ich seit meinem zwölften Lebensjahr unter Migräne und der Menièreschen Krankheit litt, war es nicht einfach, vor allem bei Diktaten oder Mathematikarbeiten, gute Leistungen zu erbringen. Das Büffeln von Vokabeln und Regeln, langweilige Schulbuchtexte, manchmal auch schlechte Lehrer machten mir das Lernen oft zur Qual.

1927, wenige Wochen vor meinem 14. Geburtstag, zogen wir nach Gießen. Vater hatte auf eigene Kosten das obere Stockwerk eines alten, schönen zweigeschossigen Hauses aus dem Biedermeier für uns herrichten lassen. Seine großen, hohen, in einer Flucht gelegenen Zimmer waren zum Teil durch Flügeltüren miteinander verbunden. Die tief herunterreichenden Fenster öffneten sich nach Westen und Süden mit Blick auf einen gepflegten Garten. Unsere Wohnung hatte zwei Räume von der Größe kleiner Säle. In der Etage unter uns hatte sich Dr. Wertheim, ein Zahnarzt, etabliert, ein eleganter, reservierter Herr, der mit einem Schmiß auf der Backe ungemein »akademisch« wirkte. Im Nachbarhaus lebte Möbelhändler Grünebaum mit Familie; seine zwei stattlichen Söhne stachen alle jungen Männer in der Umgebung aus. Zu unseren Nachbarn zählte ferner das kinderlose Ehepaar Strauß, das einen Getreidegroßhandel betrieb, ein Markscheider mit Frau und zwei Kindern sowie ein Fotograf, zu dem ich bald guten Kontakt hatte.

In einer kleinen Dachwohnung im Haus des Möbelhändlers Grünebaum wohnte das junge Ehepaar X, dem es finanziell schlechtging. Es hieß, Herr X sei von der Reichswehr verabschiedet worden. X, ein Mann Mitte dreißig, hatte über den benachbarten Fotografen, Herrn Becker, von meinem Hobby gehört und interessierte sich für meine Fotos. So lud ich ihn einmal zu uns ein und zeigte ihm meine schönsten Aufnahmen. Meine Mutter kam hinzu, und es ergab sich eine Unterhaltung, bei der auch die Politik gestreift wurde. Dabei sagte X, er redete auffallend viel: »Wenn Hitler kommt – und er wird kommen –, erhalten alle Juden einen Freifahrtschein nach Palästina, aber nicht wieder zurück.« Das war mir völlig neu. Mutter meinte, sie sei sich da keineswegs sicher, daß Hitler käme. Einige Monate später sah ich diesen ehemaligen Reichswehrangehörigen in einem braunen Uniformhemd. Er verstand sich sehr gut mit dem Fotografen und dessen Bruder sowie mit einem im Atelierhaus wohnenden jungen Ehepaar. Anfang der dreißiger Jahre tauchten dann in dieser Gruppe die ersten Abzeichen der NSDAP auf.

Der Umzug nach Gießen tat uns allen gut. Ich fühlte mich geborgen. Ein echtes Bedürfnis waren mir die Sonntagvormittag-Spaziergänge mit meinem Vater. In der schönen Umgebung von Gießen ließ es sich unbefangen miteinander reden. Wir sprachen leidenschaftlich über Armut und Marxismus, dem Vater skeptisch gegenüberstand. Auch für Mutter waren die ersten Jahre in Gießen, einer Stadt, die sie ohnehin sehr schätzte, eine glückliche Zeit. Sie war jetzt oft guter Laune, lachte und scherzte viel mit uns Söhnen. Mein Bruder schloß seine Ausbildung in Frankfurt am Main ab und ließ sich, nach einer Assistenzzeit bei einem älteren Zahnarzt, in Gießen nieder. Ich selber fand Kontakte zu dem Kunstmaler Heinrich Will und seiner hochgebildeten österreichischen Frau. Sie waren mit unserer Familie befreundet. Viel Zeit verbrachte ich in seinem Atelier und sah ihm beim Malen zu.

Weniger erfreulich erging es mir in der Schule. Es gab zwar

immer wieder Lob und Bestätigung, doch auch Schwierigkeiten. Ich denke da besonders an unseren Mathematiklehrer; er war ehrgeizig, gehörte zu der kleinen elitären Gruppe innerhalb des Lehrerkollegiums, die Lehraufträge an der Universität wahrnahm. Er stellte viel zu hohe Anforderungen an uns Schüler und bezog seine Maßstäbe wohl von den Studenten, war humorlos, ungeduldig und jähzornig. Keiner wagte es, Fragen zu stellen, wenn er etwas nicht verstand. Die Klassenarbeiten fielen dementsprechend miserabel aus. Mit dem offensichtlichen Scheitern seiner pädagogischen Konzepte wurde er immer unerträglicher. Ein großer Teil meiner Mitschüler blieb seinetwegen in der Unterprima sitzen. Wir alle denken mit Schrecken an dieses Jahr zurück; viele hatte er verunsichert und mutlos gemacht. Mit der Versetzung in die Oberprima bekamen wir dann eine ganze Anzahl neuer Lehrer. Wir waren froh, ihn endlich loszusein, verloren aber leider auch den hervorragenden Chemielehrer Dr. Wilhelm Flörke. Der Unterricht bei ihm sowie bei unserem Deutschlehrer Dr. Friedrich König hatte wirklich Freude gemacht. König war warmherzig, konziliant und stets zur Diskussion bereit, Flörke eher kühl und distanziert – jener ein ausgesprochener Geisteswissenschaftler, dieser ganz Naturwissenschaftler. Beide haben mich sehr beeindruckt. König, literarisch, philosophisch, historisch und politisch außerordentlich gebildet, war ein mitreißender Redner. Sein mit tiefer Stimme gesprochenes Mittelhochdeutsch klang für mich wie Cellomusik. Er legte seinen Schülern keine Zwangsjacke an. Als Studienfreund von Reichskanzler Dr. Brüning, mit dem er bis zu seinem Lebensende in Verbindung stand, war er über das politische Gegenwartsgeschehen besonders gut unterrichtet; er vermochte es, seine Schüler über die Gefahren, die sowohl von Ultra-Rechts wie von Ultra-Links drohten, nachhaltig – aber vielleicht nicht nachhaltig genug – aufzuklären.

Am Ende meiner Schulzeit war ich lang aufgeschossen, schlank, feingliedrig und sensibel. Ich hatte starke musische und philosophische, aber auch naturwissenschaftliche Interessen.

Ich las Gedichte von Goethe, mochte einige von Hölderlin, schätzte besonders Mörike, Rilke und Dauthendey. Ein Zug von Einzelgängertum hatte sich dabei in meinem Wesen entwickelt. Viele meiner Altersgenossen trieben eifrig Sport. Um aus meiner Isolierung ein wenig herauszukommen, trat ich dem »Olympischen Sportclub Gießen« bei, dem einige Studenten, vor allem aber mein Schulkamerad, Studienfreund und späterer zweimaliger deutscher Meister im Kugelstoßen, Otto Luh, angehörten. Vier Jahre lang trieb ich aktiv Sport, auch Leistungssport. Für sonstige Zerstreuungen und Vergnügungen blieb wenig Zeit. Als Unterprimaner gingen wir in die Tanzschule. Da man überall Wert darauf legte, daß wir nicht »herumpoussierten«, kamen wir den Mädchen nicht sehr nahe: Wir tanzten mit ihnen, holten sie ab und brachten sie nach Hause – das war alles. Es herrschte ein reichlich Maß an »Zucht und Ordnung«, wie es auch schon unseren Eltern vertraut war.

Als ich meinen Abituraufsatz abgab, fragte König: »Nun, was werden Sie jetzt anfangen?« »Ich werde wohl Medizin studieren.« »So, hm«, es klang enttäuscht, »ich dachte, Sie würden Literatur und Philosophie studieren.« Somit hatte ich eine schwerwiegende Entscheidung getroffen, einer anderen, vielleicht größeren Neigung den Vorzug gegeben. Das Leben sollte mich lehren, daß ich mich richtig entschieden hatte.

Das mündliche Abitur fand am 5. Februar 1932 statt; es dauerte etwa sieben Stunden. Zwischen König und mir entspann sich dabei eine längere, vom Kollegium aufmerksam verfolgte Diskussion über Schillers großartige Arbeit »Über naive und sentimentalische Dichtung«, die ich in der Unterprima begeistert durchgearbeitet hatte. Als endlich alles gut überstanden war, lief ich vor Freude in hohen Sprüngen durch den Flur vor unserem Klassenzimmer. Ich hatte es geschafft, war nun frei! Die Welt stand mir jetzt offen, wie Mutter mir wiederholt versichert hatte. Nach dem Abitur kam ich mir wie erlöst von einem großen, offenbar aber notwendigen Übel vor. Ich hatte neun Jahre höhere Schule leidlich durchgestanden.

STATIONEN

GIESSEN

Studium

Die letzten Jahre meiner Schulzeit waren politisch und wirtschaftlich außerordentlich unruhig gewesen. Vater hatte schwere geschäftliche Einbußen erlitten. Es war die Zeit der weitverbreiteten und immer noch zunehmenden Arbeitslosigkeit, für viele die Zeit, »stempeln« gehen zu müssen. Alle litten unter den offenbar unumgänglichen »Notverordnungen«, zu denen sich der Kanzler Dr. Brüning gezwungen sah. Keine Regierung macht sich durch solche Maßnahmen beliebt. Das Geld war knapp geworden. Wirtschaftlich gab es Pleiten über Pleiten. Die antidemokratischen Kräfte sahen ihre Stunde gekommen. Nazis und Kommunisten schürten das immer größer werdende Chaos: Beide Seiten hofften, rasch an die Macht zu kommen. Ende März 1932 hatte Deutschland nahezu sechs Millionen Arbeitslose.

Damals sprach Hitler in der Gießener Volkshalle. Sie war brechend voll, und viele mußten vor den Türen bleiben. Nach seiner Rede sei er so erschöpft gewesen, daß er zu seinem Auto getragen werden mußte. Ehern schien er also nicht zu sein.

Meine Eltern, mein Bruder und ich lehnten, wie die meisten unserer Freunde und Bekannten, Hitler entschieden ab. Wir hatten in seinem Buch »Mein Kampf« gelesen. Das genügte. Hinzu kam, daß politische Versammlungen uns immer ein Greuel waren. Keiner der Familie ging zur Volkshalle. Die sogenannte »Nationale Opposition« meiner Klasse aber, nämlich mehrere Schüler, die unser nationalistischer Religionslehrer mit dieser Bezeichnung wohlwollend etikettiert hatte, war vollständig vertreten. Hitler hatte sie mit seinem Programm und seinen Reden fasziniert. Auch der gut unterrichtete König, unser Deutsch- und Geschichtslehrer, war zur Kundgebung gegangen. Am darauffolgenden Tag wurde er von der »Nationalen Opposition«, die hell begeistert von der Veranstaltung zurückgekehrt war, bestürmt, seine Eindrücke zu schildern und seine Meinung über das Erlebte und Gehörte zu äußern. Je mehr König zögerte, desto drängender bestand die Gruppe darauf, und schließlich – man merkte, wie schwer es ihm fiel – sagte er mit halberhobenen, beschwichtigenden, ratlos abwehrenden Händen und undurchdringlicher Miene: »Ich habe einen mitreißenden Redner erlebt. Ob Hitler, falls er einmal Reichskanzler wird, alles so, wie er es sich vorstellt, verwirklichen kann, halte ich für nicht möglich.« Der zweite Satz erregte bei der »Nationalen Opposition« heftigen Widerspruch. Auf eine Diskussion ließ sich König, im Gegensatz zu seinem sonstigen Verhalten, jedoch nicht ein. Das überraschte mich.

In diesen Jahren mußten die Eltern und mein acht Jahre älterer Bruder sehr oft zur Wahl gehen. Sie sprachen sehr viel über Politik und waren besorgt, ja ratlos geworden.

Kurz nach dem Abitur, in der Zeit, wo man »Mulus« ist, begann das sogenannte »Keilen« der studentischen Verbindungen meiner Heimatstadt und derjenigen der benachbarten Universität Marburg. Mein Vater hätte gern gesehen, daß ich Zahnheilkunde in Marburg studiere. Da die Zeiten wirtschaftlich außerordentlich schwierig seien, könnte ich, so meinte er, nach Abschluß meines Studiums in der Praxis meines Bruders beginnen. Der Start wäre in jeder Hinsicht leichter, vor allem aber kämen mir dessen Facherfahrungen sehr zustatten. Sein Vorschlag hatte manches für sich.

Die Möglichkeit, daß ich in Marburg mein Studium beginnen könnte, spricht sich bei den Studenten rasch herum. Es kommen sehr bald Einladungen zu Marburger Verbindungen, da man damals in Marburg, nicht aber in Gießen Zahnheilkunde studieren kann. In Gießen, noch weniger aber in Marburg, gefallen mir Ton und Gebaren bei solchen Abenden. Als in einer Kneipe in Marburg gegen Mitternacht bei einem alten, schönen Studentenlied mit rauhen Stimmen gegröhlt wird und schließlich »Halbe« in das aufgeklappte Klavier gekippt werden, daß es nur so spritzt, habe ich das Gefühl, unter großen Flegeln zu sitzen.

Am 5. Mai 1932 werde ich an der Universität meiner Heimatstadt durch Handschlag feierlich immatrikuliert. Magnifizenz Vanselow sagt zu uns neuen »akademischen Bürgern« sinngemäß: »Überlassen Sie uns Älteren und Lebenserfahrenen die Politik. Kümmern Sie sich um Ihr Studium. Nützen Sie klug die akademische Freiheit und freuen Sie sich Ihrer Jugend.« Das gefällt mir sehr, und gern will ich diese Ratschläge befolgen. Um Politik kümmere ich mich zu Beginn meines Studiums wenig. Ich bin so sehr mit mir und mit dem vielen Neuen in meinem Leben beschäftigt, daß vorerst für das, was draußen im Land vor sich geht, kaum Zeit bleibt. Dieses Verhalten wird noch dadurch begünstigt, daß unsereiner von dem, was sich politisch hinter den Kulissen abspielt, zunächst nichts erfährt.

Wer sich entschließt, Arzt zu werden, besonders dann, wenn er nicht in einem Arzthaus aufgewachsen ist, hat gewöhnlich nur recht vage Vorstellungen von dem, was Studium und Beruf dem einzelnen abfordern. Wie für manchen anderen, der sich der Medizin zuwendet, war der Hausarzt Vorbild gewesen. Er hatte mich, als ich schwer krank war, tief beeindruckt und den Wunsch in mir geweckt, später einmal Arzt zu werden. Mutter hatte mich darin bestärkt. Als Arzt sei man ein angesehener Mann, und Ärzte brauche man immer, meinte sie. Das leuchtete ein.

Das erste und zweite Semester bis in den Januar 1933 hinein vergehen mit fleißigem Kollegbesuch und häuslichen Arbeiten wie im Flug. Ich gehe ins Theater, zu Konzerten, treibe viel Sport und werde von Freunden und Bekannten zum Tanzen eingeladen. Dabei lerne ich Gertrud kennen und verliebe mich sehr.

Am 30. Januar 1933, gegen Ende des zweiten Semesters, wird Hitler nach dramatischem politischen Hin und Her zum Reichskanzler ernannt und schwört den Eid auf die Verfassung:

> *Ich werde meine Kraft für das Wohl des deutschen Volkes einsetzen, die Verfassung und die Gesetze des deutschen Volkes wahren, die mir obliegenden Pflichten gewissenhaft erfüllen und meine Geschäfte gerecht und unparteiisch gegen jedermann erfüllen.*

Das hört sich gut an, wirkt aber aus dem Mund dieses Herrn wenig überzeugend. Wir sind aufs äußerste beunruhigt. Vielleicht ist es inzwischen gelungen, Hitler in einigen seiner Programmpunkte umzustimmen, hat doch, wie wir aus sicherer Quelle wissen, Reichspräsident von Hindenburg, der ihn zum Reichskanzler ernannte, eine Tante gehabt, die mit einem Militärarzt namens Cohen verheiratet war. So manche, die dazu geraten hatten, Hitler ruhig an die Macht kommen zu lassen, und der Meinung waren, in wenigen Jahren sei der Spuk vorüber, sagen nun, »soll er doch beweisen, was er vermag«. Sie glauben oder ahnen nicht einmal, daß sie mit ihrer Wahl »die Demokratie auf demokratischem Wege abgeschafft haben«. In diesen Tagen besuche ich die Familie meines Schulfreundes Fritz in Marburg. In lebhafter Erinnerung ist mir ein sehr langer Fackelzug am 31. Januar 1933, der vor der Stadt mit der Ansprache eines Gerichtsassessors beendet wird. Die Rede ist gespickt mit nationalistischen und vulgären antisemitischen Wendungen. Am Morgen danach sind in Marburg die Scheiben einiger jüdischer Geschäfte mit Hetzparolen beschmiert oder eingeschlagen. Ich breche angewidert und empört meinen Besuch sofort ab und fahre besorgt nach Hause. Auch die Eltern und mein Bruder sind schockiert über das, was auch in Gießen und anderswo vorgefallen ist.

Ich weiß es noch nicht, aber fühle mit Bangigkeit, daß sich nun mein Leben wohl von Grund auf ändern wird, daß jahrelange Freundschaften und vieles mehr gefährdet sind.

Mutter ist jüdischer Abstammung. Das war bisher in unserem Lebenskreis ohne Belang. Doch die »Machtübernahme« hat unserer Unbekümmertheit einen empfindlichen Stoß versetzt. Wir sind deprimiert und ratlos. Die Fälle von Ausschreitungen gegen Juden häufen sich und nehmen ständig zu. Handgreiflichkeiten mit schweren Verletzungen gehören schon zum Alltag. Aber die Gerichte verhalten sich manchmal bereits recht merkwürdig oder sind verdächtig zurückhaltend. Der Glaube der Eltern an Vernunft und Anständigkeit, trotz allem, was sie inzwischen erlebt hatten, war bis 1933 unerschüttert geblieben. Was aber nun auf sie zukommt, liegt außerhalb ihres Vorstellungsvermögens. Und doch sollte das erst der Anfang einer ganzen Kette widerwärtiger, niederträchtiger »Maßnahmen« sein, die unsere Familie zu erdulden hatte.

Um diese Zeit erscheint in unserer Wohnung Herr D., ein Zigarrenfabrikant. Die Firma meines Vaters hatte dessen Produktion im Lauf der Jahre nahezu vollständig übernommen und sehr vorteilhaft für ihn vertrieben. Durch die sich überstürzenden Ereignisse wird das Geschäft, dessen Mitinhaber Jude ist, buchstäblich überrollt und somit insolvent: Vater schuldet D. zirka 3000 Reichsmark. Herr D. will unter anderem wissen, wer die Möbel bei der Eheschließung meiner Eltern angeschafft habe, und ist ärgerlich, weil sie meine Mutter eingebracht hat. »Natürlich, natürlich«, meint er und droht, die Möbel pfänden zu lassen, wobei er es an antisemitischen Äußerungen nicht fehlen läßt. Draußen auf der Straße wendet sich Herr D. ostentativ von uns ab und grüßt zur anderen Seite hinüber mit einem lauten »Heil Hitler!« Auf seinem Revers prangt das Abzeichen der NSDAP. Er, D., hätte sich niemals auf Geschäfte mit meinem Vater und dessen Kompagnon einlassen sollen. Jetzt habe er seinen Denkzettel bekommen. Sein älterer Sohn, im väterlichen Betrieb tätig, ist Patient meines Bruders. Erich wird ihn das ganze Dritte Reich hindurch kostenlos behandeln und damit Vaters Schulden doppelt und dreifach begleichen. D.s jüngerer Sohn aber setzt bei Begegnungen mit uns eine Miene auf, als würde er uns am liebsten wie Ungeziefer vernichten. Er studiert mit mir zusammen in Gießen Medizin und ist später mit daran schuld, daß ich nach dem Staatsexamen eine Stelle verliere.

Ich besuche König, meinen alten Deutschlehrer, bei dem wir auch über »Die Judenbuche« gesprochen hatten. Als er hört, wie es mir seither ergangen ist, entfährt ihm kopfschüttelnd: »Grade die nettesten Kerle!« Er kennt noch einige andere derartige »Fälle«. Doch selbst ein so gebildeter Mann wie er stellt mir die Frage: »Wo gibt es einen Juden, der mit einem Beethoven oder einem Goethe vergleichbar wäre? So jemanden, nicht wahr, haben Sie nicht aufzuweisen?« Er sagt das in einem Ton, den ich bisher an ihm nicht kannte.

Dann fragt mich der nationalliberale König unverhofft: »Nicht wahr, bei uns im VDA* waren Sie nicht?« »Nur vorübergehend. Mein Vater hatte da so seine Bedenken.« Er quittiert meine Antwort mit einem erstaunten »So?«

Zu den äußerlich einschneidenden Maßnahmen, welche die neue Zeit für mich mit sich bringt, gehört zunächst: Ausschluß aus der Medizinischen Fachschaft; mein Studentenausweis, ein Stück gelber Karton, muß zunächst gegen einen blauen, wie ihn die ausländischen Studenten besitzen, dann nochmals gegen einen leuchtend roten eingetauscht werden, für jedermann ein Zeichen dafür, daß sein Inhaber »Nichtarier« ist. Damit ist unsereiner fürs erste zur Genüge gekennzeichnet. Zu dieser Zeit

* Verein für das Deutschtum im Ausland.

erhält jeder Student an der Theater-, Konzert- und Kinokasse nach Vorzeigen seines Ausweises eine erhebliche Eintrittspreisermäßigung, eine Vergünstigung, die sich bei der großen Geldknappheit kaum einer entgehen läßt. Um bei solchen Veranstaltungen Flegeleien und Taktlosigkeiten aus dem Weg zu gehen, besuche ich sie nur noch, wenn ich dafür den vollen Eintrittspreis zahlen kann, was mir immer seltener möglich ist. So bleibt mir das Vorzeigen meines roten Ausweises erspart. »Nichtarier« sind von nun an von Fleißprüfungen, durch die minderbemittelte Studenten einen Studiengebührenerlaß erlangen können, ausgeschlossen. Der Verlust dieser Möglichkeit trifft mich besonders empfindlich, da durch die Umstände die Existenzgrundlage meines Vaters mehr und mehr zerstört wird.

Weiteren »Maßnahmen« seitens der Universität bin ich vorerst nicht ausgesetzt. Aber nun produzieren die neuen Herren laufend Verordnungen und Gesetze, die den »Nichtariern« das Leben zunehmend erschweren und den Akademikern unter ihnen den Berufsweg erheblich beeinträchtigen oder ganz versperren. Die meisten meiner Freunde stehen trotz hemmungsloser antisemitischer Propaganda unverändert zu mir, einige distanzieren sich, drei suchen meine Freundschaft, um sich dann mehr oder weniger taktvoll zurückzuziehen, als sie erfahren, daß meine Mutter jüdischer Herkunft ist. Manche vergessen im Lauf der Wochen und Monate, daß ich »Halbarier« bin, und fragen, ob ich nicht auch zum »Fachschaftsabend« oder zum »SA-Dienst« kommen will. Sie sind dann sehr erstaunt, wenn ich antworte, beides sei mir nicht möglich. Andere wieder machen sich ein Vergnügen daraus, auf mein »Guten Tag« mit einem betonten »Heil Hitler!« zu antworten oder es völlig zu ignorieren. Oft sind das diejenigen, die versuchen, mich auf verschiedene Weise zu provozieren, und erwarten, daß ich mich wie ein Paria fühle.

In diesen Monaten bin ich öfter zu Gast im Hause R. Frau R. hat es verstanden, einen Kreis junger, interessanter und kritischer Leute um sich zu versammeln. Als ich eines Nachmittags zur verabredeten Zeit als letzter bei ihr eintreffe, ruft ein etwa Vierzigjähriger aus der Runde: »Ah, Victor de Kowa!« Wie sich bald herausstellt, handelt es sich um einen Bildhauer von der Staatlichen Zeichenakademie in Hanau. Zu dieser Zeit und noch Jahre danach werde ich immer wieder wegen der frappanten Ähnlichkeit mit de Kowa, dem bekannten Filmschauspieler, angesprochen. Keiner von ihnen ahnt, was eine solche spontane Feststellung einem Menschen in meiner Lage bedeutet, ja bedeuten muß, in einer Zeit, wo allein schon »jüdisches Aussehen« ein Makel ist, unter dem der Betreffende schwer zu leiden hat. Auch Blicke können töten.

Von nun an bis in den Krieg hinein erlebe ich, oft mehrmals täglich, wenn wir uns in einer Gruppe voneinander verabschieden, ein unglaubliches Ritual. Einer fragt: »Wollen wir einen Juden sterben lassen?« Worauf man sich zum Zeichen, daß man einen sterben lassen will, über Kreuz die Hände reicht. Man ist dann stets erstaunt, wenn ich empört aufs Verabschieden verzichte. Sind wir nur zu dritt, so wird es oft bedauert, daß man nicht »einen Juden sterben lassen kann«. In was für eine Gesellschaft bin ich geraten.

Ende Sommersemester 1933. Nach dem dritten Semester melde ich mich zum Vor-Physikum. Die Professoren, die mich prüfen, sind korrekt. Ich bestehe die Fächer Chemie, Physik, Zoologie und Botanik mit der Note »sehr gut«. Die Befürchtungen des Vaters, der am Morgen vor dem Examen meint, »vermutlich sind die Professoren überwiegend Parteigenossen und haben nicht nur die Absicht, sondern auch die Pflicht, alle jüdischen Studenten und solche in deiner Lage durchfallen zu lassen«, erweisen sich als unbegründet. Seinen Rat, Deutschland zu verlassen und in einem anderen Land mein Glück zu versuchen, weise ich nach dieser guten Examenserfahrung zurück. Ich bin nun optimistisch und darin bestärkt, auf dem begonnenen Weg weiterzugehen, in der Hoffnung, daß sich die politischen Verhältnisse bald wieder normalisieren werden. Mittlerweile hat sich die wirtschaftliche Lage meiner Eltern so sehr verschlechtert, daß die schöne und behagliche Siebenzimmerwohnung aufgegeben werden muß. Unsere langjährige, treue Haushilfe können wir nicht mehr halten. Wir sind gezwungen, eine völlig verwahrloste Dachkammerwohnung mit schrägen Wänden – drei Räume und zwei Nebengelasse – zu beziehen. Durch die beiden Giebelzimmer laufen senkrechte Balken, doch man kann sich in ihnen noch aufrecht bewegen. Die übrigen Räume sind nur mit eingezogenem Kopf begehbar. Eine Kammer erhält ihr Licht durch eine Dachluke. Im Sommer ist es tags wie nachts unerträglich heiß und im Winter lausig kalt.

Vater ist ruiniert. Mein Bruder kann mich nicht unterstützen. Er ringt schwer um die eigene Existenz. Im Sommer 1933 ist ihm die Zulassung zur Krankenkasse, die er nach mehrjährigen Bemühungen vor einigen Monaten endlich erhalten hatte, wieder entzogen worden. Ende 1934 stehe ich buchstäblich vor dem Nichts.

Meine Freundin Gertrud und ich machen mit dem niedergeschlagenen, manchmal abwesend wirkenden Vater einen Spaziergang. Unterwegs kehren wir ein. Er zahlt die Zeche. Nachdem wir Gertrud nach Hause gebracht haben, sagt er leise: »Junge, das waren die letzten 20 Mark.« Dies und die weiterhin schlimme politische Entwicklung dämpfen meinen wiedergewonnenen Optimismus sehr. Hinzu kommt, daß Gertruds Bruder der SS beigetreten ist. In meiner niedergedrückten Stimmung schreibe ich ihr einen Brief, in dem ich die Gründe darlege, weshalb es zwischen uns aus sein muß. Sie versteht das nicht und ist sehr unglücklich. Für mich bedeutet es die gewaltsame, schmerzliche Trennung von einem reizenden Mädchen.

Wir gehören nun nicht nur zu den andauernd in übelster Weise Beschimpften und Verächtlichgemachten, Geschmähten, Wertlosen, wir sind auch arm wie Kirchenmäuse. Stille Reserven und besondere Sachwerte sind nach Krieg und Inflation noch nicht wieder vorhanden. Die Zeit dafür ist zu kurz gewesen. Alles verfügbare Geld mußte im Geschäft des Vaters bleiben. Nachdem eine Geschäftsneugründung an anderer Stelle unter Vaters alleiniger Leitung – wobei ich mich neben meinem Studium unbezahlt als Verkäufer und Schaufensterdekorateur betätige – zunehmend boykottiert wird und nicht zu halten ist, bemüht er sich um Vertretungen. Vater besitzt nicht einmal Geld für eine Netzkarte der Reichsbahn. Ein Logenbruder springt ein und nimmt die hierfür als Sicherheit von ihm angebotene goldene Taschenuhr mit Kette tatsächlich an. Er bewahrt sie an einem nicht genügend gesicherten Ort auf, wo sie bald danach gestohlen wird.

Die Vertretungen bringen nur wenig ein. Die weitverbreitete Stimmung gegen alle, die mit Juden zusammengearbeitet haben – oder vorerst noch zusammenarbeiten –, befreundet oder gar verwandt sind, sowie die allgemeine Verunsicherung und Angst wirken deutlich unseren Bemühungen um auch nur einfachste Arbeiten entgegen. Wir sind sehr niedergeschlagen und verzweifelt.

Vom Wohlfahrtsamt erhalten wir vorübergehend eine Unterstützung. Mutter steht unter Armen, Leidenden und »Asozialen« an, um zehn, zwölf oder schließlich fünfzehn Mark für die Woche in Empfang zu nehmen. Wie rasch und tief sind wir gesunken. Wir müssen von der Behörde die Hilfe derer annehmen, die uns fortgesetzt beleidigen, demütigen, ängstigen. Sie haben uns materiell und gesellschaftlich ruiniert. Ein Deutschland wie dieses hat es noch nicht gegeben. Und darum braucht man sich nicht zu schämen. Ein Vorfahre väterlicherseits – »Bürger« – war »Eleemosinarius«, ein Almosengeber gewesen. Nachfahren dieses offenbar wohlhabenden und ehrenwerten Mannes sind nun selber unter die Almosenempfänger geraten.

Bei allem Unglück habe ich das Glück, in Gießen Medizin studieren zu können und noch studieren zu dürfen. Ein Studium außerhalb Gießens wäre mir allein schon aus finanziellen Gründen unmöglich. Gießen bedeutet, bei den Eltern leben können.

Um Essen und Wohnen muß ich mich nicht sorgen. Beides ist hier unter den gegenwärtigen Bedingungen, wenn auch mehr schlecht als recht, möglich. Mein Studium ist alles, was in der Familie noch vorangeht, aber unter welchen Aussichten und mit welchen Bedenken.

Als die Not uns zu verschlingen droht und keiner mehr weiß, woher wir noch die Kolleggelder für mein Studium nehmen sollen, steckt eines Morgens ein Brief im Kasten: »Lieber Werner, mach Dir keine Sorgen! Wir helfen Dir.« Diesen Worten sind zehn Mark beigefügt. Bei diesem Versprechen und den zehn Mark bleibt es. Absender ist Vaters Logenbruder. – Besäße ich doch noch meine wertvolle deutsche Briefmarkensammlung! Mit einem Satz, ja mit nur einigen Marken ließe sich mein weiteres Studium finanzieren und ich könnte darüber hinaus Vater wirkungsvoll unterstützen. Durch den Verkauf von Möbeln, unseres Kachelofens und des Harmoniums werden viertes und fünftes Semester finanziert. Die Gebühren für das bevorstehende Physikum leihen uns Jugendfreunde des Vaters.

Im Examen bestehe ich Anatomie und Physiologie mit »sehr gut«, physiologische Chemie jedoch nur mit »gut«. Der Vertreter dieses Faches, Prof. Feulgen, ein hervorragender Forscher, der sich vor der »Machtübernahme« über Hitler sehr eindeutig lustig gemacht hatte, unmittelbar nachher aber lauthals »jeden aus seinem Kolleg schmeißen wird, der sich nicht ›total‹ hinter den Führer stellt«, ist vermutlich von Mitgliedern der nationalsozialistischen medizinischen Fachschaft über mich unterrichtet worden und verhält sich mir gegenüber während der Prüfung auffallend unsachlich. Ich bin bestürzt. Dieser in der Fachwelt hochangesehene Gelehrte benimmt sich jetzt wie so viele andere auch, die früher nichts als Verachtung und Spott für Hitler übrig hatten, nunmehr aber vom Reichskanzler, vom »Führer« mit Bewunderung sprechen, Leute grüßen, die sie früher geschnitten haben, und andere schneiden, deren Bekanntschaft sie suchten und ihnen sehr willkommen war.

Unterdessen vollziehen sich einschneidende Veränderungen in der Studentenschaft. Das Dritte Reich wird zunehmend zum entschiedenen Gegner der studentischen Korporationen. Schließlich erreicht man, nachdem diese vielfach schon ihre »nichtarischen« Bundes- und Corpsbrüder ausgeschlossen hatten, daß sie sich nun zum großen Teil aus eigenem Entschluß auflösen. Trotz dieser bald spürbaren Tendenz des neuen Staates sieht man im Kolleg immer wieder »Einband-« oder »Mehrbänderleute« mit Cerevis und Parteiabzeichen oder dem Abzeichen des Nationalsozialistischen Deutschen Studentenbunds. Andere, denen Partei und NSDStB zu plebejisch sind, tragen nur ein Hakenkreuz unterschiedlicher Ausführung und Größe auf dem Revers, um zu zeigen, daß man Antisemit und in diesem entscheidenden Punkt mit den Nazis d'accord ist, sonst aber mit ihnen nichts zu tun hat. Solche Abzeichen, so erinnere ich mich, sah ich bereits in den zwanziger Jahren bei älteren Schülern und bei einigen Lehrern der benachbarten Schule. Das in den studentischen Verbindungen so deutlich erkennbare Durcheinander von Anschauungen und Zielen dauert aber nur begrenzte Zeit und wird, wie vieles andere, durch die von den Nazis immer wirkungsvoller betriebene »Gleichschaltung« beendet.

Es ist ausgesprochen »angenehm«, unter solchen Kommilitonen zu sitzen. Man muß das eben hinnehmen, indem man an ihnen vorbeisieht, sich auf die Worte des Professors konzentriert und denkt, es sind ja doch nur Narren. Aber das Konzentrieren wird schwieriger, da sich im Lauf der Monate immer mehr Dozenten und Professoren im Kolleg im Sinne des Dritten Reiches auslassen und stürmischen Applaus erhalten. Oft schenke ich mir die Lektüre der Tageszeitung und höre kein Radio. Ich denke, du wirst schon früh genug erfahren, wann du nicht mehr weiterstudieren kannst. Dann denke ich immer wieder, wenn du heute zur Vorlesung gehst, werden einige deiner Kommilitonen dich daran hindern, den Hörsaal zu betreten, oder der eine oder andere Professor wird die »Nichtarier« auffordern, den Hörsaal zu verlassen.

Nach Bestehen der ärztlichen Vorprüfung (Physikum) am 25. Juli 1934 genieße ich zum ersten Mal seit Beginn des Dritten Reiches die Semesterferien. Bei Jugendfreunden des Vaters in der Rheinpfalz verbringe ich einige erholsame Wochen. Ich darf nicht neidvoll an jene glücklichen Kommilitonen denken, die im kommenden Wintersemester nach München oder Innsbruck und im darauffolgenden Sommersemester nach Kiel gehen werden, um dort nebenher Ski zu laufen oder zu segeln. Das können andere auch nicht. Für mich geht es darum: Werde ich in Gießen weiterstudieren können, wird man mich, wenn es soweit ist, zum Staatsexamen zulassen? Ich habe weder am Wehrsport teilgenommen, noch bin ich im Arbeitsdienst gewesen. Von beidem sind »Nichtarier« ausgeschlossen. Für die Zulassung zum Staatsexamen ist aber die Teilnahme daran Voraussetzung. Damit hat man eine Handhabe, unsereinen vom Examen ohne weiteres auszuschließen.

Vor meiner Heimreise besuche ich in Otterberg bei Kaiserslautern mit den Freunden einen protestantischen Gottesdienst. Der junge Geistliche spricht dabei von dem gottgewollten Kommen des Führers. So kann man's also auch sehen.

Im folgenden Wintersemester habe ich nebenbei die Aufgabe übernommen, einen Schulkameraden und Studienfreund, der im Physikum »zwei Schwänze gebaut hat«, für die Wiederholungsprüfung einzupauken. Hierbei bin ich schon erfahren, da ich seit dem Vorphysikum eine Reihe Kommilitonen zu diesem Examen vorbereitet habe. Von dem Honorar kann ich mir Fachbücher kaufen, und es bringt mich in den Genuß eines bescheidenen Taschengelds. Wie schon nach dem ersten Studienjahr werde ich auch in den kommenden Semestern an keiner der verschiedenen Veranstaltungen der Universität, der Studentenschaft und der Fachschaft teilnehmen können. Ich bin ja nur noch ein Geduldeter und gehöre eben nicht mehr dazu, obwohl mich der Fachschaftsführer Müller zu einem Medizinerfest mit der Bemerkung einlädt: »Sie gehören doch dazu.« Doch wer von unsereinem möchte solcher Gesellschaft angehören?

Deutschland, wie es einmal war, ist in unserer nächsten Nachbarschaft vertreten: die Familie des Ordinarius für Physikalische Chemie, Professor Schaum. Er ist einer der akademischen Lehrer des berühmten Chemikers Otto Hahn. Schaums gehören der Bekennenden Kirche an. Immer wieder sieht man den alten, schlanken Herrn mit dem feingeschnittenen Gelehrtenkopf ostentativ mit gezogenem Hut grüßen. Wenn er mit seiner bildschönen, hellblonden Tochter Lisl daherkommt, dreht sich alt und jung nach ihnen um. Im Hause Schaum ist der alte Herr »Reichskanzler«. Lisl grüßt Mutter stets artig. Ich bin mit ihr befreundet. Ihre Familie hat von Anfang an die Verlogenheit und Gefährlichkeit des Regimes durchschaut. Am Tag des Röhm-Putsches kommt sie zu uns in die Wohnung. Wir sind voller Furcht und – Hoffnung.

Als ich »Kliniker« werde, das heißt, als ich anfange, klinische Fächer zu hören, besucht mich eines Tages mein Schulkamerad August Faber mit seiner jungen, strahlenden Verlobten und sagt, nachdem er im einzelnen gehört hat, wie es mir ergeht, daß seine Eltern mein weiteres Studium finanzieren möchten. Ich kann das nicht glauben. »Wenn Du das Geld nicht zurückzahlen kannst, ist es nicht schlimm, und wenn Du es zurückzahlen kannst, dann nur zinslos«, sagt er. Diesen Tag werde ich nie vergessen, da er meinen Eltern und mir eine der quälendsten Sorgen genommen hat. Man will mir helfen, trotz aller Diffamierungen durch Hitler und seine Gesellen. Das also gibt es noch.

Freund Rolf, Kriegswaise, hat mit meiner Hilfe die »Schwänze nachgemacht« und ist nun auch »Kliniker« geworden. Dieses Ereignis fällt in die Faschingszeit 1935, in die Zeit, in der das Saarland den »Status quo« verliert und dem Reich eingegliedert wird. Die Wogen der Begeisterung überschlagen sich. Rolfs Onkel lädt uns beide aus Freude und Dankbarkeit zur Fastnacht nach Frankfurt am Main ein. Das Fest wird für mich trotz gedrückter Stimmung ein herrlicher Mummenschanz, bei dem ich mich bis über die Ohren, und gegen besseres Wissen, wiederum verliebe. Das geschieht mit dem ganzen Schwung meines ungeduldig drängenden Temperaments und in dem sicheren Gefühl, in der großen Stadt unbekannt und unerkannt zu sein, ein Umstand, auf den ich fortan immer mehr Wert legen muß.

Die »Faschingsprinzessin«: nicht ganz so groß wie ich, schimmernde und schalkhafte dunkelbraune Augen. Sie tanzt sehr gut. Mit Erlaubnis ihrer Eltern besucht sie mich sehr oft in den kommenden Semestern. Barbara ist glücklich wie ich. Ja, das bin ich, und unglücklich zugleich.

Die »Nürnberger Gesetze« sind seit dem 15. 9. 1935 in Kraft. Die Arbeitsfähigen unter den Juden werden bald gezwungen, niedrige Arbeiten zu verrichten. Sie dürfen kein Restaurant, Kino, Theater oder Café, keine Badeanstalt mehr betreten. Für jüdische Reisende ist ein Unterkommen im Schlafwagen und in Hotels nicht mehr möglich. Jüdische Studenten können vielfach nicht mehr weiterstudieren. Ärzte und Rechtsanwälte verlieren ihre Existenz. »Nichtarische« oder »politisch unzuverlässige« Richter, Lehrer und andere Beamte werden entlassen. Schulpflichtige jüdische Kinder dürfen nur noch jüdische Schulen besuchen. Etliche dieser Schulen, die in aller Eile hier und dort eingerichtet worden waren, mußten inzwischen schließen. Nichtjuden, die sich nach wie vor zu ihren jüdischen Mitbürgern und Freunden bekennen, führt man vielfach mit einem Schild um den Hals mit der Aufschrift »Ich bin ein Judenknecht« oder »Ich bin ein Volksverräter« durch die Straßen. Eheschließungen zwischen Juden oder Personen mit einem jüdischen Elternteil und »Ariern« oder »Arierinnen« sind nach den neuen Gesetzen verboten. Intime Beziehungen werden als »Rassenschande« gebrandmarkt und schwer bestraft. Die in ähnlichen Zeitläufen der Geschichte bewährten Requisiten mit dem so wirkungsvollen Vokabular sind alle wieder da.

Nach langem Zögern kläre ich Barbara über meine familiären Verhältnisse auf. Spontan antwortet sie: »Jetzt erst recht.« Einige Monate danach aber ist unter dem Druck der Zeit und vermutlich den Ratschlägen ihrer Eltern unter für mich deprimierenden Umständen alles zwischen uns abrupt zu Ende. Sie hatte sich einem anderen zugewandt, einem, der bedenkenlos sein durfte und somit aussichtsreich war. Barbaras Vater sprach stets mit größter Wertschätzung von einem jüdischen Freund. Ihre Mutter war eines Tages fasziniert von Hitlers Augen. Beide sind, wie ich später erfuhr, der Partei beigetreten. Diese Erfahrung hinterläßt eine tiefe, nachhaltige Wirkung. Besonders schmerzlich ist, daß allein der »Zeitgeist« an dem Ausgang schuld hat. Wochen und Wochen vergehen, in denen ich blind für die Welt und kaum ansprechbar bin. Nur langsam füge ich mich in das Unvermeidliche und versuche zu vergessen. Ich kann nicht wissen, daß sich später unsere Wege nochmals kreuzen werden. Während dieser Zeit verleumdet man mich, um mir ein Verfahren anzuhängen und mich vom Studium auszuschließen. Ich soll Abfälliges über diesen Staat geäußert haben, wofür allerdings übergenug Grund bestünde. Die Verhältnisse hatten mich jedoch gelehrt, vorsichtig zu sein. Man suchte Zeugen für das, was sich offenbar ein Kommilitone aus den Fingern gesogen hatte, fand sie aber nicht.

Trotz der »Nürnberger Gesetze« werde ich am 22. April 1936 in Gießen gemustert. Der Kommandeur des Wehrbezirks, Major Werner, ist anwesend. Ergebnis der Musterung: tauglich 1, Ersatzreserve I. Ich bin gerade 23 Jahre alt, sportlich sehr gut durchtrainiert, und stehe nun splitternackt vor dem Major, der angelegentlich meine Akten studiert. Dann, zu mir gewandt:

»Sie sind in Baden geboren?«

Ich nicke.

»Dann sind wir Landsleute.«

Er schaut mich väterlich wohlwollend von Kopf bis Fuß an und sagt: »Ihre Abstammung ist für uns bedeutungslos. So junge Leute wie Sie sind gerade das, was wir brauchen. Sie werden ein ausgezeichneter Soldat.« Mein Militärpaß wird mir noch manchen Kummer machen, denn ich werde für dieses Regime den Kopf nicht hinhalten. Vielleicht wäre es doch am besten, man könnte von hier verschwinden. Ein Teil der Vertrauten rät dazu, andere raten zum Abwarten, einige meinen, das müßten wir ganz allein entscheiden, da könne niemand zunoch abraten.

Erich trifft schon Vorbereitungen für die Auswanderung in die Staaten. Er nimmt über Mittelsleute Verbindungen zu Bürgern der USA auf und schafft leicht transportable Geräte für Sprechzimmer und Labor an. Was aber soll aus den Eltern, was besonders aus Mutter werden? Dieses Hin und Her, dieses Abwägen in den Grenzen äußerst beschränkter Möglichkeiten ist zermürbend.

Im Herbst 1936 beginne ich, mich auf das Staatsexamen vorzubereiten. Inzwischen hat das »nationalsozialistische Gedankengut« mehr und mehr von den Menschen Besitz ergriffen, und die Zahl derer, die von ihm nicht infiziert sind, wird immer kleiner. In einem Kolleg, in dem über die Erhebung der Anamnese, der Vorgeschichte des Patienten, gesprochen wird, empfiehlt Prof. Büttner, bei älteren Männern stets die Frage zu stellen: »Waren Sie im Krieg?«, und er fährt fort: »Wenn einer nicht im Krieg gewesen ist, dann kann es sich nur um einen Leidenden handeln oder ›um en Judd‹.«

Die Olympischen Spiele in Berlin, eingeleitet mit einer Rede an die Jugend der Welt von dem beruhmten, Deutschland eng verbundenen, halbjüdischen Schweden Sven Hedin, werden eine gewaltige Demonstration für Hitler. »Unserem Führer« wird von allen Seiten im Stadion zugejubelt. Einige der vorüberziehenden Nationalmannschaften grüßen ihn mit erhobener Hand. Mir stockt der Atem, als ich in der Ufa-Wochenschau sehe, wie die französischen Sportler ausnahmslos mit vollendetem Faschistengruß an ihm vorbeimarschieren. Die SS hätte es nicht besser machen können. Die Franzosen erweisen ihrem Todfeind tiefste Reverenz.

Ein solches Verhalten verstehe ich einfach nicht. Ein Ulk war das nicht. Frankreich kann mir in diesem Augenblick nicht einmal psychologisch ein Rückhalt sein. Als Hitler mit seinen Soldaten in das Rheinland einzieht, hält man still. Mit den Engländern verhandelt er zu seinem Vorteil über die Flotte. Wie lange wird das so weitergehen? Und die Olympiasiegerin im Damenflorettfechten von 1928, Helene Mayer – Halbjüdin –, kehrt aus Amerika zurück, um bei der Olympiade für Deutschland zu kämpfen. Sie gewinnt die Silbermedaille. Auftreten und Einsatz von Helene Mayer ändern nichts am Verhalten der Machthaber den rassisch Diskriminierten gegenüber. Sie geht wieder zurück in die Staaten. Ihr Mitwirken in der deutschen Olympiamannschaft ist aufsehenerregend und unverständlich.

Einige meiner Schulkameraden sind der SS beigetreten. Bernhard, der oft zu uns kam und dabei gern von mir abgeschrieben hat, sieht bei Begegnungen auf der Straße meine Mutter hämisch an und lächelt verächtlich. Im Kolleg und auf der Straße übersieht er mich. Hans und später auch Heinrich machen's ebenso. Ein anderer langjähriger Schulkamerad, der bei uns wie zu Hause war und jetzt außerhalb studiert, läßt immer seltener von sich hören und ist, wie er mir später einmal sagt, als wir uns zufällig treffen, stolz darauf, »noch« als »alter Kämpfer« zu gelten, da er im März 1933 in die Partei eingetreten ist.

Aus allen Parteien stoßen seit 1933 Mitglieder zur NSDAP. Wie viele Mitglieder bürgerlicher Parteien, wie viele gestandene SPD-Leute, ja selbst Kommunisten – und oft gerade die – sind schon »umgefallen«, laufen zur NSDAP über oder haben – wie es im Jargon heißt – »die Kurve gekratzt«. Es gibt Ausnahmen, manche von ihnen stammen aus einfachen Schichten, die sich treu bleiben und von dem Zauber des Dritten Reiches nicht geblendet werden. Ich denke dankbar an meinen Schulkameraden, Studien- und Sportfreund Otto Luh, der im Kolleg oft neben mir sitzt. Als sein Nachbar zur Linken meint, neben diesen »Nichtarier« würde er sich nicht setzen, antwortet er schlicht: »Ich setze mich aber neben ihn!«

In einem otologischen Kolleg bittet mich Prof. Brüggemann, längst ein Gefolgsmann Hitlers, in seiner Arglosigkeit vor das von führerbegeisterten Studenten vollbesetzte Auditorium und demonstriert an meinem Langschädel die entsprechenden Oberkieferverhältnisse. Die weiteren Körpermerkmale wie hoher, schlanker Wuchs und straffe sportliche Gestalt, sprächen alles in allem für nordische Rasse. Nur die dunkelbraunen Augen und das dunkelblonde Haar passen seiner Meinung nach nicht ganz dazu. (Als Kind war ich hellblond.) Prof. Brüggemann legt seinen Arm väterlich um meine Schulter. Ich bin verlegen und verwirre jene nationalsozialistischen Kommilitonen, die um meinen »Webfehler« wissen. Sie mußte dieser Anblick mehr schockieren als nachdenklich stimmen, während sich meine Freunde unter den Zuhörern amüsierten.

Nur nicht beneidenswert erscheinen. Das könnte meine Situation verschlechtern.

Inzwischen ist der Termin für das Staatsexamen nähergerückt. Ich arbeite täglich sechs bis acht Stunden. Frühzeitig habe ich mich um das Thema für eine Doktorarbeit bemüht. Unmittelbar nach bestandenem Physikum hat mich der Physiologe zu einer Famulatur an sein Institut eingeladen und mir dabei spontan ein Doktorthema angeboten, eine einmalige Chance in meiner Situation. Dankbar greife ich sofort zu. Drei Monate später sind die Vorarbeiten abgeschlossen. Die Untersuchungen können beginnen. Wie groß ist meine Enttäuschung, als der Institutsdirektor nicht mehr für mich zu sprechen ist. Offensichtlich hat man ihn inzwischen von nationalsozialistischer Seite gewarnt. Nun aber, kurz vor dem Staatsexamen, will ich mir auf jeden Fall ein Thema für eine Doktorarbeit sichern und wende mich deshalb an den Oberarzt des Pathologischen Instituts, Prof. Schopper, der mir hierfür der rechte Mann zu sein scheint. Wir unterhalten uns über zwei Themen. Ich soll mich bis zu einer weiteren Besprechung in einer Woche für eine der beiden Fragestellungen entscheiden. Als ich zum verabredeten Termin Prof. Schopper aufsuche, hat er inzwischen erfahren, daß ich einen »Webfehler« habe, und meint, ich sei ein armes Schwein. Lieber ließe ich mich beneiden als bemitleiden. Er empfiehlt mir, bevor ich mit der Arbeit beginne, auf Anraten seines Chefs, des Pathologen Prof. Herzog, beim Dekan der Medizinischen Fakultät, Prof. Johannes Duken, die Genehmigung für ihre Anfertigung einzuholen. Der Dekan, selbst mit einer »Halbarierin« aus dem Adel verheiratet, Mitglied der SS, erklärt sich in dieser Frage für nicht zuständig und verweist mich an den Dozentenschaftsführer, Prof. Hummel. Dieser empfängt mich katzenfreundlich, will wissen, wer von meinen Eltern »mosaisch« ist, und bemerkt, daß nach den Gesetzen in meinem Fall wohl kaum Bedenken gegen die Anfertigung einer Doktorarbeit und die Promotion bestehen, da mein Vater Frontkämpfer des ersten Weltkrieges gewesen sei. Er verspricht mir, bei nächster Gelegenheit die Sache mit dem Dekan zu besprechen. Der aber bleibt für mich mehrere Wochen unerreichbar und meint dann bei einer Vorsprache, es sei klüger, von meinem Vorhaben, eine Doktorarbeit anzufertigen und zu promovieren, Abstand zu nehmen, da dies »unüberwindbare behördliche Schwierigkeiten« nach sich ziehen würde. Dabei wirkt er hilflos, aber distanziert und eisig.

So ist nach der Enttäuschung bei Prof. Bürker auch dieser Versuch gescheitert. Ich konzentriere mich nun ganz auf die Vorbereitungen für das Staatsexamen. Absurd wie mein Alltag ohnehin schon ist, war ich nun auch noch zwischen den Herren des Pathologischen Instituts einerseits und dem mit einer Halbjüdin verheirateten Dekan, einem Mitglied der SS, sowie dem Dozentenschaftsführer, einem fanatischen Nazi, andererseits, hin- und hergeschoben worden: eine groteske Lage.

Am letzten Septemberwochenende 1937, einige Wochen vor Beginn des Examens, findet der erste offizielle Besuch von Mussolini in Deutschland statt. Drei Tage lang bringt der Rundfunk Sondersendungen. Hitler hat schon so viele Erfolge gehabt. Wie wird es weitergehen? Weitere Gedanken verbiete ich mir. Ich darf mich jetzt nur noch um das Examen kümmern.

Für die Zulassung zum Staatsexamen brauche ich neben den üblichen Unterlagen noch besondere Bescheinigungen und Genehmigungen, wie beispielsweise ein Führungszeugnis der nationalsozialistischen Fachschaft, der ich nicht angehöre, ferner eine Genehmigung des Reichs- und Preußischen Ministers des Inneren. Im Herbst 1936 erreicht mich die Antwort auf mein Gesuch um Zulassung zum Staatsexamen.

Der Vorsitzende des Ausschusses
für die ärztliche Prüfung an der
Hessischen Landesuniversität

Gießen, den 24. September 1936

Betr.: Gesuch des cand. med. Werner Schmidt, Giessen, um Zulassung zum Medizinischen Staatsexamen.

Sehr geehrter Herr Schmidt!

Ihr Gesuch vom Juli ds. Js. ist vom Reichs- und Preussischen Minister wie folgt entschieden worden:

»Der Reichs- und Preussische Minister des Innern hat entschieden, dass Schmidt zur ärztlichen Prüfung und zum Praktischen Jahr zugelassen werden kann. Als Mischling 1. Grades muss ihm aber auf Grund der Bestimmung des § 3 Absatz 2 Ziffer 5 der Reichsärzteordnung vom 13. Dezember 1935 R.G.Bl. I, S. 1433 die Bestallung als Arzt versagt werden«.

Da Herr Professor Herzog zur Zeit verreist ist, bringe ich Ihnen diese Entscheidung in seinem Auftrag einstweilen zur Kenntnis. Herr Professor Herzog bittet aber um Ihren Besuch Anfang Oktober, um die Angelegenheit nochmals mündlich mit Ihnen zu besprechen.

Die seiner Zeit beigefügten Anlagen werden hiermit wieder zurückgegeben.

Heil Hitler!
Anna G. Wagner
Sekretärin am Patholog. Institut

Man »kann« mich also zum Examen zulassen, muß es aber nicht. Nach Abschluß des Staatsexamens geht es laut Ärzteordnung in Deutschland nicht mehr weiter. Wieviel Selbstverleugnung, wieviel Kraft zum Verdrängen werde ich in den vor mir liegenden Monaten während der Vorbereitung zum Examen aufbringen müssen? Vater hatte doch recht gehabt, als er mich vor meinem ersten Examen gewarnt und mir geraten hatte, auszuwandern. Ich blieb, arbeitete, hoffte. Mutter ermutigte mich immer wieder durchzuhalten. Wenn das Examen sehr gut ausfällt, gibt es hier vielleicht doch noch eine Möglichkeit. Die Note »sehr gut« wäre möglicherweise auch im Ausland von Vorteil. Da ich von einer Reihe »Konsemestern« – trotz allem – geschätzt werde, fällt es nicht schwer, drei Kameraden zu finden, die sich mit mir zu einer Examensgruppe zusammenschließen, um uns für die Prüfung vorzubereiten. Das Examen beginnt am 15. Oktober 1937 und endet am 25. November. In 41 Tagen durchstehen wir Examina in 26 Fächern.

In diesen Wochen sucht mich ein Student auf. Er hat in Physiologischer Chemie einen »Ministerschwanz« nachzumachen, das heißt, er muß das Studium aufgeben, wenn er in diesem Fach nochmals durchfällt. Von acht Uhr abends bis zum nächsten Morgen um sechs arbeite ich mit ihm. Um neun muß er ins Examen. Um elf habe ich wieder einen Prüfungstermin. Auf dem Weg dorthin kommt mir der Student freudestrahlend entgegen. Er hat bestanden. Für die zehn Stunden konzentrierter Arbeit erhalte ich zwölf Reichsmark. Dafür kaufe ich mir ein Paar schwarze Schuhe, die ich dringend zur Vervollständigung meiner Examensgarderobe benötige. Wir haben das Staatsexamen mit Gerichtlicher Medizin und Pathologischer Anatomie begonnen, das letzte Fach ist »Rassenhygiene«. Die überwiegende Zahl der Prüfer ist objektiv. Einige legen es jedoch ganz offensichtlich darauf an, mich in meinen Zensuren zu drücken. Vor allem der Kinderkliniker Prof. Frick, der Augenkliniker Prof. Riehm, Angehöriger der SS, und der Anatom Prof. Elze, Chef des ersten Dozentenschaftsführers der Universität Gießen Priv.-Doz. Freerksen, zensieren ungerecht, wobei der erste von »Judenschule« spricht, da wir auf seine Fragen anfangs öfter gemeinsam antworten und Elze sich nicht entblödet, bei Fragen über das Fußskelett mich auf eine gewisse plattfüßige Rasse hinzuweisen. Ganz besonders aber genießt der Rassenhygieniker Prof. Dr. H. W. Kranz mein Examen. Er ist von kleiner Statur, unscheinbar, eitel, und hat es vor 1933 bis zum Facharzt für Augenheilkunde gebracht. Als verdienstvoller Nazi wird er Professor für Rassenhygiene, Direktor des Instituts für Erb- und Rassenpflege, Ordinarius, schließlich Rektor der Universität Gießen, produziert »Wissenschaft«, wie der Staat sie benötigt und erwartet. Er soll vor allem die abstrusen Vorstellungen des Regimes »wissenschaftlich« unterbauen.

Aus verständlichen Gründen erspare ich mir den Besuch seiner Vorlesungen, in denen der größte Teil, wie man mir sagt, nationalsozialistische Propaganda und der Rest überwiegend Pseudowissenschaft ist. Nach der letzten Vorlesung vor Semesterschluß – es ist die einzige, die ich besuche – hole ich mir mein Testat. In dieser Vorlesung sagt er unter anderem: »Es ist nicht daran zu zweifeln, daß die Juden erstaunlich viele intelligente Leute besitzen. Ob es klug ist, dies öffentlich zuzugeben, steht auf einem anderen Blatt.« Immerhin macht er es sich doch nicht ganz so leicht wie jener unbedarfte Skribent des tausendjährigen Reiches mit seiner Unterscheidung zwischen kulturbildenden Völkern, wozu das deutsche, insbesondere sein nordischer Anteil, gehört, kulturtragenden, wie beispielsweise dem japanischen, und kulturzerstörenden, wie besonders dem jüdischen.

Von diesem Herrn werde ich laut jüngster Prüfungsordnung in dem Fach »Rassenhygiene« geprüft. Die Kameraden in meiner Examensgruppe bemühen sich dabei immer wieder, Fragen über die »Nürnberger Gesetze« auf sich zu lenken. Aber der Herr Examinator plant offensichtlich etwas anderes. Zweifellos wohlunterrichtet über meine familiären Verhältnisse, spart er sich diese Fragen für mich auf. Wie zu erwarten war, richtet sich die erste Frage an mich:

KRANZ: »Ein arischer Franzose will eine deutsche Halbjüdin heiraten. Wie würden Sie sich, wenn Sie ein Urteil über diese Verbindung abgeben müßten, an meiner Stelle verhalten?«

ICH: »Die Deutsche wird im Augenblick, in dem sie einen Franzosen heiratet, Französin, scheidet somit aus dem deutschen Volkskörper aus, und Deutschland kann daher diese Verbindung gleichgültig sein.«

KRANZ: »Nun ja, Sie werden aber den Franzosen darauf hinweisen, daß es sich bei der Frau seiner Wahl um eine Halbjüdin handelt.«

ICH *(trocken)*: »Vermutlich ist ihm das bekannt.«

KRANZ: »Ein Maler möchte sein Modell heiraten. Er ist ›rein arisch‹, sie hat eine jüdische Großmutter und einen indischen Großvater. Wie stellen Sie sich zu einer solchen Ehe?«

ICH: »Man muß nachforschen, ob der Inder aus einer höheren Kaste kommt. Ist dies der Fall, so gilt er als Arier und die Dame hat nur *einen* semitischen Großelternteil. Als solche darf sie nach den gültigen Gesetzen die Ehe nur mit einem ›Vollarier‹ eingehen.«

KRANZ: »Ja, aber bedenken Sie dieses komplizierte Blut!«

Ich schweige und denke an die verschiedenen Blutgruppen, die es bei allen Völkern und Rassen gibt, wenn auch in unterschiedlichem Verhältnis, an das Modell, das vermutlich recht apart und anziehend ist, und versuche es mir vorzustellen. Ich ertappe mich dabei, wie ich krampfhaft die Armlehnen meines Sessels umklammere.

»Nun ja«, fährt Kranz nach einer Pause fort, »ich habe mich

schließlich dazu entschlossen, mein Ja zu dieser Ehe zu geben. Es fiel mir um so leichter, da beide keine Kinder wollten und die Frau ein allgemein verengtes Becken hatte, so daß ein lebendes Kind nur durch Schnittentbindung zu erwarten war. Gerade dieser Umstand gab mir einige Sicherheit, daß diese Ehe kinderlos bleiben wird.«

Für diese Unterhaltung erhalte ich die Note »Genügend«, die einzige in 26 Fächern, von denen ich drei weitere – Augenheilkunde, Kinderheilkunde und Topographische Anatomie – mit »Gut« bestehe. Alle anderen Fächer sind mit der Note »Sehr gut« zensiert. Damit habe ich das Staatsexamen mit der Gesamtnote »Sehr gut« bestanden.

Indessen sind an der Universität, wie überall im Land, »Nichtarier«, politisch »Anrüchige« oder »Unzuverlässige«, auch Menschen in Gewissensnot immer wieder lächerlich gemacht, vulgär beschimpft, bespitzelt, geschmäht, bedroht und aus ihren Positionen entlassen worden. Manche von ihnen quittieren ohne Aufhebens den Dienst, wechseln den Beruf, verschwinden lautlos, tauchen irgendwo unter, um unauffällig weiterzuleben, oder emigrieren, wenn dazu die Möglichkeit besteht. Andere nehmen getarnt den Kampf gegen »die Braunen« auf; nicht selten werden sie früher oder später gefaßt. Als ich mein Zeugnis im Sekretariat des Prüfungsvorsitzenden abholen will, dirigiert mich die Sekretärin ins Dienstzimmer von Prof. Herzog. Er steht vor seinem Schreibtisch, mein Zeugnis in der linken Hand, mit der Rechten mir ein Schreiben entgegenhaltend, in dem ich lese: »Das Zeugnis darf nur ausgehändigt werden, wenn Schmidt auf die Bestallung als Arzt verzichtet.« Herzog sagt: »Ich kann verstehen, wenn Sie sich die Sache überlegen wollen, vielleicht mit Ihren Eltern besprechen wollen. Wenn Sie das Zeugnis jedoch haben wollen, müssen Sie zuvor unterschreiben.« Einen Augenblick lang bin ich benommen. Den Behörden genügt es also nicht, mich durch Gesetz ausgeschlossen zu wissen. Ich soll auch noch mein berufliches Todesurteil unterschreiben. Das ist Erpressung, das ist absurd.

Das alles nach hervorragend bestandenem Examen, mit dem ich nun vermutlich nichts oder nicht viel anfangen kann. Um aber wenigstens »nicht viel« anfangen zu können, benötige ich das Zeugnis. Also unterschreibe ich.

Der erfolgreiche Abschluß des Examens wird mit den Kameraden bescheiden gefeiert, im gleichen Restaurant, in dem sich meine Klasse 1932 voll Hoffnungen von ihren Lehrern verabschiedet hatte. Dann gehen wir auseinander, ein jeder in seine Medizinalpraktikantenstelle, für die er rechtzeitig vorgesorgt hat.

Der Oberarzt der Medizinischen Universitätsklinik Gießen, Prof. Anthony, war kurz vor Abschluß seines Kolloquiums für Staatsexamenskandidaten, an dem ich mich lebhaft beteiligt hatte, auf mich zugekommen: »Na, junger Forscher, wollen Sie nach dem Staatsexamen nicht gleich an unsere Klinik kommen? Solche wie Sie suchen wir.« Auf seine Empfehlung hin reiche ich ein Bewerbungsschreiben ein. Die Antwort:

Medizinische u. Nervenklinik
der Ludwigs-Universität Gießen

Gießen, den 2. Oktober 1937

Herrn Werner Schmidt
Giessen, Wilhelmstraße 9.

Sehr geehrter Herr Kollege!

Im Auftrage von Herrn Prof. Reinwein teile ich Ihnen mit, dass wir Sie zum 1. 12. 1937 als Medizinalpraktikant an unserer Klinik vorgemerkt haben. Leider stehen uns Verpflegungsstellen nur in sehr beschränkter Anzahl zur Verfügung. Ich kann Ihnen deshalb freie Verpflegung nicht versprechen.

Sollten Sie aus irgendwelchen Gründen die Stelle nicht antreten, so bitte ich um eine rechtzeitige Benachrichtigung.

Heil Hitler!
Anthony
(Prof. Anthony)
Oberarzt der Klinik.

Am 1. Dezember 1937, fünf Tage nach Abschluß des Examens, trete ich meinen Dienst in der Infektionsstation der Klinik an. Kurz danach werde ich zum Oberarzt gerufen, der mir eröffnet, daß in der Klinik das Gerücht umginge, ich sei der Sohn einer Nichtarierin.

ANTHONY: »Stimmt das?«
ICH: »Meine Mutter ist jüdischer Herkunft.«
ANTHONY: »Dann muß ich Sie auf Anordnung des Chefs sofort beurlauben, bis Ihre Situation an der Klinik geklärt ist.«
ICH: »Ich habe es aber schriftlich, Herr Professor, daß ich zum Praktischen Jahr zugelassen bin.«

Dabei lege ich ihm die Antwort auf mein Gesuch vom Juli 1936 mit Datum vom 24. September vor, in der es heißt:

Der Reichs- und Preußische Minister des Innern hat entschieden, daß Schmidt zur ärztlichen Prüfung und zum Praktischen Jahr zugelassen werden kann. Als Mischling 1. Grades muß ihm aber auf Grund der Bestimmung des § 3 Absatz 2 Ziffer 5 der Reichsärzteordnung vom 13. Dezember 1935 R. G. Bl. I, S. 1433 die Bestallung als Arzt versagt werden.

Nachdem er sie aufmerksam gelesen hat, fährt er fort: »Dennoch muß ich Sie beurlauben. Der Chef ist sehr böse, daß ich Sie seinerzeit angenommen habe. Ich hatte natürlich keine Ahnung, daß Sie Nichtarier sind.« Am 3. Dezember 1937 erhalte ich einen Brief von Oberarzt Anthony:

Medizinische u. Nervenklinik
der Ludwigs-Universität Gießen

Gießen, den 3. Dez. 1937

Sehr geehrter Herr Kollege!

In Ergänzung meines Schreibens vom 2. 10. 37 muss ich Ihnen mitteilen, dass ich Ihnen an unserer Klinik eine Medizinalpraktikantenstelle nicht mehr zur Verfügung stellen kann, da die uns zustehenden freien Stellen bereits besetzt sind und eine grössere Zahl Kollegen bereits abgewiesen werden mussten.

Als Anlage erhalten Sie Ihre Papiere zurück.

Prof. Anthony
(Anthony)

Damit bin ich draußen. Man hat es sich nicht allzu schwer gemacht. Bevor ich mich jedoch mit dieser Mitteilung zufriedengebe, sollen mir Oberarzt und nach Möglichkeit auch der Klinikdirektor Aug' in Aug' die endgültige Absage erteilen. Im Besitz der staatlichen Genehmigung für die Ableistung des Praktischen Jahres gehe ich zunächst zu Prof. Anthony. Während der Unterhaltung, in der ich spüre, wie peinlich sie ihm ist, gibt er mir die Anschriften zweier »nichtarischer« Kollegen, Dr. Lauber und Dr. Würzburger, die mit ihm befreundet sind und jetzt in England arbeiten. An sie möge ich mich unter Berufung auf ihn wenden. Er hält meine Lage in Deutschland für aussichtslos und glaubt, daß England für mich günstiger als Amerika sei. Dabei sagt er, man könne nicht wissen, ob die gleichen Probleme nicht auch eines Tages in Amerika auftauchen würden. Anzeichen dafür habe er während seines zweijährigen Rokkefeller-Stipendiums dort beobachten können.

Danach gefragt, von wem er auf meine familiären Verhältnisse aufmerksam gemacht worden sei, nennt er den Namen Dr. L., ein älterer Assistent der Klinik.

Auf meine Anfrage bei den genannten Ärzten in England bekomme ich folgende Antwort:

London
12, Upper Wimpole Street
W. I.
15-12-37

Sehr geehrter Herr College Schmidt!

In Beantwortung Ihres Schreibens kann ich Ihnen nichts Erfreuliches mitteilen. Am deutschen Hospital sind alle Praktikantenstellen bis 1939 endgültig besetzt. Und für spätere Zeit sieht es für Sie auch aus anderen Gründen nicht günstig aus. Allmählich ändert sich hier auch die Situation.

Ich würde Ihnen raten, auf alle Fälle den Doktor zu machen. Allerdings erhalten Sie wahrscheinlich das Diplom nur ausgehändigt, wenn Sie auf die Approbation für immer verzichten; dies auch für den Fall einer abgelegten Praktikantenzeit. Immerhin haben Sie dann wenigstens das Doktordiplom.

Mit besten Wünschen
ergebenst
Dr. Lauber

Auf eine Anfrage meiner Mutter bei der Society of Friends/ Germany Emergency Committee, London – die Adresse bekam sie zufällig –, erhält sie dieses Schreiben:

London, February 9th, 1938

Sehr geehrte Frau Schmidt,

(...) Wie Ihnen vielleicht bekannt ist, ist in England eine große Anzahl deutscher Ärzte zugelassen und damit es nicht zu viele werden, sind in letzter Zeit die Bestimmungen hier sehr verschärft worden. Man erhält nur noch die Erlaubnis, das englische Examen zu machen, wenn

man nachweisen kann, daß man nach Ablauf der Studienzeit in England die Einreisebewilligung für ein anderes Land – z. B. Neu-Seeland oder Australien – hat.

Das Studium hier dauert ungefähr 1 ½ bis 2 Jahre und kostet annähernd £ 300, die Examens- und Einschreibegebühren kosten allein £ 90.

Da Sie in Ihrem Schreiben keine näheren Angaben machen, weiß ich nicht, ob es Ihnen möglich ist, Geld für das Studium Ihres Sohnes ins Ausland zu transferieren. Es ist sehr schwer, Ihnen zu raten, wenn Ihr Sohn nur das deutsche Examen hat, da es in den meisten Ländern nicht anerkannt wird. Indien wäre eigentlich die einzige Möglichkeit.

Mit besten Grüßen
Bertha L. Bracey

Summen wie die genannten vermag ich nicht aufzubringen, zumal bei einer Auswanderung der dreifach höhere Betrag an die deutschen Behörden abgeführt werden muß. In diesen Tagen werden mir die Papiere vom Prüfungsvorsitzenden wieder zugestellt, die ich zum Staatsexamen einzureichen hatte. Darunter befindet sich aus Versehen oder Absicht folgendes Schriftstück:

Amt: Medizinische Fachschaft

Gießen, den 8. Juli 1936

An den
Vorsitzenden der Prüfungskommission
für die ärztliche Prüfung
Herrn Prof. Dr. Herzog.

Führungszeugnis.

Der cand. med. Werner Schmidt aus Giessen gehört, da er Halbjude ist, der Studentenschaft nicht an. Er kann deshalb an der Fachschaftsarbeit nicht teilnehmen.

Schmidt hat 9 Semester in Giessen studiert. Er war stets zurückhaltend, bescheiden und freundlich und gab zu Klagen seitens der Kollegen keinen Anlass. Er hat sich, soweit ich ihn beobachten konnte, immer gut geführt.

Fritz Müller
Leiter der Medizinischen Fachschaft.

Ich bin also vom Fachschaftsführer beobachtet worden. Sein Zeugnis ist offenbar von dem überaus gewissenhaften Prüfungsvorsitzenden, Prof. Herzog, lange bevor ich zum Staatsexamen zugelassen wurde, angefordert worden. Es wird mir wieder bewußt, von welchen Umständen der Fortgang des Studiums abhängig gewesen ist.

Nach mehrmaligen vergeblichen Bemühungen werde ich endlich beim Direktor der Medizinischen Klinik, Prof. Reinwein, vorgelassen. Reinwein hatte im ersten Weltkrieg in russischer Kriegsgefangenschaft viel Schweres erlebt. Immer wieder habe ihn, wie er später berichtet, die Arbeit »Erforschung und Bezeichnung des Wahren und dessen Unterscheidung vom Irrtum und Schein« des Philosophen Lambert beschäftigt.

REINWEIN: »Ich kenne Sie vom Studium und Examen her, und ich habe nichts gegen Sie einzuwenden, auch nicht, weil Sie einen jüdischen Elternteil haben. Aber es geht eben nicht, daß Sie an der Klinik bleiben. Wenn meine Mitarbeiter, Schwestern und Bediensteten gegen Sie Schritte unternehmen, kann ich Sie nicht schützen. Wenn Patienten es ablehnen, sich von Ihnen untersuchen zu lassen, kann ich sie nicht dazu zwingen.«

ICH: »Bedenken Sie, Herr Professor, daß ich vom zuständigen Ministerium zur ärztlichen Staatsprüfung und zum Praktischen Jahr zugelassen worden bin, daß ich 11 Semester ohne Beanstandung seitens der Professoren, Behörden und Kommilitonen hier studiert habe und daß mein Vater Frontkämpfer des Weltkrieges gewesen ist. Der Rassenhygieniker der Universität hat die Auskunft gegeben, ihm seien keine Bestimmungen für staatliche Institute und Kliniken bekannt, die das unbezahlte Einstellen als Medizinalpraktikant von Personen mit einem jüdischen Elternteil verbieten. Bedenken Sie ferner, Herr Professor, daß ich 1936 für den Wehrdienst gemustert wurde und der Ersatzreserve I angehöre.«

REINWEIN *(kalt)*: »Ich werde Sie nur annehmen, Herr Kollege, wenn die Partei oder die Regierung mich dazu zwingt, aber dann werde ich immer bestrebt bleiben, Sie rauszudrücken, um dem Drängen der Kollegen an der Klinik gerecht zu werden. Wenn Sie in Deutschland bleiben wollen, so rate ich Ihnen, geben Sie die Medizin auf. Kommen Sie niemals in dieser Sache wieder zu mir! Meine Freunde sind alle an staatlichen oder kommunalen Häusern tätig. Denen kann ich Sie nicht empfehlen. Vielleicht versuchen Sie es woanders, bei mir jedenfalls geht es nicht.«

Das war reiner, aber saurer Wein. So also darf man mit mir umspringen. So einfach ist das. Ich bin entrechtet.

Ein gutes halbes Jahr danach teilt mir die Hessische Landesregierung mit:

Der Reichsstatthalter in Hessen
Landesregierung Abteilung VII

Darmstadt, den 27. Juni 1938.

An Herrn Werner Schmidt, Gießen.

Im Auftrag des Herrn Reichs- und Preußischen Ministers für Wissenschaft, Erziehung und Volksbildung teile ich Ihnen mit, daß dieser Ihre

Zurückweisung als Praktikant in der Medizinischen Klinik zu Gießen von seiten des Herrn Professors Dr. Reinwein als durchaus zu Recht erfolgt erachtet.

Im Auftrag:
Ringshausen

Reinwein hat also für alle Fälle Rückendeckung gesucht. Er war nicht bereit, etwas für mich zu riskieren, nicht einmal zu einem Versuch konnte er sich entschließen. Das »kann« in der Entscheidung des Reichs- und Preußischen Ministers des Innern, die mir unter dem 24. September 1936 zugegangen war, hatte ihm hierzu offenbar den Schneid genommen. Es handelte sich bei Reinwein um einen Menschen, der wie so viele den Widerstand gegen die wahnwitzigen Forderungen einer verbrecherischen Regierung aufgegeben hatte. Der Vorgang hat aber noch eine andere Seite: Derselbe Regierungsbeamte Ringshausen unterzeichnete zwei Dokumente. Im ersten hieß es noch:

Dem cand. med.
Herrn Werner Schmidt,
geboren am 19. März 1913 in Oestringen, wird hierdurch auf Grund des § 62 der Bestallungsordnung für Ärzte vom 25. März 1936 bescheinigt, daß er am 25. November 1937 die Prüfung vor dem Ausschuß für die ärztliche Prüfung in Gießen mit der Note »sehr gut« bestanden hat und daß daher seiner Zulassung zum praktischen Jahre nichts entgegensteht.

Darmstadt, den 13. Januar 1938.
Der Reichsstatthalter in Hessen
Landesregierung – Abteilung VII
Im Auftrag:
Ringshausen

Zwischen beiden Dokumenten liegt eine Zeitspanne von nicht ganz sechs Monaten.

Ein weiterer Versuch, diesmal bei Prof. Herzog, hat zum Ergebnis, daß ich unter Berufung auf ihn bei Prof. Koch, dem Leiter des Kerckhoff-Herzforschungsinstitutes in Bad Nauheim, vorsprechen kann. Herzog beweist hier Mitempfinden, Gewissen und auch Mut. Ich weiß allerdings nicht, wie er zu Koch steht. Nachdem dieser sich mit mir unterhalten hat, bietet er mir eine bezahlte Volontärarztstelle an und verspricht mir bei Eignung eine Vollassistentenstelle. Darüber hocherfreut, mache ich ihn auf meine familiären Verhältnisse aufmerksam. Er ist überrascht. Dann sagt er: »Das, Herr Kollege, ändert die Sache. Mein Angebot muß ich zurücknehmen. Ihre Abstammung ist ein schweres Schicksal. Das sind eben die Sünden der Väter.« Ganz schnell bin ich auf dem Boden der Tatsachen und antworte dem gelehrten Herrn, daß ich unter »Sünden der Väter« etwas anderes verstünde.

Als ich einige Zeit nach dieser höchst unerfreulichen Begegnung mein Meldungsbuch der Hessischen Ludwigs-Universität zu Gießen von Rektor und Universitäts-Bürodirektor unterschrieben zurückerhalte, lese ich auf der ersten Seite nochmals die Urkunde:

Hessische Ludwigs-Universität

Nachdem Herr Werner Schmidt
geboren in Oestringen
Studierender der Medizin
durch Handschlag feierlich gelobt hat,

daß er willens ist, den Gesetzen Gehorsam, der Obrigkeit und seinen Lehrern die schuldige Achtung und Ehrerbietung zu erweisen, sich eines sittlichen Lebenswandels zu befleißigen und seinen wissenschaftlichen Studien mit Eifer obzuliegen, ist er unter unsere akademischen Bürger aufgenommen und ihm zum Zeugnis dessen gegenwärtige Urkunde ausgestellt worden.

Gießen, den 7. Mai 1932

Der Rektor:
Vanselow

Was ist nur innerhalb von fünfeinhalb Jahren aus den Gesetzen, was aus der Obrigkeit, vor allem aus den Professoren und Dozenten geworden ... Zwei meiner Examenskameraden sind an Gießener Kliniken tätig, der dritte ist nach außerhalb gegangen. Weder der eine noch der andere läßt sich bei mir blicken. Nachdem wir so lange zusammengearbeitet hatten und gute Kameraden waren, war da nichts mehr. Ich hatte in dem Kreis meine Funktion gehabt, meine »Schuldigkeit getan«. Mir helfen konnten sie nicht. Nun war ich allein, ganz auf mich selbst gestellt. Ein Gespräch mit dem einen oder anderen hätte mir gutgetan.

Ich schreibe und bewerbe mich bei konfessionellen und privaten Krankenhäusern, bei Stiftungen und städtischen Krankenanstalten. Ich schreibe, schreibe, schreibe mir die Finger wund und erhalte Absage auf Absage. Gewöhnlich sind diese kurz, manchmal gewunden, und man fühlt, wie peinlich die Gebetenen und Gefragten berührt sind. Nicht selten spürt man aber auch das Ungehaltensein und den Unmut eines Nazis heraus. Auch das Paul-Gerhardt-Stift in Wittenberg erteilt mir eine Absage. Auf eine Anfrage bei dem Psychiater Kretschmer erhalte ich die Absage:

Universität Bern
Dekanat der medizinischen Fakultät

Bern, den 28. Januar 1938.

Herrn cand. med. Werner Schmidt,
Giessen.
Wilhemstr. 9.

Sehr geehrter Herr,

In Beantwortung Ihres Schreibens vom 18. ds. teilen wir Ihnen mit:

1). Es besteht die Möglichkeit, auf Grund einer Arbeit, die Sie in Deutschland angefertigt haben, zu promovieren. Voraussetzung ist, dass der betreffende hiesige Fachvertreter sie annimmt.

2). Einen deutschen Professor bei dem Sie eine Doktorarbeit machen können, können wir Ihnen nicht nennen.

3). Da Sie das deutsche Staatsexamen haben, müssen Sie in Bern keine Pflichtfächer mehr belegen. Sie können während 2 Semestern je 1 beliebiges Kolleg hören. Sie können nach 2 Semestern eine abgekürzte Doktorprüfung in 5 Fächern absolvieren, von welchen drei klinische sein müssen.

4). Die Promotionsgebühren betragen Fr. 500.-.

Hochachtungsvoll:
Der Dekan der Medizinischen Fakultaet:
Casparis

Ich habe weder 500 Franken noch das Geld, um 2 Semester in der Schweiz finanzieren zu können. Einen »Doktorvater« habe ich auch nicht gefunden. Die Stimmung war wieder einmal am Nullpunkt angelangt, als ich durch Empfehlung von Paul Nieren, einem Bekannten meines Vaters, eine Zusage erhalte, nach der ich am Marien-Krankenhaus Hamburg bei freier Verpflegung zum 1. März 1938 eine Medizinalpraktikantenstelle antreten kann.

Aus einer uns so feindlichen Umwelt gehe ich nun zum ersten Mal in meinem Leben allein weit von zu Hause weg. Am Ziel der Reise erwarten mich nicht hilfreiche Verwandte oder vertraute, verläßliche Freunde, sondern eine unbekannte, vielleicht noch schlimmere Welt.

HAMBURG

Medizinalpraktikant

Das Marien-Krankenhaus hat über tausend Betten. Es umfaßt neben einer Chirurgischen, einer Inneren und einer Gynäkologisch-Geburtshilflichen eine Augen-, Hals-Nasen-Ohren- und Röntgenabteilung sowie ein Pathologisches Institut. Seine Einrichtungen sind modern. Das Haus ist sehr gepflegt.

Im 3. Stock eines Hauses der Lübecker Straße in der Nähe des Krankenhauses miete ich mich ein. Mein Zimmer ist hoch, sehr groß und hat nur nachmittags etwas Sonne. Das breite dreiteilige, dicht unter der Decke beginnende Fenster wird von Stores aus Kaisers Zeiten umrahmt, deren Farbe undefinierbar geworden ist. Das Parkett, seit Jahren nicht mehr gewachst, knarrt und quietscht. Die Möbel sind lieblos zusammengestoppelt. Der Mietpreis beträgt inklusive Morgenkaffee und Schuhereinigen 32 Reichsmark. Da mir die Eltern monatlich 50 Reichsmark schicken, bleiben mir 18 Reichsmark als Taschengeld. Das Beheizen des großen Zimmers wird sicher sehr kostspielig sein.

Meine Wirtin ist 64 Jahre alt, Witwe eines Postbeamten. Ihre 44jährige, unverheiratete Tochter arbeitet als Kontoristin. Beide sind praktizierende Katholikinnen.

Als ich mich beim Leiter der chirurgischen Abteilung, der gleichzeitig Ärztlicher Direktor ist, vorstelle und bedanke, zeigt sich, daß er in meinem Bewerbungsschreiben überlesen hat, welcher besonderen Art meine familiären Verhältnisse sind. Da meine Bewerbung im Augenblick unauffindbar ist, verdächtigt mich Dr. Vorschütz, die jüdische Herkunft meiner Mutter verschwiegen zu haben.

VORSCHÜTZ *(erstaunt, dann barsch):* »Davon, daß Sie Halbjude sind, ist mir nichts bekannt. Das haben Sie mir nicht geschrieben.«

ICH: »Doch, doch, Herr Chefarzt, das habe ich in meiner Bewerbung erwähnt. Auch Herr Nieren, der sich für mich bei Ihnen verwandt hat, hat in seinen Briefen über meine Herkunft berichtet.«

VORSCHÜTZ *(empört):* »Das ist nicht wahr. Ich hätte Ihnen, wenn das in einem seiner Briefe gestanden hätte, niemals eine Zusage gemacht. Wo denken Sie hin? Als konfessionelles Haus sind wir heutzutage besonders exponiert. Wir können uns mit Menschen Ihrer Art keinesfalls belasten. Sind Sie denn wenigstens katholisch?«

ICH: »Nein, ich bin protestantisch.«

VORSCHÜTZ *(indigniert):* »So, so – dafür sind wir Katholiken dann gut. Weshalb wenden Sie sich nicht an Ihre Kirche und deren Einrichtungen?«

ICH: »Das habe ich bereits getan, jedoch ohne Erfolg.«

VORSCHÜTZ *(nunmehr entschieden und schroff):* »Es ist ganz unmöglich, daß Sie am Hause tätig werden können.«

ICH: »Glauben Sie mir doch, Herr Chefarzt, daß sowohl Herr Nieren wie auch ich in unseren Briefen auf meine besonderen familiären Verhältnisse hingewiesen haben. Ich kann es mir allein schon finanziell nicht leisten, von Gießen nach Hamburg zu reisen, um hier eine Stelle vielleicht deshalb nicht antreten zu können, weil ich meine teilweise jüdische Herkunft verschwiegen habe. Ich werde mir die Durchschrift meiner Bewerbung und den Durchschlag des Briefes von Herrn Nieren schicken lassen.«

VORSCHÜTZ *(kurz):* »Ja, tun Sie das!« *(Dann etwas milder):* »Ich werde im Büro nachsehen lassen. Kommen Sie in einigen Tagen wieder zu mir. Schauen Sie sich inzwischen Hamburg an, wenn Sie es noch nicht kennen. Es ist eine schöne Stadt. Machen Sie auch eine Hafenrundfahrt.«

Im Anschluß an die Hafenrundfahrt besichtige ich zusammen mit anderen ein großes Passagierschiff der Hapag, ich glaube, es war die »Deutschland«. Nach der Besichtigung versammeln wir uns auf dem Deck um den die Gruppe führenden Steward. Neben mir steht ein älteres Ehepaar, das den Eindruck von wohlhabenden Norddeutschen macht. Im Anschluß an seine Ausführungen sagt der auf allen Meeren erfahrene Steward, er wolle nun raten, aus welchen Ländern die Teilnehmer kommen. Er diagnostiziert dabei stets richtig, unterscheidet sicher Finnen von Dänen und Holländer von Engländern, hält das Ehepaar neben mir für Schweden, was sie zu meiner Überraschung auch sind, und meint zu mir gewandt, ich sei wohl Norweger. Wenn er wüßte...

Einige Tage später suche ich Vorschütz wieder auf; die Briefe mit den so wichtigen Angaben haben sich inzwischen gefunden. Vorschütz entschuldigt sich. Danach fährt er fort: »Ich habe inzwischen einen wenig schönen Brief von Ihrer Frau Mutter erhalten.« Und er fragt spitz: »Nicht wahr, sie ist der jüdische Teil in der Familie?« – »Ja. Ich kenne den Wortlaut ihres Briefes nicht. Verstehen Sie, bitte, meine Mutter war gewiß sehr aufgebracht darüber, daß es den Anschein gehabt hat, als wollte ich mir bei Ihnen die Stelle sozusagen erschleichen. Entschuldigen Sie, wenn sie etwas geschrieben hat, was Ihnen mißfällt.« Vorschütz überlegt und fährt in etwas milderem Ton fort: »Ich kann Sie nur einstellen, Herr Kollege, wenn Sie mir eine Unbedenklichkeitsbescheinigung des Leiters der hiesigen Gesundheitsbehörde beibringen.« Ich telefoniere und antichambriere zwei Wochen lang im Haus des nationalsozialistischen Gesundheitsgewaltigen, Senator Ofterdinger, am Besenbinderhof, jedoch ohne Erfolg. In der dritten Woche endlich gelingt es mir, meinen Wunsch einem seiner Beamten vorzutragen. Dieser nimmt sich der Sache wirklich an. Als ich einige Tage später Chefarzt Vorschütz aufsuche, ist er inzwischen von der Gesundheitsbehörde telefonisch unterrichtet worden, daß er mich als Praktikanten einstellen kann. Vorschütz, ruhiger und nachdenklich:

»Sie haben Glück gehabt.« Und nach einer Pause, in der er mich unverwandt ansieht: »Außerdem heißen Sie Schmidt, Sie sind protestantisch und sehen völlig unverdächtig aus. Machen Sie sich nicht zu große Sorgen. Sie werden sich am Hause wohlfühlen.« Dann in sehr mildem Ton: »Mein bester Freund, auch Chefarzt, war in der gleichen Lage wie Sie. Er starb 1934. Ihm ist viel erspart geblieben.« – Ein Zufall. Nach mehreren Monaten erzwungenen Nichtstuns kann ich mit meiner praktischen Ausbildung endlich beginnen. Einige Wochen später erhalte ich einen Gestellungsbefehl für eine Übung zur Flak nach Hamburg-Osdorf. Es gelingt mir nur unter Aufbietung meiner ganzen Überredungskunst, daß man mich nicht vor dem 1. Januar 1940 einziehen wird.

Nach mehrmonatiger Tätigkeit auf der Chirurgischen Abteilung wechsle ich zum Pathologischen Institut über.

Da es nicht sicher ist, ob ich am Marien-Krankenhaus in anderen Abteilungen oder an anderen Hamburger Krankenhäusern weiterarbeiten kann, bewerbe ich mich im Juli 1938 an der Charité in Berlin. Die Antwort der Charité-Direktion:

Charité-Direktion

Berlin NW 7, den 21. 7. 1938

Auf die Zuschrift vom 17. d. Mts.

Zur Zeit sind Medizinalpraktikantenstellen für Nichtarier und Mischlinge beim Charitékrankenhause nicht frei.

Das eingesandte Lichtbild folgt anbei zurück.

Herrn
Werner Schmidt,
Hamburg.
Hohenfelde
Lübeckerstr. 82 III.

Am 10. November 1938 erfolgt die von Hitler befohlene und von Goebbels geschürte sogenannte Volkserhebung, die »Kristallnacht«, in der die meisten Synagogen in Deutschland demoliert werden oder in Flammen aufgehen. Nazis dringen in jüdische Wohnungen und Geschäfte ein, schlagen alles kurz und klein, werfen Möbel oder ganze Einrichtungen auf die Straße. Das spielt sich am Jungfernstieg, am Neuen Wall, an der Großen Bleiche und an vielen anderen Stellen ab. In der Kleinen Alster und im Alsterkanal treiben Schaufensterpuppen und Kleidungsstücke, die aus den anliegenden großen Geschäften stammen. Überall auf den Straßen sieht man ernste und betroffene, verstörte Gesichter.

Die Juden haben Angst und sind ratlos. Viele von ihnen wurden schwer mißhandelt. Auch mancher »harmlose« Bürger ist jetzt aufgepeitscht und zollt dem Geschehen noch im nachhinein begeisterten Beifall. Die Hysterie kennt keine Grenzen. Viele Tausende jüdischer Männer im Alter zwischen 16 und 60 Jahren werden in »Schutzhaft« genommen. Nach Wochen oder Monaten entläßt man sie wieder. Manche von ihnen kommen dort um. Einer unserer jüdischen Bekannten begeht im Lager Selbstmord. Die Freigelassenen sind körperlich und seelisch am Ende.

Als ich in Gießen meine Familie besuche, stelle ich fest, daß alle unsere Bekannten über diese Vorkommnisse entsetzt und empört sind. Der Vater meines Jugendfreundes meint: »Es wird nun wohl nicht mehr lange dauern, dann werden auch unsere Kirchen brennen.« Was sich am 10. November 1938 im benachbarten Lang-Göns, dem Dorf meiner Kindheit, abgespielt hat, erfahren wir von einer Bäuerin: Sie geht morgens mit einem Handwagen zum Bahnhof, wo für sie eine Nähmaschine angekommen ist. Ihr Weg führt an den Wohnungen von drei jüdischen Familien vorbei, die zum Teil schon seit Generationen in der Gemeinde leben. Überall das gleiche Bild: demolierter Hausrat, vernichtete Familienbilder, zerrissene Wäsche und Bekleidung. Wie Verrückte tanzen Jugendliche und Ältere aus

Lang-Göns und den Nachbardörfern vor den Häusern, werfen mit eingelegten Eiern, die sie aus den Kellern der jüdischen Häuser geholt hatten. Als die Bäuerin am Bahnhof anlangt, schlägt ihr der Beamte die Tür vor der Nase zu und sagt: »Jetzt hab' ich anderes zu tun.« Er verläßt den Dienstraum und gesellt sich zu der Horde, die sich anschickt, die Haustür des nächstgelegenen jüdischen Hauses mit Äxten zu bearbeiten. Dabei tun sich besonders ein junger Lehrer und sein Kumpan hervor, die eigens mit dem Auto aus einem Nachbardorf herbeigeeilt sind. Auf dem Heimweg erfährt die Bäuerin, wie man die Mitglieder der jüdischen Familien mißhandelt und geschlagen und wer sich dabei besonders hervorgetan hat, seien es Ortsbewohner oder Einwohner der Nachbarorte. Aber sie hört auch von Menschen, die laut gerufen haben: »Laßt doch die Leute in Ruhe, was haben sie euch denn getan?« oder: »Das ist eine Schande!« Doch als die Randalierer Miene machen, die Rufer zur »Rechenschaft« zu ziehen, verstummen die Zurufe.

Zu den Opfern der Ausschreitungen zählt auch der alte Metzger Grünebaum, der 1921 mit einem weiteren Dorfbewohner zu den letzten gehörte, die aus sibirischer Gefangenschaft heimkehrten. Ich erinnere mich noch genau an den Tag, an dem die beiden Männer festlich in Empfang genommen wurden: »Der Dank des Vaterlandes ist Euch gewiß.« Simon Grünebaum wird einige Zeit nach Kriegsbeginn in einer Gefängniszelle des Amtsgerichts Gießen sterben. Und mit solch einem Staat haben England und Frankreich vor wenigen Wochen das Abkommen von München geschlossen.

Nach Hamburg zurückgekehrt, erfahre ich, daß der zweite Obduzent, mit dem ich mich angefreundet habe, schwer erkrankt ist. Er hat sich beim Sezieren infiziert und stirbt an einer Phtisis florida (galoppierende Schwindsucht). Das ist ein harter Schlag für mich. Walter Geyser war ein guter Kamerad – und kein Nazi.

Wochenlang habe ich nun das gesamte Sektionsgut allein zu bewältigen. In dieser Zeit bemühe ich mich beim Leiter der Inneren Abteilung, Prof. Jacobi, um eine Anstellung. Er stellt mich erst als Praktikanten ein, nachdem ich durch neuerliche Schritte die Gesundheitsbehörde dazu bewegen kann, eine Unbedenklichkeitserklärung abzugeben. Zu meinen ersten Patienten im neuen Arbeitsbereich gehört eine todkranke, alte jüdische Dame. Sie ist auf Gedeih und Verderb auf die Hilfe von Nichtjuden – möglicherweise sogar Nazis – angewiesen. Niemals werde ich ihre Angst vergessen. Ich kann sie nicht nachhaltig beruhigen und trösten – ich brauche selber Trost. Erst als ich von mir erzähle, fassen sie und ihre Angehörigen Vertrauen.

Am 30. Januar 1939 lasse ich im Kreis aller Ärzte des Krankenhauses Hitlers Rede vor dem Großdeutschen Reichstag im Radio über mich ergehen. Einen Satz daraus vergesse ich nicht: »Ich will heute wieder ein Prophet sein: Wenn es dem internationalen Finanzjudentum inner- und außerhalb Europas gelingen sollte, die Völker der Welt noch einmal in einen Weltkrieg zu stürzen, dann wird das Ergebnis nicht die Bolschewisierung der Erde und damit der Sieg des Judentums sein, sondern die Vernichtung der jüdischen Rasse in Europa.«

Ich weiß nun, was im Fall eines Krieges auf uns zukommen kann. Die Presse bringt die Rede am nächsten Tag in aller Ausführlichkeit. Ich schneide sie aus und lege sie zu meinen Akten. Erich und später auch ich versuchen, den tief besorgten Eltern mit dem Hinweis Mut zu machen, daß Hitler bei Ausbruch eines Krieges vor so großen Aufgaben stehen wird, daß ihm keine Zeit bleibt, gegen die Juden besondere Maßnahmen zu ergreifen. Außerdem wisse man sowieso nicht, was dann aus dem Dritten Reich würde. Doch Erich und ich machen ihnen damit etwas vor. Wir wissen nur zu gut, daß der »Führer« seine Drohungen wahrmachen wird, wenn man ihm nicht im letzten Augenblick noch Einhalt gebieten kann.

Als ich eines Tages zum Mittagessen ins Kasino gehe, kommt

ein sehr schlanker, blonder, blauäugiger Kollege in meiner Größe und etwa meinem Alter auf mich zu, verbeugt sich knapp, wobei er mich kurz anblickt: »Zassenhaus«. Ein Neuer also. Dem Habitus und Tonfall nach zweifellos Hamburger. Bei Tisch wird über politische Tagesereignisse gesprochen; er macht ein paar Bemerkungen, die mich aufhorchen lassen. Am nächsten Tag äußert er sich in gleicher Weise. In den Wochen danach wird er ausführlicher, noch pointierter und entschiedener. Niemand wagt, ihn zur Vorsicht zu mahnen, niemand will ihm widersprechen. Eine so rückhaltlose, vernichtende Kritik des Dritten Reiches habe ich in den letzten Jahren nirgendwo, auch nicht hinter vorgehaltener Hand, gehört. Ein außergewöhnlich hellsichtiger, mutiger, ja fast tollkühner Kollege, mit dem gewiß zu rechnen sein wird, wenn der Wahnsinn mal ein Ende hat. Ich möchte ihn gern näher kennenlernen, denn er fühlt und denkt, was die Nazis angeht, wie ich. Ich möchte mich ihm anvertrauen, aber auch ihn warnen. Dazu kommt es jedoch nicht. Er braucht niemanden, der ihm rät, der ihn unterstützt oder bestätigt. Aus was für einer Familie mag er stammen? Noch bevor ich das erfahre, ist er plötzlich mit unbekanntem Verbleib verschwunden. Ein junger Kollege meint: »Was Zassenhaus sagte, verschlug mir den Atem.«

Ende Mai 1939 nehme ich gemeinsam mit einigen Kolleginnen und Kollegen an einer Fahrt der Hamburger Krankenhausärzte nach Helgoland teil. Es ist ein prachtvoller Vorsommertag, und alles räkelt oder ergeht sich an Deck. Die Stimmung ist gut. Als ich nach unten zur Toilette gehe, stehe ich plötzlich in einem engen Gang dem Kommilitonen C. aus meiner Gießener Zeit gegenüber. C., so groß und gutaussehend wie dumm, ein fanatischer Nazi, hatte in Gießen versucht, mich auf einem schmalen Gehweg zwischen zwei Kliniken mit dem Fahrrad von hinten über den Haufen zu fahren. Freund Rolf, der neben mir ging und diese Absicht erkannte, stieß mich im letzten Augenblick zur Seite auf den Rasen und bewahrte mich vor diesem Unglück. Nun stehe ich also diesem Kerl weit draußen

Der Reichsstatthalter in Hessen
Landesregierung, Abteilung III (Innere Verwaltung)
Darmstadt, den 7. Juli 1939.

Betreffend: Erteilung der Bestallung als Arzt.

Herrn
Werner Schmidt
Gießen
Wilhelmstraße 9.

In der Anlage gebe ich Ihr Gesuch um Erteilung der Bestallung als Arzt wieder zurück.

Auf Grund der Bestimmung des § 3 Absatz 2 Ziffer 5 der Reichsärzteordnung vom 13. Dezember 1935 – RGBl. I S. 1433 – kann Ihnen die Bestallung als Arzt nicht erteilt werden.

In Ziffer 5 des Absatzes 2 von besagtem § 3 der Reichsärzteordnung vom 13. Dezember 1935 heißt es:

> *... wenn der Bewerber wegen seiner oder seines Ehegatten Abstammung nicht Beamter werden könnte. Der Reichsminister des Innern kann in Härtefällen im Einvernehmen mit der Reichsärztekammer Ausnahmen zulassen.*

Zur gleichen Zeit erhalte ich auf eine Anfrage bei der Gesundheitsbehörde Hamburg folgende Antwort:

Gesundheitsverwaltung
Hamburg 1, den 6. Juli 1939

In Bestätigung Ihrer Zuschrift vom 21. Juni teile ich Ihnen folgendes mit:

Die Verantwortung für die Tätigkeit an einer privaten Krankenanstalt trägt der Leiter dieser Anstalt. Diese Verantwortung kann ihm nicht durch Gewähren behördlicher Zusagen abgenommen werden.

Es ist nicht um die Tatsache herumzukommen, daß Sie als Mischling ersten Grades die Bestallung als Arzt bestimmungsgemäß nicht erhalten, auch wenn Ihr Vater Frontkämpfer war. Sie werden verstehen, daß ich bei dieser Sachlage Ihren Antrag nicht zu befürworten vermag.

Ich bedaure, Ihnen einen erfreulicheren Bescheid nicht geben zu können. Wie die eingehende Nachprüfung ergeben hat, ist eine andere Beurteilung aber nicht möglich. Die unbedingte Klarstellung liegt aber auch in Ihrem Interesse.

Dr. Ofterdinger
Senator.

In der Form korrekt bis mitfühlend, in der Sache unerbittlich. Ähnliches schrieb mir bereits Ende 1937 Dr. Harmsen. Aber ich hoffte und hoffte, verzagte und hoffte wieder. Ich konnte mich nicht freimachen, wollte es nicht wahrhaben. Dabei unterstützte mich Mutter. Vater und Bruder schwiegen.

Ich bin ein unbescholtener Bürger dieses Landes, habe das Staatsexamen mit der besten Note bestanden und bin der Sohn eines »Frontkämpfers des Weltkrieges«: »Der Dank des Vaterlandes ist Euch gewiß!«

Doch noch auswandern? Was wird mit Mutter? Vater? Bruder? – Oder bleiben? Ständig werden Ärzte eingezogen. Vielleicht läßt man mich doch noch als Arzt arbeiten. Ich möchte die Eltern in diesem Land nicht allein lassen.

Monate schon dieser Zustand, wo man nicht recht weiß, was man tun soll. Ich kenne beinahe jeden Stein, jeden Strauch in meiner Heimatstadt und der Umgebung, begegne auf meinen Wanderungen immer wieder denselben pensionierten Beamten

– ich bin 26 Jahre alt –, sehe immer wieder die gleichen Gesichter: junge, alte, die inzwischen noch älter geworden sind, ehemalige Demokraten, die zu mehr oder minder überzeugten Nazis geworden sind, und solche, die bloß Mimikry treiben. Ich begegne ehemaligen Lehrern und den katholischen und protestantischen Pfarrern. Die Rabbiner der zwei jüdischen Gemeinden sind tot. Nachfolger haben sie nicht. Ich begegne den Herren der Wissenschaft, die zum großen Teil den Nazis folgen und ihre wahre Gesinnung verbergen. Confessoren unter ihnen gibt es kaum noch. Wenn es um die eigene Stellung geht, werden sie korrupt. Sie geben eine jämmerliche Figur ab, und manch einfacher Mann von der Straße zeigt mehr Haltung den Nazis gegenüber als diese Vertreter der geistigen Elite.

Im Haus nebenan wohnt Professor K. mit Frau und Tochter; er sammelt immer wieder fürs »Winterhilfswerk«, trägt SS-Uniform. Eines Tages kommt er mit der Sammelbüchse auch auf mich zu. Ich weigere mich, etwas zu spenden, schüttle den Kopf, schaue ihn an mit einem verwunderten Ausdruck: Ich verstehe dich nicht, wie kannst du nur? Er hat verstanden und wendet sich elegant mit seiner Büchse einem gerade Vorübergehenden zu. Uns gegenüber wohnen der Bankier Herz mit Familie und darüber die beiden Brüder Stamm, sehr angesehene Gießener Geschäftsleute. Der Ältere ist Junggeselle. Die Gattin des Jüngeren ist gutaussehend und blond. Sie versucht sich den Anschein zu geben, als sei sie unbeschwert. Familie Stamm ist sehr oft mit Herrn Barnass zusammen. Hans Barnass, einer der ersten Gießener Kriegsfreiwilligen des Ersten Weltkriegs, verlor im Krieg einen Arm. Im Stockwerk unterhalb der Familie Herz wohnt ein Parteigenosse, Betriebsführer in einer Gießener Fabrik. Die Herz-Tochter wurde auf der Treppe von ihm geohrfeigt. Im Haus neben Familie Stamm lebt ganz zurückgezogen der jüdische Schrotthändler Schmidt mit Gattin und Sohn. Er hat sein Haus unter dem Druck der Verhältnisse an Herrn S. verkauft. Frau S. hat einen »nichtarischen« Großelternteil. Über dem Schrotthändler wohnt der Romanist Prof. G. Frau G. ist

Französin. Ihre sehr »germanisch« wirkende Tochter, oft in BDM-Kluft, ist von Hitler begeistert. Sie ist mit einem SA-Mann höheren Dienstgrads zunächst verlobt, dann verheiratet. Er fällt im Krieg. Nach dem Wegzug des Schrotthändlers zieht Familie St. in deren Wohnung. St. soll der SS angehören. Seine Frau sei nicht ganz »arisch«, heißt es hinter der Hand. Gut getarnt also. Die Familie ist sehr musikalisch. Eines Tages sehe ich von meinem Fenster aus dort den berühmten Komponisten Pfitzner am Flügel spielen.

Als wir in die Dachwohnung des Hauses Wilhelmstraße 9, einer Villa im Jugendstil, einzogen, wohnte im Parterre ein Kaufmann, dessen Frau aus Lang-Göns stammt. Sie kannte uns aus besseren Tagen. Die jungen Leute verhielten sich uns gegenüber korrekt. Im ersten Stock wohnt Familie Weil, ein jüdisches Ehepaar im Alter meiner Eltern, mit einer reizenden Tochter. Der Sohn ist Jurist und bereits nach Frankreich gegangen. Die Familie hat ein gutgehendes Blumengeschäft in der Stadt aufgeben müssen. Bald verlassen sie Gießen und siedeln nach Frankreich über. Familie Weil kommt aus dem Elsaß und hatte sich nach dem verlorenen Krieg für Deutschland entschieden.

Bald nach Kriegsbeginn geht das Haus in den Besitz eines in der Gegend sehr geschätzten Nervenarztes über. Die Familie bringt zwei kleine drollige Buben und eine Hausdame mit. Der Mieterwechsel hat nun ein Ende. Nach außen hin verkehren wir nur förmlich mit Familie G. Im Haus hingegen werden wir einander sehr vertraut.

Ich begegne Schulkameraden und Konsemestern, die mich mit mehr oder weniger großem Geschick übersehen oder, wenn das nicht möglich ist, plötzlich etwas Interessantes in einem Schaufenster entdecken. Zu ihnen gehört auch ein angehender evangelischer Theologe, mit dem ich als Junge befreundet war und täglich zur Schule nach Gießen gefahren bin. Einer, der mit einer bildhübschen Jüdin liiert und oft zu Scherzen aufgelegt war, verschwindet im Hauseingang, als ich auftauche. Diejenigen, die ich eingepaukt hatte, und diejenigen, die »Schwänze«

gemacht hatten, haben mich inzwischen längst überrundet. Sie sind wohlbestallte Doktoren der Medizin. Ehemalige Freundinnen aus der Tanzstunde drücken sich an mir vorbei, nicken schüchtern oder grüßen mit einem mehr oder weniger peinlichen, mehr oder weniger betonten »Heil Hitler!«, so als ob sie eine Sünde begehen würden oder ein schlechtes Gewissen beruhigen müßten.

Öfter begleite ich Mutter bei ihren Besorgungen, ich hake mich bei ihr unter. Es gibt kaum noch ein Geschäft ohne das Schild »Juden unerwünscht« oder »Juden ist der Eintritt verboten«. Die Verkäuferin eines »Deutschen Geschäftes« weigert sich, Mutter zu bedienen. Verschiedene ehemalige Logenbrüder meines Vaters übersehen oder schneiden uns. Sie bemühen sich sehr um Aufnahme in die Partei, sofern sie dieses so erstrebenswerte Ziel inzwischen noch nicht mit List und Tücke erreicht haben. Ein Kriegskamerad von Vater, ein Herr, der viele schöne Stunden bei uns verbracht hatte, begegnet Mutter und mir außerhalb Gießens bei einem Spaziergang – sonst niemand weit und breit –, grüßt knapp mit einem gepreßten »Tag!« und steinernem Gesicht, geht vorüber. Um die Universitätskliniken, besonders aber um die Medizinische Klinik, mache ich stets einen Bogen. Bestimmte »Volksgenossen« prüfen aufmerksam, neugierig oder provozierend mein Gesicht, als wollten sie sagen: Bist du noch nicht verreckt, es ist mir im höchsten Maß zuwider, die gleiche Luft mit dir atmen zu müssen. Andere lassen mich links liegen, gehen mit stolz geschwellter Brust und in schicker Uniform an mir vorüber: »Heute gehört uns Deutschland und morgen die ganze Welt.« Strahlend grüßen sie die »rein arischen« Landsleute, besonders wenn diese auch ein Parteiabzeichen tragen, mit einem markigen »Heil Hitler!«. Die »Volksgemeinschaft« lebt.

Sind wir so schlecht? Erfreut sich nicht »Der Wanderer zwischen beiden Welten« des »halbarischen« Walter Flex einer besonderen Wertschätzung und wird bevorzugt vom »Jungvolk« bei den Heimabenden gelesen? Die Lieder des »nichtarischen«

Hermann Löns sind nach wie vor sehr beliebt, und der »halbjüdische« Schwede Sven Hedin steht immer noch in hohem Ansehen. Kaum jemand, den ich darauf aufmerksam mache, weiß das und glaubt mir.

Ich beobachte einige SA-Leute und Parteigenossen, die »nichtarisch« aussehen, und SS-Leute mit durchaus semitischen Gesichtszügen oder semitischer Mimik. Ich erinnere mich an manchen Parteimann mit ausgesprochen jüdischem Familiennamen. Nicht selten sind gerade solche Nazis besonders eifrige Verfechter der absurden Ideen des »Führers«. Ein SA-Führer, der ein gutaussehender Jude sein könnte, einen jüdischen Namen hat und Jura studiert, mustert mich manchmal feindselig, manchmal, wie mir scheint, wohlwollend.

Es gibt braune, schwarze, dunkelblaue, graue und stahlblaue Uniformen, an heißen Tagen auch weiße Uniformröcke. Man sieht Parteiabzeichen, viele Parteiabzeichen, immer mehr Parteiabzeichen – mein Gott, wie viele gehören schon der Partei an, das ist keineswegs etwas Besonderes mehr, es gehört schon zum Alltag – und Parteiorden, Ehrendolche und Offiziersdolche, Pistolentaschen, die nicht immer eine Pistole enthalten, viel Eitelkeit. Neue Jahrgänge der Hitlerjugend sind herangewachsen, »zäh wie Leder, hart wie Kruppstahl«, »durchrieselt von heiligen Schauern«, gerade richtig für einen Angriffskrieg. Hüte werden nur noch hier und da von älteren Herren gezogen. Ansonsten heißt es »Heil Hitler!« Die Stadt ist eng und fremd geworden. Wir leben nahezu in einem Vakuum.

Es gibt nur wenige Menschen, mit denen man noch Kontakt hat. Da ist der hochgebildete Professor Georg Edward, Philologe und Schriftsteller, der vierzig Jahre in Amerika lebte; da ist mein ehemaliger Deutschlehrer und die Familie meines unverändert hilfsbereiten Jugendfreundes August Faber. Da ist Renate Roese, die gerade im Begriff ist, ihr Abitur zu machen, um dann in die USA zu gelangen. Darauf er, sehr ernst: »Das ist unsinnig, bis du dort ankommst, ist Adolf in New York einmarschiert.«

In diesen Tagen werde ich zum Wehrbezirkskommando bestellt. Der Militärpaß ist mitzubringen. Der diensttuende Sanitätsoffizier ist sehr ungehalten darüber, daß ich noch nicht »dabei« bin.

DER OFFIZIER *(knapp):* »Ihren Militärpaß bitte!« *(liest aufmerksam):* »1936 gemustert. Tauglich 1, Ersatzreserve I.« *(Dann erstaunt):* »Ein so junger, gesunder Mann und noch zu Hause? Wie kommt das?«

ICH *(gelassen):* »Man erteilt mir nicht die Approbation, und promovieren konnte ich seither auch nicht.«

DER OFFIZIER: »Und weshalb?«

ICH: »Weil ich eine jüdische Mutter habe.«

DER OFFIZIER *(überrascht):* »Ach, nicht möglich.« *(Und in verbindlicherem Ton):* »Kommen Sie bitte einmal mit!« *(Er führt mich in ein Nebenzimmer)* »Wie kann man Ihnen bloß helfen? Wissen Sie was, ich spreche mit Oberstabsarzt Becker. Ist ein sehr netter Kollege. Hat gute Beziehungen zu einem großen Militärlazarett in Kassel. Sie melden sich freiwillig. Wenn er Sie dann dort untergebracht hat, geht's vielleicht gelegentlich weiter.«

ICH: »Das ist sehr liebenswürdig, aber nach meinen bisherigen Erfahrungen werden diese Bemühungen zu nichts führen. Ich werde mich nicht freiwillig melden, denn ich bin unverschuldet rechtlos, lebe jedenfalls nur mit sehr beschränkten Rechten.«

Wenig später teilt das Wehrbezirkskommando mit, ich sei weiter zurückgestellt. Auf eine neuerliche Eingabe, mir die Bestallung als Arzt zu erteilen, folgt die Absage:

»Ich weiß es nicht. Wenn Amerika bald in den Krieg eintritt, kann es sehr schnell gehen. Im Ersten Weltkrieg dauerte es dann nur noch ein Jahr, jetzt vielleicht doppelt so lange. Wirst du auf mich warten?«

»Ja, ganz sicher. – Und Frauen?

Weißt du, schenke ihnen was, damit sie nicht glauben, du würdest sie lieben.«

D-Zug nach Basel – Liebes, Liebes! – Wann und wo werden wir uns wiedersehen? Werden wir uns wiedersehen? Weißt du wirklich, was in diesem Land vor sich geht?

Schön ist die Nacht . . .

Aus. Unwiederbringlich aus? Vorbei? Nie zu vergessen. Ein Geschenk, ein Traum. In diesen Zeiten darf man nicht träumen.

1940. Zum 30. Mai des Jahres wird ein Gesetz zur Änderung der Reichsärzteordnung bekanntgegeben:

Der § 11 wird wie folgt geändert:
a) Der Abs. 1 erhält folgende Fassung: »(1) Der Reichsminister des Innern kann nach Anhörung der Reichsärztekammer Personen, die nicht als Arzt bestallt sind (§ 2 Abs. 1), aber nachweisen, daß sie eine abgeschlossene Ausbildung für den ärztlichen Beruf besitzen, widerruflich gestatten, den ärztlichen Beruf im Deutschen Reich auszuüben.«

Ich schöpfe neue Hoffnung, als Arzt, wenn auch nur widerruflich, arbeiten zu können. Ein Gesuch an die Reichsärztekammer in München wird am 9. Juli 1940 beantwortet:

Die Gründe, die die Ablehnung Ihrer Approbation bedingten, haben sich nicht geändert.

Brauneck

Die Jahre zwischen Hoffen und Verzagen sind nun wohl vorüber. Jetzt wird das Leben mehr und mehr ein Verzagen werden. Alles deutet auf verhängnisvolle Endgültigkeit hin.

Das Semester hat nun für Renate begonnen. Eines Tages kommt sie zu mir und meint: »Der neuberufene Anatom ist sicherlich kein Nazi.« Wenige Tage danach sagt sie: »Ich habe mit ihm über Sie gesprochen. Er bittet Sie, in den nächsten Tagen bei ihm vorbeizukommen. Der tut bestimmt etwas für Sie. Vielleicht kann er Ihnen auch ein Thema für eine Doktorarbeit geben.«

Einige Tage danach warte ich in einem Vorraum des Anatomischen Instituts der Universität auf Prof. Wagenseil, den kürzlich neu ernannten Direktor. Die Tür öffnet sich, und ein hochgewachsener Herr tritt ein. Den leicht ergrauten Schläfen nach zu urteilen ist er Anfang fünfzig. »Kommen Sie, Herr Kollege, wir gehen in mein Arbeitszimmer.« Nachdem er sich überzeugt hat, daß sich niemand in seinem Privatlaboratorium nebenan aufhält, sagt er: »Fräulein Roese hat etwas von Wahrheitsfanatismus in sich. Sie sind sich doch darüber im klaren, daß Ihre Situation nahezu ausweglos ist. Ich habe eine Reihe von guten Bekannten und Freunden in ähnlicher, gleicher oder noch schlimmerer Lage als die Ihrige und weiß genau, wie entsetzlich das ist.« Nach einer Pause: »Ich stehe mit einem Pathologen und einem physiologischen Chemiker sehr gut, bei denen ich mich für Sie gern verwenden will, vorausgesetzt, daß Sie in dem einen oder anderen Fach arbeiten möchten. Machen Sie sich aber keine Hoffnungen, daß bei meinen Bemühungen etwas für Sie herauskommt, denn beide sind Beamte und daher in ihren Entscheidungen behindert, besonders wenn es sich um die Anstellung eines Menschen in Ihrer Lage handelt. Ich würde Sie gern in mein Institut aufnehmen und Ihnen auch ein Thema für eine Doktorarbeit geben. Sie sehen aber wohl ein, daß das in Gießen, wo man Ihre Familienverhältnisse kennt, bei den derzeitigen Umständen von vornherein auf unüberwindbare Schwierigkeiten stoßen würde.«

Der physiologische Chemiker schweigt sich aus. Mit dem Pathologen hingegen kommt es zu einem Briefwechsel. Es handelt sich um Prof. Dr. J. Heine, den Leiter des bekannten Pathologischen Instituts des Allgemeinen Krankenhauses St. Georg in Hamburg.

Allgemeines Krankenhaus
St. Georg *Hamburg 1, den 29. 7. 1940*

Sehr geehrter Herr Kollege Schmidt!

Prof. Wagenseil bat mich, mit Ihnen wegen einer Doktorarbeit in Verbindung zu treten. Wir haben hier verschiedene Arbeiten teils kasuistischer teils allgemeinerer Art zu vergeben, doch müßten Sie zu deren Bearbeitung schon hier sein und möglichst einige Wochen oder Monate an unserem Institut tätig sein. Die Erlaubnis hierzu müßte erst von der Behörde eingeholt werden, was aber, wie ich hoffe, durchgehen würde. Auf eine bezahlte Stelle könnten Sie freilich nicht rechnen. Vielleicht geben Sie mir Antwort, was Sie nun tun wollen.

Ihr sehr ergebener
J. Heine

Hamburg 1, den 31. 7. 1940

Sehr geehrter Herr Kollege Schmidt!

Besten Dank für Ihren Brief. Kommen können Sie sofort. Richten Sie, bitte, aber vorher ein schriftliches Gesuch an unseren Ärztlichen

Direktor, Herrn Prof. Hegler, um Anstellung als Volontär am Pathologischen Institut. Vielleicht wäre es gut, daß Sie darin Ihre frühere Tätigkeit am Marien-Krankenhaus und die Bekanntschaft mit Senator Ofterdinger erwähnen, natürlich auch Ihre Absicht, hier die Doktorarbeit zu machen. Das Gesuch wird dann an die Gesundheitsbehörde weitergeleitet.

Ihr sehr ergebener
J. Heine

Hamburg 1, den 22. 8. 1940

Sehr geehrter Herr Kollege!

Ihr Gesuch ist auf der Gesundheitsbehörde liegengeblieben. Auf mein Drängen, die Sache endlich ins Reine zu bringen, wurde mir mitgeteilt, daß der beiliegende Fragebogen noch auszufüllen wäre. Ich bitte Sie, das möglichst umgehend zu tun und ihn mir wieder zurückzuschicken. Ich werde die erste Septemberhälfte über in Urlaub sein, hoffe aber, daß die Entscheidung vorher noch getroffen wird. Nötigenfalls werde ich selbst zum Senator gehen.

Ihr sehr ergebener
J. Heine

Hamburg 1, den 31. 8. 1940

Sehr geehrter Herr Kollege Schmidt!

Der Behördenapparat arbeitet leider ziemlich langsam, so daß Ihre Sache heute noch nicht entschieden ist. Rückfragen mit der Hochschulbehörde wegen des fraglichen Paragraphen, der angeblich nicht veröf-*

* Seit dem Erlaß vom Mai 1937 ist Personen mit einem jüdischen Elternteil die Anfertigung einer Doktorarbeit und die Promotion gestattet.

fentlicht sein soll, haben die Angelegenheit sehr stark verzögert. Es wurde mir versprochen, daß nächste Woche die endgültige Entscheidung fallen soll und ich habe gebeten, daß Sie umgehend davon benachrichtigt werden. Da ich heute auf 14 Tage in Urlaub fahre, so möchte ich Sie im Falle der positiven Entscheidung bitten, erst am 16. oder 17. September hier anzufangen, wenn ich wieder da bin. Es tut mir leid, daß Sie so lange warten müssen, doch können Sie versichert sein, daß ich mein möglichstes getan habe.

Ihr sehr ergebener
J. Heine

Hamburg 1, den 18. 9. 1940

Sehr geehrter Herr Kollege Schmidt!

Die Schwierigkeiten scheinen kein Ende nehmen zu wollen. Die Behörde, die mir schon mit Mißtrauen entgegenkommt, verlangt jetzt Unterlagen darüber, daß Sie im Ausland eine feste Stellung angenommen haben. Ich muß Sie daher nochmals bitten, an den Ärztlichen Direktor, Herrn Prof. Hegler ein Schreiben zu richten, in dem Sie Ihre Militärdienstpflicht hervorheben und die daraus entstehende Unmöglichkeit, ins Ausland zu gehen. Vielleicht setzen Sie noch hinzu, daß Sie, sobald Ihnen die Gelegenheit gegeben wird, ins Ausland gehen werden. Was die Doktorarbeit anbelangt, so müßten Sie diese unbedingt im Institut machen, da die makroskopischen Präparate hier liegen und außerdem histologische Untersuchungen nötig sind. Auch würde Ihnen die Tätigkeit am Institut für später sicher von großem Nutzen sein.

Ich kann Ihre Notlage sehr wohl verstehen und es tut mir leid, daß die Sache so lange dauert. Aber ich hoffe, daß die Entscheidung nicht mehr lange auf sich warten läßt.

Ihr sehr ergebener
J. Heine

Direktion
des Allgemeinen Krankenhauses
St. Georg

Hamburg 1, den 3. Okt. 1940

Herrn Dr. Werner Schmidt
Gießen. Wilhelmstraße 9

Nach soeben eingegangener Entscheidung unserer vorgesetzten Behörde kann ich Ihnen nunmehr mitteilen, daß gegen Ihre volontierende Tätigkeit an unserem Krankenhause, und zwar zum Zwecke der Anfertigung einer Doktorarbeit, keine Bedenken bestehen. Eine Vergütung irgendwelcher Art kann leider nicht gewährt werden.

Prof. Dr. C. Hegler
Ärztlicher Direktor

Daß Männer dieses Schlages bei uns so selten sind, ist ganz besonders in jetziger Zeit ein wahres Unglück. Nur der Zivilcourage und der nüchternen Beharrlichkeit von Prof. Heine verdanke ich, daß es nunmehr nach eineinvierteljähriger Pause beruflich wieder vorangeht. Man bedenke, daß das Allgemeine Krankenhaus St. Georg ein staatliches Krankenhaus ist und daß Prof. Heine wie auch Prof. Hegler Senator Ofterdinger unterstehen.

Die Anonymität der Weltstadt ist für mich geradezu lebensnotwendig. Die Chance, dort arbeiten zu können, ist angesichts meiner Lebensumstände ein besonderer Glücksfall.

HAMBURG

Hospitierender Arzt

An einem grauen, kühlen Oktobertag kehre ich wieder nach Hamburg zurück. Hauptbahnhof, Steindamm und Lübecker Straße zeigen keinerlei Zerstörung. Die Schäden durch Bombenabwürfe in der Stadt sind unerheblich. Ich beziehe wieder mein altes Zimmer im dritten Stock des Hauses in der Lübecker Straße. Es ist noch genauso armselig, wie ich es seinerzeit verlassen habe.

Am nächsten Morgen stehe ich dann dem Mann gegenüber, der es auf sich genommen hat, mich, den Ausgeschlossenen, Deklassierten, in sein Institut zu nehmen. Prof. Heine ist mittelgroß und breitschultrig. Sein Kopf müßte jeden Bildhauer zum Modellieren reizen, denn das Gesicht ist bis ins Detail durchgeformt. Die Nase ist kräftig und leicht gebogen. Breites, betontes Kinn, ausdrucksvoller Mund. Dieser ruhig und entschlossen wirkende Mann macht dem Hitlerstaat gewiß keine Konzessionen. Kann 45 oder 46 Jahre alt sein, wirkt unprätentiös, spricht leise und bedächtig, mit leicht schwäbischem Tonfall, wobei er mit Behagen ein Zigarillo raucht. »Nun, Herr Schmidt, Ihnen hat man ja übel mitgespielt«, beginnt er, »ich denke, es kommt Ihnen mehr auf eine längerfristige Betätigung in meinem Institut als auf die Anfertigung Ihrer Doktorarbeit an. Meine Mitarbeiter habe ich über Sie unterrichtet und ihnen gesagt, daß wir Sie brauchen. Sie alle sind anständig und werden Sie respektieren. Man hatte mir ins Institut einige junge Kollegen gesetzt, die der SS angehören. Sie sollten mich bespitzeln. Es ist mir gelungen, diese Sorte von Mitarbeitern loszuwerden. Meine Herren sind augenblicklich alle im Sektionssaal. Wenn Sie wollen, gehen wir hinüber, und ich mache Sie mit ihnen bekannt.«

Der Sektionssaal ist ein hoher, weißgekachelter Raum. Fünf Kollegen sind in ihre Arbeit vertieft. Zwei von ihnen können gleichaltrig mit mir sein, zwei sind offenbar älter und einer ist jünger als ich. Ich zähle insgesamt sieben Sektionstische. Hier gibt es also reichlich zu tun. Wir gehen von Tisch zu Tisch, wobei mir auffällt, daß alle sehr flink sezieren. Eine Weile gehen wir noch im Gespräch im Sektionssaal auf und ab. Hier haben mich also die Umstände, hoffentlich für längere Zeit, hingeführt. Man wird sehen.

In den nächsten Tagen eigne ich mir Besonderheiten der im Institut praktizierten Sektionstechnik an. Sehr bald erlebe ich dann meinen ersten Fliegerangriff und führe danach die ersten Obduktionen von Bombenopfern aus.

Hamburg ist ein heißes Pflaster geworden. Die Schäden durch Bombenabwürfe nehmen im Lauf der nächsten Monate zu. Damit steigt die Zahl der Verletzten und Toten. Die Arbeit in den Kliniken, Krankenhäusern und besonders in den Pathologischen Instituten nimmt dementsprechend zu. Immer häufiger wird der Schlaf durch Sirenengeheul unterbrochen. Das ›Schlafdefizit‹ überschreitet bald jedes noch erträgliche Maß. Die Wehrmacht beruft ständig Zivilisten ein. Der Krieg weitet sich aus.

Am 22. Juni 1941 fahre ich für einige Tage nach Gießen. Vor Hannover kommen uns fortgesetzt Züge mit schwerem Kriegsmaterial entgegen. Öfter halten wir auf der Strecke. Als der Zug in den Bahnhof einfährt, fällt die Unruhe der Menschen auf den Bahnsteigen auf. Es muß etwas Besonderes geschehen sein. Ich öffne das Fenster und erfahre, daß wir uns mit Rußland im Krieg befinden. Ich atme tief durch, falle in meinen Sitz zurück. Krieg mit Rußland – das bedeutet zweifellos eine Beschleunigung des weiteren Verlaufes.

Seinerzeit hatte der Nichtangriffspakt mit Rußland ähnliche

Befürchtungen ausgelöst wie zuvor das Münchner Abkommen. Würde es zur weitergehenden, tiefgreifenden Zusammenarbeit zwischen Nazideutschland und der Sowjetunion kommen? Hatte es nicht schon einmal – 1931, 1932 – eine, wenn auch nur kurzfristige Zusammenarbeit zwischen den Nazis und den Kommunisten gegeben? Eine auf längere Dauer angelegte Verbindung zwischen Deutschland und der Sowjetunion hätte die Lage meiner Familie und aller in gleicher Weise Betroffenen nur noch verschlimmern können.

Bald nach meiner Rückkehr sind wir im Institut nur noch fünf Obduzenten. Von ihnen erkrankt einer schwer an Tuberkulose; ein anderer muß ebenfalls aus gesundheitlichen Gründen ausscheiden, ein dritter wird eingezogen. Schließlich sind wir mit dem Chef nur noch zu dritt. Dabei hat die Zahl der Obduktionen erheblich zugenommen. Jeder von uns führt monatlich nicht selten über hundert aus. Für den Einzelfall können wir uns dann oft kaum mehr als 30–40 Minuten Zeit nehmen. Wohl infolge der Überbeanspruchung ziehe ich mir am rechten Unterarm eine Sehnenscheidenentzündung zu und muß kurz aussetzen.

Die immer schlechter werdende Ernährungslage sowie die schweren psychischen und physischen Belastungen der Menschen bringen es mit sich, daß wir bald auch Fälle von Tuberkulose sezieren müssen, wie ich sie in dieser Form, Ausdehnung und Häufigkeit bisher noch nicht gesehen hatte. Das körpereigene Abwehrsystem, die natürliche Resistenz, ist schwerstens beeinträchtigt. Faustgroße Cavernen in den Lungen, die oft konfluieren, mit den dazugehörigen weiteren Veränderungen und Komplikationen sind alltäglich. Bei noch so großer Vorsicht während der Herauslösung der Lungen aus ihren Verklebungen und Verwachsungen platzen diese nicht selten, und ihr hochinfektiöser Inhalt spritzt einem auch ins Gesicht, auf die Haare und die Lippen. Es ist nur eine Frage der Zeit, wann es einen selbst erwischt. Wegen der akuten Lungenerkrankung eines Kollegen werde auch ich geröntgt. Der Befund: ein gut linsengroßer, frischer tuberkulöser Herd in der linken Lungenspitze, mit einigen kleinen Streuherden im Oberlappen. Infiziert. Da ich mich in meiner Leistungsfähigkeit nicht sonderlich beeinträchtigt fühle, arbeite ich weiter; man braucht mich dringend.

Immer mehr Bombenangriffe, immer heftiger. Manchmal kommen die Flugzeuge schon bei Tag. Wir arbeiten dann gewöhnlich so lange, bis die Flak in unserer Nähe zu schießen beginnt. Dann eilen wir in vollem Arbeitsdreß in den Keller, um nach der Entwarnung sogleich wieder an die Arbeit zu gehen. Nach jedem Bombenangriff veröffentlicht die Tagespresse eine Liste der Getöteten, mit entsprechender Begleitmusik. Die Zahl der dort aufgeführten Opfer liegt meist erheblich unter der tatsächlichen; diese Diskrepanz wird immer größer; schließlich glaubt keiner mehr an die Vollständigkeit dieser Todeslisten. »Die fliegenden Henkersknechte«, so Goebbels, kommen in immer größerer Zahl, mit Luftminen, Lufttorpedos, überschweren Bomben, Stabbrandbomben mit und ohne Sprengladung, Benzinkanistern und Phosphorkanistern. »Kein feindliches Flugzeug kann unbestraft den Raum von Groß-Hamburg überfliegen.« Dennoch ist die Zahl der Abschüsse im Vergleich zur Zahl der Angreifer verschwindend klein. Der Stellvertreter des Führers, Rudolf Hess, ist vor einiger Zeit, am 10. Mai 1941, nach England geflogen. Ganz besonders der britische Außenminister, der halbjüdische Anthony Eden, wird von diesem möglichen Gesprächspartner begeistert sein. Hess hat 1935 die Nürnberger Rassengesetze unterzeichnet. Wer wird wohl als nächster nach England fliegen? Diese Frage rutscht mir an diesem Maitag ungewollt Prof. Heine gegenüber heraus, und das in einem Augenblick, als der Sektionsgehilfe Richards neben mir steht. Er hat mir gerade die Nachricht vom Englandflug des stellvertretenden Führers mitgeteilt. Heine nimmt mich mit in sein

Zimmer und warnt nachdrücklich, da Richards Parteigenosse ist und innerhalb der Partei besondere Aufgaben wahrnimmt. Richards schweigt. Andernfalls hätte diese Äußerung von mir ausgereicht, um mich an den Galgen zu bringen.

Seit Anfang 1942 führe ich – durch Vermittlung meines Chefs und in Vertretung des zum Heeresdienst eingezogenen Prosektors am Marien-Krankenhaus, dem Ort meiner früheren Tätigkeit – die Obduktionen und ihre Beurteilung aus. Ich erhalte dafür ein monatliches Honorar von 90 Reichsmark. Mit einem Teil dieses Gelds beginne ich, die Kolleggeldschulden bei den Eltern meines Freundes August Faber abzutragen.

Öfter werden Fälle des Kinderkrankenhauses Rothenburgsort in die Prosektur des Marien-Krankenhauses verlegt; hin und wieder seziere ich auch im Elisabethen-Krankenhaus. Es gibt Tage, an denen ich über 10 Sektionen ausführen muß. Hinzu kommen: das Diktieren der Sektionsdiagnosen, die Untersuchung mikroskopischer Präparate, die ich im ersten Jahr meiner Tätigkeit von meinen Sektionen selbst anfertigte, Aufzeichnung der Befunde und die Niederschrift von ausführlichen oder gekürzten Sektionsprotokollen. Das bedeutet außerordentlich konzentrierte Arbeit. Bei alledem steht der Chef mit Rat und Tat zur Seite. Er seziert meist mit uns zusammen und führt dabei oft ebenso viele Obduktionen durch wie jeder der beiden ihm verbliebenen Mitarbeiter. Er ist der primus inter pares, erscheint stets pünktlich im Sektionssaal und beschämt uns damit immer wieder, besonders nach langen Bombennächten, wenn einer von uns unausgeschlafen und verspätet zum Dienst kommt. Er tadelt nie. Allein durch seine Pünktlichkeit hält er uns bei der Stange. Ganz selten kommt auch er einmal verspätet. Dann geht er zu jedem an den Sektionstisch und entschuldigt sich. So etwas habe ich später nie wieder erlebt.

Besondere Fälle werden gemeinsam mit Prof. Heine geklärt. Die Diagnosen formuliert und diktiert er selbst. Ähnlich wird bei der Beurteilung schwer deutbarer mikroskopischer Befunde verfahren. Er hat ein ungewöhnlich sicheres Urteilsvermögen,

Ausdruck vorzüglicher Kenntnisse und eminenter Erfahrung. Er ist ein vorbildlicher Morphologe und ein Forscher mit ungewöhnlicher Verantwortung vor der Sprache.

Da ich ohne Bestallung nur hospitierender Arzt am Institut sein kann, entfällt auch die in diesen Jahren jedem pathologisch-anatomisch Tätigen zustehende zusätzliche »Gefahrenzulage«, die bei meinem Eintritt aus bemerkenswerten Mengen Butter, Milch, Fleisch- und Wurstwaren sowie Kohlehydraten besteht.

Um zwölf Uhr sind die Obduktionen gewöhnlich beendet. Es beginnt die Demonstration für die Kliniker, von denen oft viele zur Information, Diskussion und Kritik in den Sektionssaal kommen. Bei einer solchen Gelegenheit berichtet Prof. Budelmann, er sei bei der Verordnung eines kaum mehr aufzutreibenden Leberpräparates (Pernaemyl oder Campolon – nur begrenzte Zeit haltbar!) für eine 72jährige Patientin mit perniciöser Anämie von seinen Mitarbeitern heftig kritisiert worden. Sie seien der Ansicht gewesen, man solle ein solches Mittel lieber einem jüngeren, noch leistungsfähigen Menschen verordnen, anstatt es einer alten Frau zu geben, die ohnehin nicht mehr lange zu leben habe. »Das sind eben die neuen Anschauungen«, meint mein Chef. »Da mache ich aber nicht mit«, ist die Antwort des Klinikers. Darauf Prof. Heine trocken: »Ich glaube, wir werden bald wieder auch in anderen Bereichen zu den alten Auffassungen zurückkehren.« Alle Blicke richten sich jetzt auf ihn, feindliche, besorgte, aber auch beifällige und bewundernde. Am Tag darauf kommt der Ärztliche Direktor und Chef der 1. Medizinischen Klinik, Prof. Hegler, zur Demonstration. Anschließend berichtet Heine, er habe seinen Fachkollegen Gerlach zufällig in Wiesbaden getroffen. Gerlach war ein prominenter Nazi, hatte sein Ordinariat in Jena aufgegeben und war Konsul in Reykjavik geworden. Kurz nach Kriegsbeginn hatten ihn die Engländer von Island weggeholt. Er verbrachte dann einige Zeit im Tower. Er sei später ausgetauscht worden. Hegler danach zu Heine: »Wenn sich die Pathologen zu sehr um die Innere Medizin kümmern, so ist das schon schlimm genug, wenn sie sich aber um Politik kümmern, so kann dies katastrophal werden.« Die Assistenten schauen Heine an. Er ist gemeint. Dieser schüttelt sich vor Lachen. Hegler geht mit ernster Miene und wortlos davon.

Seit Herbst 1940 gehöre ich zu den Vertrauten von Familie Sch. und besuche sie häufig in der Klosterallee. Dort begegne ich öfter Herrn Sch., der von seiner Frau und den beiden Töchtern umsorgt wird. Die Ehe ist bereits vor 1933 geschieden worden. Herr Sch. ist Jude. An einem Dezemberabend 1941 muß der kleine, sensible Mann auf Anordnung der Gestapo Hamburg mit einem Sammeltransport jüdischer Bürger in Richtung Osten verlassen. Grauenhaft sind an diesem Abend die lähmende Angst und die Verstörtheit. Alle Versuche seiner geschiedenen Frau und der Kinder, bei der Gestapo einen Aufschub zu erreichen, bleiben ergebnislos. Frau Sch. erwägt gemeinsam mit mir die Möglichkeit, ihm ein Mittel zu geben, das seinen Abtransport erschwert, wenn nicht gar verhindert. Da jedoch auch Kranke und Altersschwache abtransportiert werden und die Wirkung solcher Mittel unsicher oder nicht ungefährlich ist, unterbleibt ein derartiger Versuch. Herr Sch. wird von seinen Angehörigen und von mir mit Medikamenten versorgt. Er hat eine größere Menge eines hochwirksamen Schlafmittels bei sich. So also wird es Mutter ergehen, wenn Vater vor ihr stirbt. (Privilegierte Mischehe.)

Immer dann, wenn Transporte jüdischer Bürger »nach dem Osten« zusammengestellt werden, häufen sich in unserem Institut die Fälle von tödlichen Schlafmittelvergiftungen. Ich seziere eine Reihe von ihnen. Wann wird aus Gießen die Nachricht kommen, daß man Mutter geholt hat? Eine Apothekerin sagt mir, daß sie Juden auf Wunsch ohne Rezept Veronal und Luminal in tödlichen Dosen aushändigt. Sie meint: »Das ist alles, was ich meinerseits für diese Armen tun kann.« Politisch Verfolgte können sich immerhin noch scheinbar anpassen; für Juden gibt es diese Möglichkeit nicht.

Die Zahl der Fälle von russischen Kriegsgefangenen, die verhungert sind, sowie von an Flecktyphus verstorbenen Russen und Russinnen, die wir obduzieren müssen, ist zeitweise sehr auffällig. Woher die Fälle kommen, weiß ich nicht.

Nach dem Film »Ich klage an«, der eine besonders bösartige Verlaufsform der sogenannten Multiplen Sklerose zeigt und sie in eine Handlung bettet, die das Ende der Schwerkranken durch eine Injektion des Arztes, ihres Gatten, zu rechtfertigen versucht, sezieren wir mehrere Fälle, die an dieser Erkrankung des zentralen Nervensystems litten, dies wußten und Hand an sich legten, nachdem sie den Film gesehen hatten.

Erneute Bombenangriffe. Wir sezieren die Opfer, aus deren zerfetzten Leibern Bettfedern, Bombensplitter verschiedenen Kalibers, Steine, Mörtel, Glas, Holz, Stoffstücke, ja sogar in einem Fall ein Flakblindgänger zu Tage gefördert werden, ferner Erstickte, Verbrannte, Phosphorverbrannte, Verbrühte, Tote, denen eine oder mehrere Extremitäten abgerissen sind, denen Teile des Schädels fehlen. Unter ihnen befinden sich Kinder, Greise, Menschen, die noch im Vollbesitz ihrer Kräfte waren, und solche – bereits schwer krank –, denen der Krieg ein schreckliches Ende bereitete.

Samstag abends und sonntags sitze ich oft im Institut oder in der Bibliothek des Krankenhauses hinter dichten Vorhängen und gehe Literatur für meine Doktorarbeit durch. Wenn ich dann in der Nacht durch die verdunkelten, menschenleeren Straßen nach Hause gehe, überfällt mich schwere Angst, und ich fühle, wie einsam und verloren ich bin.

Zu Hause sitze ich bei Alarm im abgestützten und notdürftig hergerichteten Keller meines Hauses in der Lübecker Straße unter etwa zwanzig Erwachsenen und Kindern. Auch hier beschäftige ich mich unter Aufbietung all meiner Energie mit medizinischer Literatur, mache Notizen für meine Doktorarbeit. Hin und wieder werfe ich einen Blick in Morgensterns »Galgenlieder«. Während der Angriffe geht oft das Licht aus, der Boden schwankt, der Atem stockt, man zieht den Kopf ein, verspürt einen heftigen Druck auf den Trommelfellen, schluckt Staub, erlebt das Schreien, die Panik der andern. Am nächsten Morgen geht es dann über Schutt, Asche, Glassplitter, Drähte der Straßenbahnoberleitung und zahlreiche im Pflaster stekkende Brandbomben zum Dienst. Hiobsbotschaften aus der Stadt, aus dem Land, über Freunde an der Front; Flüsterpropaganda; Hiobsbotschaften auch von daheim: über Verwandte und gute Bekannte.

Unter den Schutzsuchenden im Keller unseres Hauses befindet sich regelmäßig eine etwa 25jährige, anziehende Frau. Sie liest, handarbeitet oder unterhält sich lebhaft mit ihren Nachbarn. Bald merke ich, daß ich ihr nicht gleichgültig bin. Alle zwei bis drei Monate erscheint sie bei Alarm mit ihrem Mann, einem Wehrmachtsbeamten in meinem Alter. Mit ihm unterhalte ich mich besonders gern. Das Ehepaar hat eine Wohnung im Nebenhaus.

Eines Abends bei Rückkehr aus dem Institut sagt mir meine Wirtin, Frau X bäte mich, doch einmal nach ihr zu sehen, es ginge ihr nicht gut, sie habe Fieber und befürchte eine Lungenentzündung. Ein Arzt sei nicht erreichbar. Als ich zu ihrer Wohnung komme, ist die Tür nur angelehnt. Auf mein Klingeln höre ich: »Kommen Sie nur herein.« Sie liegt im Bett und ist allein. Das Schlafzimmer ist erleuchtet, warm und freundlich eingerichtet. Sie macht keineswegs den Eindruck einer Fieberkranken. Ich klopfe und höre sie ab; der Puls ist normal. Bis auf Schnupfen und geringgradige Bronchitis ist sie gesund. Das sage ich ihr in ruhigem, sachlichem Ton. Als ich dann bald gehe, wirkt sie tief enttäuscht. Sie hat mich nicht noch einmal zu sich gebeten. Aber wenn wir seitdem bei Alarm im Keller zusammentreffen, blickt sie betont an mir vorbei, mokiert sich laut über Männer im wehrfähigen Alter, die immer noch nicht eingezogen seien. Wüßte sie, weshalb ich noch nicht eingezogen bin, würde sie hier im Kreis der Schutzsuchenden gewiß den ersten Stein nach mir werfen.

Bei Dia-Vorträgen über »Die holländische Malerei in ihrer Hoch-Zeit« versuche ich, wenigstens zeitweise von dem grauenhaften Geschehen um uns herum ein wenig Abstand zu gewinnen.

Renate ist verhaftet und vom Volksgerichtshof zu vier Jahren Zuchthaus verurteilt worden. Sie hat unter anderem mit dem uns befreundeten Kunstmaler Heinrich Will, dessen jüdischer Frau und einem Ägyptologen ausländische Sender gehört und in diesem Kreis Staat und Machthaber kritisiert. Seit ich wieder in Hamburg bin, schreiben wir uns Briefe. Mein letzter Brief, den ich einem Paket mit gebrauchter Wäsche an Mutter beigefügt hatte, muß gerade zur Zeit ihrer Verhaftung in Gießen angelangt sein. Er enthält leichtfertigerweise kritische Äußerungen. Dem Kreis hat, wie sich bald herausstellt, ein Spitzel der Gestapo angehört, eine Schwedin, die mit einem Deutschen namens Imgart verheiratet ist. Heinrich Will wird zum Tode verurteilt und nach achtmonatigem, qualvollem Zuchthausaufenthalt hingerichtet. Seine Frau, die in den Verhandlungen alle Schuld auf sich nimmt, um das Leben ihres Mannes zu retten, kommt nach Auschwitz, während der fast 80jährige Ägyptologe zunächst zum Tode verurteilt, später zu lebenslänglichem Zuchthaus begnadigt wird. Die übrigen Mitglieder des Kreises erhalten mehrjährige Zuchthaus- und Gefängnisstrafen. Unter ihnen ist auch Renate.

Von unseren jüdischen Verwandten haben wir lange nichts mehr gehört. Das letzte, was uns Tante Martha, die jüngste Schwester meiner Mutter, mitteilte, war erschütternd. Ihr gegenwärtiger Aufenthalt ist uns nicht bekannt. Ob sie mit ihrem Sohn untertauchen konnte?

»Die Vernichtung fremden Volkstums widerspricht den Lebensgesetzen nicht, sofern die Vernichtung vollständig geschieht.« (Dr. Werner Best, Reichsbevollmächtigter in Dänemark.)

Alarmierender Anruf von zu Hause: Vater hat eine Makrohämaturie (stark blutiger Harn). In vielen Fällen ist das ein böses Symptom. Wenn er stirbt, ist Mutter schutzlos und wird in ein KZ abtransportiert. Die Telefongespräche gehen hin und her. Vater war wiederholt beim Arzt. Die Blutung wird schwächer. Schließlich klingen die Symptome ab. Wir haben noch einmal Glück gehabt.

Das Krankenhaus St. Georg ist bereits von mehreren Bomben getroffen worden. Nicht lange mehr, dann wird auch meine Arbeitsstätte zerstört und mein Chef vielleicht dabei umkommen. Wer hilft mir dann weiter? Was wird dann aus mir und meiner Doktorarbeit? Ich werde wohl lange suchen müssen, bis ich noch einmal einen solch mutigen Mann finde. Und vielleicht bin ich morgen selbst schon unter Trümmern begraben, von einer Bombe zerfetzt oder einem Bombensplitter getroffen.

Diese Überlegungen beunruhigen mich immer mehr in diesen Wochen. Hinzu kommt, daß es dem Chef gesundheitlich nicht gutgeht. Beim gemeinsamen Mikroskopieren sagt Prof. Heine zu mir: »Ich weiß gar nicht, weshalb Sie es mit der Doktorarbeit so eilig haben. Es dreht sich doch in erster Linie darum, daß Sie arbeiten können und die Zeit, so gut es eben geht, durchstehen.«

Trotz vieler Schrecken, trotz Not und Angst, schließe ich im Herbst 1941 meine Doktorarbeit ab. Nunmehr beginnen die Bemühungen um ihre Annahme bei einer Fakultät. Wenn ich schon die Tätigkeit als Medizinalpraktikant an der Medizinischen Klinik der Universität Gießen aufgeben mußte und meine

Bemühungen um ein Thema für eine Doktorarbeit bei einigen ihrer Professoren erfolglos waren, so kann doch vielleicht meine in Hamburg angefertigte Arbeit in Gießen als Dissertation angenommen werden, zumal ich dort 11 Semester studiert und alle Examina abgelegt habe. Professor Heine wird an die dortige Medizinische Fakultät schreiben, um meine Bitte zu unterstützen. Hoffentlich rührt sich bei dem einen oder anderen das Gewissen. Ob sich die Herren nicht schämen, wenn sie meine Arbeit in die Hand bekommen und sehen, wie sich ein Chef für seinen halbjüdischen Doktoranden einsetzt? Prof. Heine wird, dessen bin ich sicher, mutig und klug handeln.

Pathologisches Institut
des Allgemeinen Krankenhauses
St. Georg – Hamburg

Hamburg, 29. 10. 41

An den Herrn Dekan
der Medizinischen Fakultät
der Universität Gießen

Herr Werner Schmidt hat sich während seiner Tätigkeit als hospitierender Arzt am hiesigen Pathologischen Institut mit der Frage der leukämischen Reaktionen beschäftigt. Er hat seine Beobachtungen zusammenfassend niedergeschrieben und möchte diese Arbeit für seine Dissertation verwenden. Als Leiter des Instituts erkläre ich mich damit einverstanden.

gez. Dr. Heine
Prosektor
Allgemeines Krankenhaus St. Georg

Dieser Einverständniserklärung ist ein Schreiben von mir beigefügt, in dem ich darum bitte, die Arbeit als Dissertation anzunehmen. Einige Wochen später tritt Prof. Heine eines Morgens neben mich an den Sektionstisch, zieht umständlich und nervös, was ich bei ihm sonst gar nicht kenne, einen Brief aus der Tasche und hält ihn mir zum Lesen hin. Ich merke ihm an, wie gern er mir das ersparen würde. Prof. Brüggemann, der Dekan der Medizinischen Fakultät, fragt an, ob er, Heine, tatsächlich einen Halbjuden zur Promotion empfehlen möchte. Er ist über Heines Verhalten indigniert und verlangt von ihm eine Unbedenklichkeitsbescheinigung. Heine spürt meine Empörung, und während er das Schreiben wieder einsteckt, sagt er: »Ärgern Sie sich nicht, machen Sie sich nichts daraus. Ich werde dem Dekan das Erforderliche schon schreiben.« Den Brief des Dekans habe ich nie mehr zu Gesicht bekommen.

Hamburg, den 23. Dez. 1941

An den Herrn Dekan
der Medizinischen Fakultät
der Universität Gießen

Herr Werner Schmidt arbeitet seit einiger Zeit als Hospitant an meinem Institut und hat sich hier mit seiner Doktorarbeit beschäftigt. Sein Auftreten war durchaus bescheiden und sein Benehmen gegenüber den Kollegen und Angestellten des Institutes ganz einwandfrei. Politisch hat er sich hier in keiner Weise betätigt, und es ist mir auch nicht bekannt, daß er irgendwelche abfälligen Äußerungen über unseren heutigen Staat und dessen Einrichtungen getan hätte. Über seine Charaktereigenschaften kann ich nichts Nachteiliges aussagen.

gez. Heine
Prosektor

»Über unseren *heutigen* Staat«: Professor Heine sagt das, was zu sagen ist.

Inzwischen ging mir folgendes Schreiben zu:

Medizinische Fakultät
der Ludwigs-Universität

Gießen, den 10. 12. 1941

Herrn Werner Schmidt
Hamburg I
Allgemeines Krankenhaus St. Georg
Lohmühlenstraße 5

Vom Rektorat der Ludwigs-Universität habe ich Ihren Antrag mit folgendem Vermerk nochmals zurückbekommen:

»Dem Antrag sind ausreichende, glaubhafte Unterlagen beizufügen, aus denen sich ergibt, daß der Betreffende eine feste Anstellung oder die Aussicht auf eine solche im Ausland erlangt hat. Dem Gesuch ist ferner eine besondere Erklärung anzuschließen, mit der bedingungslos auf die Bestallung als Arzt oder Zahnarzt im Deutschen Reich verzichtet wird.«

Die beiliegende Verzichterklärung bitte ich, mir mit den anderen Unterlagen in dreifacher Ausfertigung unterschrieben wieder vorzulegen.

Der Dekan.
Brüggemann

Meine Antwort, in meinem Weihnachtsurlaub in Gießen geschrieben:

Gießen, den 3. Jan. 1942

Sehr geehrter Herr Professor!
Auf Ihren Brief vom 10. Dezember 1941 teile ich Ihnen mit, daß zur Zeit eine Beziehung zu dem für mich in Betracht kommenden Ausland nicht besteht. Näheres hierzu führte ich in der Anlage zu meinem Promotionsgesuch aus.

W. Schmidt

Einige Tage später:

Medizinische Fakultät
der Ludwigs-Universität

Gießen, den 6. 1. 1942

Herrn Werner Schmidt
Hamburg 1
Lohmühlenstraße 5

Bezugnehmend auf mein Schreiben vom 10. 12. 41 teile ich Ihnen mit, daß immer noch eine besondere Erklärung fehlt, durch die Sie zum Ausdruck bringen, daß Sie bedingungslos auf die Bestallung als Arzt im Deutschen Reich verzichten. Ich bitte Sie, diese Erklärung in vierfacher Ausfertigung nachzuliefern.

Der Dekan
Brüggemann

Am 10. Januar 1942 frage ich daraufhin beim Dekan an, ob ich nach Unterzeichnung der geforderten Verzichterklärung sicher mit der Promotionserlaubnis rechnen kann. Von dem Nachweis einer Anstellung im Ausland ist in dem Schreiben vom 6. Januar 1942 nicht mehr die Rede.

Die Antwort des Dekans:

Medizinische Fakultät
der Ludwigs-Universität

Gießen, den 13. 1. 42

Auf Ihr Schreiben vom 10. d. M. teile ich Ihnen mit, daß es mir nicht möglich ist, Ihnen zu sagen, ob Sie auf eine Promotionserlaubnis rechnen können. Die Entscheidung hierüber hat der Reichsminister. Ich schlage vor, unter die geforderte, vorschriftsmäßige Erklärung Ihre Bitte zusätzlich darunter zu schreiben. Wie entschieden wird, kann ich Ihnen nicht sagen.

Der Dekan.
Brüggemann

Bei der geforderten Erklärung bin ich auf eine Formulierung bedacht, die im Falle der Ablehnung meines Promotionsgesuches den Verzicht auf meine Bestallung aufhebt:

Erklärung

Hiermit erkläre ich, daß ich bedingungslos auf die Bestallung als Arzt im Deutschen Reich verzichte.

Hamburg, den 16. Januar 1942 *Werner Schmidt*

Ich unterzeichne vorstehende Erklärung bedingungslos unter dem Vorbehalt, daß mir die Promotionserlaubnis erteilt wird, denn die Doktorwürde ist für meine spätere Tätigkeit im Ausland von lebenswichtiger Bedeutung.

Hamburg, den 16. Januar 1942 *Werner Schmidt*

Dr. Arnholdt, Assistent am Institut, stammt aus einer Juristenfamilie. Als ich ihm den Text zur Begutachtung vorlese, sagt er feixend: »Gut, gut, unglaublich frech, aber gut, bin gespannt auf die Antwort.«

Vom Prodekan erhalte ich daraufhin folgendes Antwortschreiben:

Medizinische Fakultät
der Ludwigs-Universität *Gießen, den 10. 3. 42*

Mit Erlaß vom 18. 2. 42 hat sich der Reichserziehungsminister im Einvernehmen mit dem Herrn Reichsminister des Inneren ausnahmsweise mit Ihrer Zulassung zur medizinischen Doktorprüfung einverstanden erklärt. Das Doktordiplom darf jedoch nur ausgehändigt werden, wenn Sie eine feste Anstellung oder Aussicht auf eine solche im Ausland nachweisen.
Die Ihrer Vorlage beigefügten Anlagen werden Ihnen hiermit wieder zugestellt. Außerdem haben Sie eine Verwaltungsgebühr von 20,– Reichsmark an das Univ.-Sekretariat einzusenden.

i. V. gez. Haag
(Prodekan)

Der Reichserziehungsminister im Einvernehmen mit dem Herrn Reichsminister des Inneren, *ausnahmsweise*, mit Erlaß ... Das wenigstens ist dem übermächtigen Dritten Reich und seinen Bürokraten durch die beispielhafte Unterstützung von Prof. Heine, diesem wackeren Schwaben, abgerungen worden.

Bei dem späteren Doktorexamen begrüßt mich der Dekan, Prof. Brüggemann, mit einem erstaunten: »Ach, Sie sind das!« Vielleicht fällt ihm dabei ein, daß er mich wegen meines nordischen Schädels vor Jahren vor sein Auditorium gebeten und väterlich den Arm um meine Schultern gelegt hatte. Ich genieße seine Fassungslosigkeit, seine Verlegenheit. Beim Pathologen, dem zweiten Prüfer, Prof. Herzog, sitze ich rechter Hand am Schreibtisch. Er schaut geradeaus, ist kühl, sehr distanziert, fast abweisend. Daß er mich prüfen muß, ist ihm sichtlich peinlich. Der Pharmakologe und dritte Prüfer, Prof. Hildebrandt – der mir nach dem Staatsexamen versprochen hatte, einiges für mich zu versuchen, dann aber, als ich im Marien-Krankenhaus in Hamburg untergekommen war, nichts mehr von sich hören ließ – entläßt mich aus dem Examen, bei dem ich ihm am Ende auf seine Frage, was nach meiner Meinung nun kommen wird, unverblümt meine Prognose sage: »Nein, nein, das glaube ich nicht. Wir wollen hoffen, daß alles für uns gut ausgeht.« Am 11. Dezember des vergangenen Jahres hatten Hitler und Mussolini den USA den Krieg erklärt. Was kann da noch gut ausgehen?

Die Doktorarbeit kann wegen meines »Webfehlers« nicht publiziert werden. Dies und viele andere widrige Umstände hindern mich jedoch nicht daran, weiterhin wissenschaftlich zu arbeiten. Normalerweise hätte ich schon im Anschluß an mein Staatsexamen promoviert. Unter diesen Umständen ist es erst jetzt, mit viereinhalbjähriger Verspätung, möglich geworden. Das wirksame Doktordiplom wird mir bestimmungsgemäß nicht ausgehändigt. Dafür erhalte ich nach zehn Wochen des Wartens endlich eine Bescheinigung darüber, daß ich zum Dr. med. promoviert habe:

Medizinische Fakultät
der Ludwigs-Universität

Gießen, den 14. 7. 42

Bescheinigung!

Hierdurch wird bescheinigt, dass Herr Werner Schmidt die Medizinische Doktorprüfung am 4. 5. 1942 mit »gut« bestanden hat. Als jüdischer Mischling wird ihm das Doktordiplom erst ausgehändigt, wenn er nachweist, dass er eine feste Anstellung oder Aussicht auf eine solche im Ausland erlangt hat. Vor Aushändigung des Doktordiploms darf er den Doktortitel nicht führen.

Brüggemann
(Dekan.)

Weniger als »gut« konnte man mir nicht geben. Besser als »gut« wollte man nicht geben. Das ging schon aus optischen Gründen nicht. Wie hätte das im Nazistaat ausgesehen, wenn ein Dekan ein »magna cum laude« bescheinigt hätte?

Nach Mitteilung der Direktion des Allgemeinen Krankenhauses St. Georg vom 3. Oktober 1940 war mir eine volontierende Tätigkeit »zum Zwecke der Anfertigung einer Doktorarbeit« bewilligt worden. Eigentlich müßte ich also spätestens jetzt ausscheiden. Davon ist aber nicht die Rede. Man braucht mich, und ich arbeite zu den bisherigen Bedingungen weiter.

Ich besitze nun eine Bescheinigung über das bestandene Doktorexamen. Was bedeutet es schon, wenn ich zuvor für den Bereich dieses Unrechtsstaates auf die Bestallung als Arzt verzichtet habe. Bereits 1937 hatte man die Aushändigung des Staatsexamenszeugnisses von einer solchen Verzichtserklärung abhängig gemacht. Gewinnt Deutschland den Krieg, was nicht sehr wahrscheinlich ist, dann gehe ich, gehe mit Freuden, sofern ich überlebt habe. Verliert es ihn, was wahrscheinlich ist, dann sind die mir abgepreßten Verzichtserklärungen von 1937 und 1942 null und nichtig.

Noch aber sitzt Hitler fest im Sattel, noch rollen fortgesetzt Transporte mit jüdischen Männern, Frauen und Kindern nach dem Osten, während kriegsgefangene Frauen und Mädchen als Zwangsarbeiterinnen aus dem Osten nach Großdeutschland verfrachtet werden. Aus Belgien, Holland und Frankreich kommen SS- und Militäreinheiten zur Verstärkung an die Front des

Nazistaates im Osten, Franco schickt die »Blaue Division«, während in Norwegen – wie vielerorts in Europa – zunehmend Quislinge auftauchen. In England und den USA war vor deren Eintritt in den Krieg die Zahl von Nazianhängern und Sympathisanten beachtlich. Haben sie inzwischen abgenommen? Die Achse Berlin-Rom funktioniert weiter. Nach einem Gerücht ist im Osten ein Freiwilligenheer aus den zahlreichen sowjetischen Kriegsgefangenen unter einem General Wlassow im Entstehen begriffen. Rumänische Divisionen kämpfen unter ihrem Marschall Antonescu Schulter an Schulter mit den Deutschen, und Japan hat sich in Ostasien und im Pazifik beängstigend weit ausgebreitet.

Wie soll ich als Militärdienstpflichtiger im Jahr 1942 eine Anstellung im Ausland finden? Das Ausland ist uns feindlich gesinnt, auch wenn es sich, wie Schweden und die Schweiz – nur diese Länder kommen unter den gegebenen Verhältnissen für mich in Frage –, neutral verhält. Diese beiden Länder haben ihre eigenen großen Schwierigkeiten, sind von Emigranten überflutet und vermeiden jeden nur möglichen Reibungspunkt mit diesem Deutschland.

»Nicht aufgeben! Weitermachen!« bestärkt mich Mutter immer wieder. Ich besuche Renate im Gefängnis in Darmstadt, nachdem ich nochmals eine Genehmigung dafür bekommen habe. Sie wird in abgetragenem und verschlissenem Zeug vorgeführt. Ihr Gesicht ist blaß und gedunsen. Hat im Augenblick eine anständige Aufseherin. Arbeitet, schläft und lebt unter Prostituierten, Psychopathinnen, »Politischen« und aus irgendwelchen anderen Gründen verurteilten Ausländerinnen in einem Raum.

Erich ist bei der Gestapo denunziert worden. Er soll vom soundsovielten bis zum soundsovielten ausländische Sender gehört haben. Anhand einer Rechnung kann er zum Glück nachweisen, daß das Gerät während der angegebenen Zeit in Reparatur war. Wer der Denunziant gewesen ist, kann mit Sicherheit nicht gesagt werden. Am ehesten kommt ein Ehepaar in Betracht, das zuvor immer wieder Gast bei ihm und meiner Schwägerin war. Die Sache hätte übel ausgehen können.

Das Leben in Hamburg ist unverändert: eine Weltstadt im totalen Krieg, in der trotz aller Nöte Tag für Tag ein unerhörtes Arbeitspensum bewältigt wird und im übrigen alles anfällt, was solche Ausnahmesituationen immer mit sich bringen. Bei mir besteht außerdem noch die Möglichkeit, durch unglückliche Umstände und Zufälle oder durch Erlasse und Gesetze unvermittelt mit Leib und Leben in die Mühlen der Machthaber zu geraten. Im Januar des Jahres hat eine Konferenz von Parteigrößen in Berlin-Wannsee stattgefunden, von der Schlimmes durchgesickert ist.

Ann und nach deren Fortgang Wimmy, später Lotte und danach Simone haben das Herz auf dem rechten Fleck. Sie pfeifen auf arisch oder nichtarisch. Ihnen ist das Geschwätz der nationalsozialistischen Rassenexperten gleichgültig. Sie sind hübsch, jung: Sie suchen und sie versuchen. Alle sind sich ihrer Vorzüge wohl bewußt. Sie haben Freude an mir, schätzen meine Vitalität, meine Einfälle, sie trösten, wenn ich unglücklich und der Verzweiflung nahe bin, sie versuchen, meine Bedenken und Ängste zu zerstreuen, lachen und scherzen, wenn ich mein Leben noch schwerer nehme, als es bereits ist. Sie lassen mich oft meine Not vergessen. Traurig werden sie nur, wenn ich sie warne, sich nicht zu sehr in mich zu verlieben, denn dann würde vielleicht der Wunsch übergroß, mich heiraten zu wollen. Vor diese Möglichkeit habe Hitler einen Riegel geschoben. Außerdem sei ich mit einer Amerikanerin verlobt. Sie sind oft unbekümmert und sorglos, wo sie sich eigentlich sorgen müßten. Sie wissen durchaus, was sie und mich erwartet, wenn die NS-Behörden von unseren Beziehungen Wind bekommen. Besonders innig und schmerzlich werden meine Beziehungen zu Isabelle. Nach längerem Getrenntsein treffen wir uns abends bei ihr zu Hause. Die

Eltern sind verreist. Als wir ihr Zimmer betreten, heulen die Sirenen. Isabelle schaltet das Licht aus, zieht die dichten Vorhänge zurück und öffnet das Fenster. Die Autos haben es eilig. Man hört rasche Schritte. Auf der Treppe im Haus wird es lebhaft. Wir können nicht in den Luftschutzkeller des Etagenhauses gehen, da dort jeder jeden kennt. »Warten wir es hier ab«, meint sie ängstlich, »vielleicht geht's gut vorüber.« Wir stehen aneinandergeschmiegt am Fenster und beobachten, wie die Scheinwerfer den Himmel absuchen. Plötzlich haben sie ein silbrig schimmerndes Flugzeug erfaßt. Es verschwindet. Sie fassen es wieder. Das Spiel wiederholt sich. Flakfeuer, offenbar von verschiedenen Stellungen aus, kommt näher. Es donnert und kracht um uns herum, das Haus bebt. Das ist das Ende. Die Nacht wird hell, in der Nähe brennt es. Allmählich läßt das Schießen nach. Wir lösen uns aus der krampfhaften Umarmung. Bald kommt Entwarnung. Ich höre Isabelle nebenan im Bad hantieren. Das Fenster ist noch geöffnet. Ein fahler Schein erhellt den Raum. Dann kommt sie ins Zimmer zurück. Den Bademantel hat sie lose über die Schultern geworfen. Überall ist es wieder still geworden. Sie setzt sich neben mich auf die Schlafcouch. Hände und Mund begegnen sich. Wir versinken ineinander. Über all das werde ich mit Lisa sprechen müssen. Ob sie mich verstehen wird? – Sie wird verstehen...

Im Sommer 1942 erlebt Hamburg die schwersten Angriffe seit Kriegsbeginn. Viele kommen dabei um. Der Kühlkeller unseres Institutes ist wie auch in anderen Hamburger Instituten mit gräßlich zerfetzten Toten überfüllt, die oft nicht mehr zu identifizieren sind. Da liegt einer mit dem abgerissenen Kopf zwischen den Beinen. Hier ist der Schädel eines vierjährigen Kindes zur Hälfte weggerissen, dort sind die Reste eines völlig zerfetzten Menschen in einem Eimer gesammelt. Sein Name, mit Fragezeichen auf Karton gekritzelt, baumelt am Henkel des Eimers. Hier liegen drei Ortsgruppenleiter in Parteiuniform auf dem Bauch. Ihre Beine sind abgerissen. Neben ihnen ein Kleinkind, dessen rechter Unterschenkel zerquetscht und dessen

Schädel grotesk deformiert ist. Und so fort. Wie viele mögen in diesen Angriffen umgekommen sein, von denen nie mehr etwas gefunden wird? Wann hört dieser wahnsinnige Krieg auf? Ein Land, dessen Beherrscher solche Angriffe nicht mehr verhindern können, hat den Krieg verloren. Darüber kann keine noch so geschickte Propaganda hinwegtäuschen.

Im Winter wird unser Institut bei einem Angriff »durchgeblasen«. Der Sektionssaal ist unbenutzbar. Wir sezieren weiter in einem kleinen, erhalten gebliebenen Raum – mit nur einem Sektionstisch und einer zu einem Sektionstisch umfunktionierten Bahre – und wechseln uns paarweise ab. Das Fenster des Raumes ist entzwei, Ersatzscheiben sind vorerst nicht zu beschaffen. Das in Schienen laufende, dichte schwarze Rollo haben wir zum Schutz gegen die Kälte heruntergelassen. Wir arbeiten bei elektrischem Licht. Der Raum hat keine Entlüftung, und der Gestank ist dementsprechend.

Als ich zu Weihnachten nach Hause komme, sagt mir Mutter, Prof. Wagenseil erwarte mich noch nachmittags in seinem Institut. Nachdem ich mich ein wenig erfrischt habe, mache ich mich auf den Weg. Der Institutsdiener meldet mich. Beim Eintreten in das Chef-Labor sitzt Wagenseil über das Mikroskop gebeugt und sagt ohne aufzusehen: »Da sind Sie also. Kommen Sie mal her und schauen Sie sich das an.« Nach kurzer Begrüßung nehme ich seinen Platz ein. Ich finde einen zu dicken, nach van Gieson gefärbten, überfärbten Schnitt vor, in dem ungeordnetes kollagenes Bindegewebe das Blickfeld beherrscht. Gegen den Rand hin oben rechts entdecke ich zwei Riesenzellen, deren Einordnung mir mit Sicherheit nicht möglich ist. Keine Verkäsung, keine Veränderung im Sinne eines Gumma. Ich moniere Dicke und Überfärbung des Schnittes und frage nach Herkunft des Gewebes, die dem Pathologen gewöhnlich mitgeteilt wird. Weiter will ich detaillierte Auskunft über Person und klinische

Diagnose haben. Wagenseil zögert und sagt nur, es handele sich um eine nahe Verwandte. Er will wissen, ob es sich um etwas Bösartiges oder Gutartiges handelt, und fragt, ob ich mit Sicherheit ein Carcinom oder Sarkom ausschließen könne. Ich glaube, es zu können, wobei mir die Einordnung der Riesenzellen, das ungeordnete Bindegewebe sowie beider Zusammentreffen viele Fragen aufdrängt. Ob es sich um Tuberkulose, Lues oder Leukämie handeln könnte, will Wagenseil weiter wissen. Ich bestehe darauf, mir endlich zu sagen, aus welcher Körperregion bzw. welchem Organ das Gewebe stammt, das sei aus dem Präparat nicht erkennbar; vor allem aber muß ich nun wissen, ob das Gewebe, aus dem der Schnitt entnommen wurde, einer alten Narbe zugehörig ist, ob an der Stelle vielleicht Injektionen gemacht worden sind oder eine Naht gelegen hat. Ich frage nach qualitativ besseren Schnitten, nach Schnitten, die mit Haematoxylin-Eosin gefärbt sind, und nach Schnitten aus anderen Stellen des entnommenen Gewebes. Weitere Schnitte stehen aber leider nicht zur Verfügung. Die Fragen gehen noch eine Weile hin und her, ohne daß ich Näheres herausbekomme; eine äußerst unangenehme Situation, besonders wenn man bedenkt, daß ich gerade zwei Jahre im Fach Pathologie tätig bin. Aus zwei nicht sehr typischen Riesenzellen, die bei der vorliegenden Färbung besonders schwer beurteilbar sind, und einer Anhäufung von derbem Bindegewebe – ohne weitere Angaben – eine Diagnose mit möglicherweise weitreichenden Konsequenzen stellen zu müssen, ist schwierig und zugleich belastend, zumal der Schnitt technisch und färberisch unzulänglich ist. Ich denke am ehesten an ein Fremdkörpergranulom, erhalte aber keine Informationen, die in diese Richtung weisen. Für benigne Tuberkulose können die Riesenzellen mit der Anhäufung von Bindegewebe in ihrer unmittelbaren Umgebung sprechen, wobei die Riesenzellen jedoch nicht typische Langhanssche Riesenzellen zu sein scheinen.

Bei einem späteren Urlaub berichtet mir Wagenseil: Seit längerem habe er an symmetrischen Stellen im mittleren äußeren

Bereich beider Oberarme zwei leicht erhabene, livide, zunächst auf Druck unempfindliche Stellen in der Haut beobachtet, die kontinuierlich größer wurden und schließlich den Umfang von Taubeneiern erlangten. Ein namhafter Dermatologe dachte an Tbc, Lues, leukämische Infiltrate oder Sarkom. Im gleichen Sinne – nur in anderer Reihenfolge – habe sich ein zufällig anwesender bekannter Kinderkliniker geäußert. Er selbst hielt »Leichentuberkel«, die in alter Zeit bei Anatomen häufiger beschrieben sind, für möglich. Dafür hätte bis zu einem gewissen Grad seine Angewohnheit gesprochen, die Vorlesungen in Mänteln mit sehr kurzen Ärmeln zu halten, wobei er immer wieder die Arme verschränkt gehalten habe und die Hände auf den Oberarmen geruht hätten, gerade an den Stellen, an denen es zunehmend zu den auf ihrer Unterlage kaum verschieblichen Schwellungen gekommen sei. Bei der Exstirpation der Geschwülste seien diese fest mit der Muskelfascie verbacken gewesen, so daß der Chirurg, der offenbar an infiltrierendes Wachstum dachte, nur auf wiederholtes eindringliches Bitten zu bewegen war, ihm von jedem Tumor ein Stückchen für eigene Untersuchungen zu überlassen. Die regionalen Lymphknoten seien bei der Palpation immer unauffällig gewesen. Während der Ordinarius für Pathologische Anatomie, Prof. Herzog, und mein Pathologielehrer, Prof. Heine, eine benigne Tbc aus eingesandten Tumorstückchen diagnostizierten, habe Professor Ceelen, Ordinarius für Pathologie in Bonn, sich auf die Diagnose Fremdkörpergranulom oder benigne Tbc festgelegt. Inzwischen habe er immer wieder über meine Fragen nachdenken müssen und sich schließlich daran erinnert, in der Mitte der 30er Jahre zur Anhebung seines Körpergewichtes einige Injektionen des gerade ausgelieferten Depotinsulins erhalten zu haben. Diese frühen Depotinsuline waren mit Hilfe einer Aluminiumverbindung hergestellt worden, die nicht resorbiert werden konnte und als Fremdkörper im Gewebe liegen blieb. Er sagte: »Sie haben als erster die richtige Diagnose gestellt und mich durch Ihre gezielten Fragen schließlich daran erinnert, daß ich vor

Jahren in die Oberarme Injektionen mit Depotinsulin erhalten hatte.« Ich berichte diese Geschichte so ausführlich, weil sie der Anfang eines grenzenlosen Vertrauens von Wagenseil in meine diagnostischen Fähigkeiten gewesen ist. Sein Interesse an mir und meinem beruflichen Weiterkommen wurde dadurch sehr bestärkt, und darauf war ich, wie noch zu sehen sein wird, dringend angewiesen.

Einige Tage danach bin ich bei Prof. Wagenseil zum Tee eingeladen. Er klagt, das Leben sei unerträglich, geradezu grauenhaft. Er habe einen langen Brief seines Fachkollegen Stieve erhalten, aus dem er mir vorlesen möchte. Dieser berichtet über gynäkologische Befunde bei einer Reihe von Frauen, die man aus politischen Gründen zum Tode verurteilt hatte. Die aus wissenschaftlichen Gründen vorgenommenen Untersuchungen waren vor und in einem bestimmten zeitlichen Abstand nach der Verkündung des Urteils durchgeführt worden. Bei nahezu allen Verurteilten waren danach genitale Blutungen aufgetreten. Die untersuchenden Ärzte hatten in allen Fällen bei der Erhebung der Anamnese auch die näheren Umstände, die zur Verurteilung führten, erfahren. Stieves Brief war erschütternd. An weitere Einzelheiten erinnere ich mich nicht mehr genau. Ich meine jedoch, daß nach der bald erfolgten Exekution Ovarien und Uteri der Hingerichteten untersucht wurden.

Diesen Weihnachtsurlaub werde ich niemals vergessen.

Bei Klockmann am Hauptbahnhof Hamburg fehlen schon lange im großen Eckschaufenster die herrlichen Koffer aus kostbarem Leder. An ihre Stelle ist eine schaufensterfüllende Landkarte getreten, die den Verlauf der Front im Osten anzeigt. Die Nadeln mit den farbigen Köpfen, die für die Markierung benutzt werden, haben sich während vieler Monate munter ostwärts verschoben. Nun ein Stillstand. Eines Tages stelle ich hier und da sogar zaghafte Zurücknahmen fest. Dies wird im Laufe der Zeit immer deutlicher, bis man sich zu weiteren Zurücknahmen nicht mehr entschließen kann. An der Front im Schaufenster gibt es nun schon lange, allzu lange keine Bewegung mehr. Sie ist von den Berichten der ausländischen Sender, von den Schilderungen deutscher Landser und schließlich durch den Wehrmachtsbericht überholt worden. Ein am Hauptbahnhof ausgestellter erbeuteter »Hurricane« wird von den Vorübergehenden in seinem abgegrenzten Bereich kaum noch beachtet, und der überschwere kastenförmige russische Panzer vor »Planten un Blomen«, als »Denkmal unserer Überlegenheit im Osten« gedacht, ist eines Tages verschwunden.

Mein Chef muß sich in München operieren lassen. Es handelt sich um einen gefährlichen Eingriff, bei dem er sehr viel Blut verliert. Der Sekundärarzt Dr. Selberg, der mit mir die Obduktionen nun allein durchführt, erkrankt schwer an Scharlach. Nun bin ich nahezu zwei Monate in dem riesigen Krankenhaus der einzige mit längeren pathologisch-anatomischen Erfahrungen. Die Arbeiten im Sektionssaal werden in diesen Wochen anfangs von mir allein gemacht, dann schließlich ausgesetzt. Ich gebe in dieser Zeit mein Äußerstes. An meine Lungenbefunde denke ich dabei noch weniger als bisher. Es ist Vogel-Strauß-Politik, was ich treibe.

Einige befreundete Kolleginnen und Kollegen im benachbarten Marien-Krankenhaus, in dem ich den zum Kriegsdienst eingezogenen Chef-Pathologen Böhne vertrete, laden mich öfter zum Essen, zum Plaudern, zum Theater, in die Oper und zu Ausflügen ein. Hier begegne ich dem stets gut unterrichteten Dr. M. Er rät mir dringend, ich solle versuchen, über den Freihafen nach Schweden zu gelangen. Zwei seiner Freunde, Chemiker und ebenfalls »Halbjuden«, haben absolut zuverlässige Informationen, wonach demnächst auch diejenigen Personen mit nur *einem* jüdischen Elternteil in Lager abtransportiert werden sollen. Er fragt: »Was das bedeutet, wissen Sie? Haben Sie einen Wertgegenstand, einen wertvollen Ring oder etwas Ähnliches zum Bestechen irgendwelcher Leute auf einem schwedischen Schiff?«

»Ja.«

»Haben Sie Beziehungen zum Freihafen?«

»Ein paar.«

»Pflegen Sie sie. Manche haben es so noch geschafft und sind nach Schweden entkommen.«

Zu Hause, während ich im Zimmer auf und ab gehe, überlege ich mir die Sache. Es ist kalt hier, wie immer im Herbst, Winter und Frühjahr. Kohlen gibt es nicht, um einen solchen Raum täglich zu heizen. Den Kohlenbezugsschein habe ich meiner Wirtin gegeben. Dafür darf ich mich öfter zu ihr und auch, wenn sie weg ist, ins geheizte, behagliche Wohnzimmer setzen und kann dort lesen und schreiben. Bei der Größe meines Zimmers, seinen beiden Außenwänden, dem großen Fenster und einem Kachelofen, der bis unter die Decke reicht, würde das mir zustehende Brennmaterial ohnehin nur einige Tage reichen, bis es auch nur ein wenig warm würde.

Ich muß meine Eltern von dem Rat, nach Schweden zu flüchten, unterrichten. Falls ich heimlich ginge, hätten sie zusätzliche Sorgen. Vielleicht brauchen sie mich einmal, vielleicht kann ich noch trotz allem etwas Entscheidendes für sie, für Mutter tun. Ich darf mich nicht in Sicherheit bringen und die Familie zurücklassen.

Vielleicht wäre es jetzt angebracht, für einige Zeit aus Hamburg zu verschwinden. Als ich meinem Chef von dem berichte, was ich von Kollege M. gehört habe und wozu er mir geraten hat, sagt er: »Machen Sie das nicht, bleiben Sie! Wenn die kommen und Sie holen wollen, werde ich ihnen klar machen, daß ich Sie brauche.« Ich weiß, wie sehr man mich braucht. Einen solchen Chef darf ich nicht im Stich lassen, obwohl mir dabei durchaus bewußt ist, daß er mich nicht halten kann, wenn es den Nazis einfällt, mich zu holen. Bei dieser Unterhaltung sagt er mir: »Sehen Sie, wenn ich der Partei angehören würde, hätte ich Sie nicht zu mir nehmen können. Die hätten mich dann hinausgeworfen, und das wäre das Ende meiner Tätigkeit im Krankenhaus gewesen. Ich habe seinerzeit nur unter der Bedingung die Stelle hier übernommen, mich niemals politisch betätigen zu müssen. Das habe ich schriftlich. Diesen Burschen darf man nicht einmal den kleinen Finger reichen. Nur so kann man sich noch ein Minimum an Handlungsfreiheit bewahren.«

Russland, den 23. V. 43

Lieber Werner!

Sicher wirst Du sehr erstaunt sein, von mir nach so langer Zeit überhaupt wieder einmal ein Lebenszeichen zu erhalten. Ja, ich weiss selbst nicht, warum wir so ganz auseinander gekommen sind, denn ich wüsste keinen Grund, der dazu Anlass geben könnte. Vielleicht ist der Krieg daran Schuld, wo man in den freien Stunden, die man hat, nur an die engsten Angehörigen schreibt und darüber seine alten »Kampfgefährten« aus der Pennälerzeit ganz vergisst. Ich will ja einen grossen Teil der Schuld auf mich nehmen, aber der Alleinschuldige will ich auch nicht sein, denn auch Du hättest, wenn Du so lange nichts von mir hörtest, einmal anklopfen können; denn dann hätte ich mich bestimmt auch wieder gemeldet. Aber daran ist nun nichts mehr zu ändern: wir sind eben auseinandergekommen u. ich will versuchen durch diesen Schrieb die alten Beziehungen wieder aufzunehmen.

In der Zeit, wo wir nichts voneinander hörten, haben sich grosse Dinge ereignet, grosse Siege haben wir errungen, aber noch grössere u. vielleicht die schwersten Aufgaben stehen uns noch bevor. Aber wir werden so Gott will, auch diese noch meistern und dann auch einmal wieder an das eigene Ich denken können, wenn wir wieder gesund nach Hause kommen. Was Du nun in dieser Zeit gemacht hast, wie es Dir geht u. s. w. weiß ich nicht, deshalb will ich kurz von mir berichten. Wie Du vielleicht weißt bin ich seit Nov. 1939 Soldat u. war bei einer Polizeieinheit, von der ich trotz grösster Bemühungen zunächst nicht loskam um in meinem Beruf eingesetzt zu werden. Als es dann im Westen los ging, war ich zunächst in Belgien u. dann 2 Jahre in Frankreichs Metropole u. ich muss schon sagen, diese Zeit werde ich nie vergessen. Aber auch diese Epoche ging einmal vorüber u. seit Frühjahr

42 befinde ich mich nun im »Paradies«. Bis Anfang dieses Jahres war ich im Vorkaukasus, bis es mir dann endlich auf Grund eines Gesuches (begründet auf die Bildung eines Sanitätsoffizierskorps [Z.]) gelang als Zahnarzt eingesetzt zu werden. So habe ich dann Ende Dezember meine alte Einheit verlassen, wo ich es bis zum Feldw. gebracht hatte, und erhielt eine planmässige Sanitätsoffiziersstelle (Z.) in einer Panzerdivision. Den Winter verbrachte ich im Raume von Rechow, wo ich auf einem vorgeschobenem Verbandsplatz eine Zahnstation leitete. Infolge der planmässigen Frontverkürzung haben wir dann diese windige Ecke verlassen u. ich befinde mich zur Zeit südlich von O., wo ich sozusagen mit meiner Zahnstation auf Wanderschaft bin u. von einer Einheit zur anderen ziehe. Als tüchtigen Helfer habe ich noch einen Dentisten, sodaß wir auf 2 Stühlen arbeiten und so doch schon allerhand leisten. Aber trotz der vielen Arbeit von morgens früh bis abends spät bin ich froh, daß ich nun endlich meinen Beruf wieder ausüben kann; denn ich bilde mir ein, so viel mehr zu leisten u. an einer geeigneteren Stelle stehe, als bei meiner früheren Einheit. An das Russlandleben mit all seinen Schwierigkeiten hat man sich schon gewöhnt u. man kommt oft mit den primitivsten Mitteln aus. Wenn man dauernd die Zahnstation auf- und abschlagen muss, dann bekommt man schon mit der Zeit Übung u. man macht aus der schlechtesten Russenbude ein »feudales« Sprechzimmer.

Was mein privates Leben anbetrifft, so habe ich an Neujahr 42 ein Marburger Mädel geheiratet, ein netter, einfacher Kerl, die Du hoffentlich auch noch einmal kennenlernen wirst. Wäre kein Krieg gewesen, so hätte ich Dich bestimmt zu meiner Verehelichung eingeladen, aber so haben wir eine ganz einfache Kriegstrauung gemacht. Nun bin ich schon bald anderthalb Jahre verheiratet u. habe ausser einem kurzen Urlaub im Nov. noch nichts von meiner Ehe gehabt. Auch mit dem Nachwuchs hat es noch nicht geklappt. Wenn es im nächsten Urlaub nichts wird, so glaube ich, daß ich in diesem Huren-Russland impotent geworden bin. Aber Scherz beiseite, einmal wird es doch noch zünden. Meine Frau wohnt noch bei ihren Eltern u. arbeitet auf einem Büro der Wehrmacht. Meinen Eltern u. Hannchen geht es auch noch gut, ebenso Albert, er ist auch in Russland und ist jetzt Funkmeister. Herr Möller, den Du ja sicher auch von Marburg her kennst, ist in Russland vermisst. Man nimmt an, er ist in Gefangenschaft geraten!? Er war nicht als Zahnarzt tätig, sondern Gefr. bei der Infanterie. Ob er noch einmal zurückkommt?

So hat der Krieg schon manche schwere Lücke gerissen u. mancher liebe Freund u. Kamerad ist nicht mehr. Mir ist bis jetzt das Soldatenglück noch immer hold geblieben u. bin oft mit einem blauen Auge davon gekommen. Hoffen wir, daß es weiter so bleibt u. wenn es einen doch noch einmal erwischen sollte, dann hat es nicht anders sein sollen. – Am 1. 2. 43 bin ich Unterarzt geworden u. alle Anzeichen deuten darauf hin, daß ich bald Ass.-Arzt werde. Aber das ist mir im Grunde genommen nicht das wichtigste. Die Hauptsache ist mir mein Beruf, dieser macht mir Freude u. ich bin froh, daß ich darin arbeiten darf. Nun habe ich aber genug von mir geschrieben u. ich weiß nicht, ob Dich dies alles überhaupt interessiert. Ich will deshalb für heute Schluss machen, ich hoffe jedenfalls, daß Du noch gesund bist u. daß es Dir in jeder Beziehung noch gut geht. Das Gleiche hoffe ich von Deinen Eltern und Erich nebst Frau u. ich bitte Dich, sie alle recht herzlich zu grüssen. Ich bin nun gespannt, wie Du diesen Brief aufnehmen wirst, ich habe aber die stille Hoffnung, daß Du Deinem alten Freund nun auch wieder ein paar Zeilen gönnst und ihm dadurch in dem verdammten Russland eine kleine Freude bereitest. Bis dahin viele herzliche Grüße von

Deinem Fritz

Feldpost Nr.: 36934

Das letzte über meinen Schulkameraden habe ich 1939 von meinem Vater gehört, der zufällig dessen Vater getroffen hatte. Anfang 1943 ist die Tragödie Stalingrad zu Ende gegangen. Ich antwortete Fritz, daß wir alle noch leben. Dabei lasse ich einiges über unsere Lage durchblicken. Da er bei einer Polizeieinheit eingesetzt war, hat er vermutlich genug gesehen und gehört, um sich ausmalen zu können, wie es uns geht. Fritz ist bis jetzt also gut durchgekommen. Otto K. fiel bei Charkow. Er war das einzige Kind. Ich sah ihn zum letzten Mal im Spätherbst 1937 und habe seitdem nichts mehr von ihm gehört. Walter L. ist bei Stalingrad vermißt. Bei meiner letzten Unterhaltung, an die ich höchst ungern zurückdenke, war er, im Gegensatz zu früher, von der Richtigkeit dessen, was Hitler tut, völlig überzeugt. An Deutschlands Endsieg zweifelte er nicht. Ob er inzwischen wieder klüger geworden war? Otto L., mit dem ich bis in den Krieg hinein guten Kontakt hatte – er wurde erst später eingezogen –, ist nach eifrigem Üben des »Avantischrittes« (ein Schritt vor und zwei zurück) in Italien in amerikanische Gefangenschaft geraten und in die USA transportiert worden; und August F., dessen Eltern mir geholfen hatten, wurde im Osten schwer verwundet. Rudolf I. befindet sich an der russischen Front. Von Rolf B. wie auch von seiner Familie habe ich das letzte 1938 gehört. Hitlers Krieg hat uns alle auseinandergerissen, und einige der Freunde sind nicht nur räumlich von mir weit entfernt. Karl S. ist von den Leitz-Werken in Wetzlar u. k. gestellt worden. Ich sehe ihn seit 1940, seitdem ich wieder in Hamburg bin, bei meinen Urlauben jährlich ein- bis zweimal. Er ist erstaunlich und erfreulich kritisch geblieben und glaubt nicht an den deutschen Endsieg. Auch August-Wilhelm K. sehe ich in großen Abständen. Er ist Assistent an der TH Darmstadt und lehnt immer noch, wie seine Eltern, das Dritte Reich ab.

Bei den Sektionen, die ich vertretungsweise im Marien-Krankenhaus ausführe, unterstützt mich der Sektionsgehilfe Wilk, der zum Skurrilsten gehört, was mir je begegnet ist. Er ist oft unrasiert, sein Gebiß ist lückenhaft, die Sprache undeutlich, er sieht schlecht, hört schlecht, will öfter nichts hören. Seine mimische Muskulatur ist in ständiger Bewegung. Er ist 52 Jahre alt, verheiratet und hat zwei hübsche, gesunde Kinder, an denen er sehr hängt. Öfter während meiner Tätigkeit verläßt er den Sektionsraum, vertauscht seinen Kittel mit einer schwarzen

Jacke und fährt hinab in die Totenkapelle des Krankenhauses. Hier bahrt er die Toten auf und macht Handreichungen bei den Trauerfeiern. Danach geht plötzlich hinter meinem Rücken die Aufzugstür und er steht wieder unvermittelt vor mir. Mal redet er, beschimpft den gegenwärtigen Staat und diskutiert vernünftig und gescheit über die Tagesereignisse; ein andermal bleibt er stumm und unansprechbar. Das Sektionsbesteck ist dann besonders mangelhaft, und ich bekomme keinen frischen Kittel. Eines Tages fragt er mich, was im Himmel geschähe, wenn ganze Organe oder Organteile aus wissenschaftlichen Gründen nicht mehr in die Leiche zurückgegeben würden. Er glaubt als Christ an die leibliche Wiederauferstehung. »Machen Sie sich darüber keine Sorgen, Gott fügt alles schon so wieder zusammen, wie es zusammengehört«, sage ich; er gibt sich damit zufrieden. Als ich eines Tages den Sektionsraum betreten will, um zu sehen, ob Sektionen zu machen sind, kommt mir Mandolinenspiel und Gesang entgegen. Beim Öffnen, ich traue meinen Augen nicht, bietet sich folgendes Bild: Beide Tische sind nicht belegt, auf einem steht ein Sterilisiergerät, daran angelehnt der »Zupfgeigenhansel« und davor der kurzsichtige Wilk mit einer Mandoline, nichts sehend und nichts hörend.

Ein anderes Mal sehe ich ihn beim Betreten des Sektionsraumes, wie er schreibt; tief über einen Briefbogen gebeugt, sitzt er an dem Glastisch in der großen Fensternische. Beide Sektionstische sind belegt. Er hat mein Eintreten und mein Hantieren nicht wahrgenommen. Nach einer Weile frage ich: »Was schreiben Sie da? Kommen Sie, ich brauche Sie!« Ohne aufzusehen, antwortet er: »Ich komme gleich, Herr Doktor, möchte nur noch den Kondolenzbrief an meinen Schwager beenden. Meine Schwester ist gestorben.« Wilk hat bei dem so nüchternen und harten Beruf in Jahrzehnten weder seinen Glauben noch das Mitgefühl verloren. Er weiß, wo mich der Schuh drückt. Als es wieder einmal besonders gefährlich wird, schlägt er vor, mich unter dem Aufzug für die Toten – der durch einige Stockwerke geht und im Keller einen knappen Meter über dem Boden endet – zu verbergen. »Da wird Sie keiner vermuten. Ich werde Ihnen dort ein Lager machen und täglich zu essen bringen.«

Beim Verlassen des Sektionsraumes begegnet mir eine Assistenzärztin, mit der ich befreundet bin. Mit Stolz und Genugtuung hatte sie mir wiederholt berichtet, ihr Bruder habe einen oder zwei russische Panzer »geknackt«. Für seine zahlreichen Erfolge war er schließlich hoch dekoriert worden. Danach sage ich zu ihr, daß russische Panzersoldaten auch Mütter, Väter, Schwestern und Brüder hätten. Beim »Knacken« eines weiteren russischen Panzers war ihr Bruder gefallen.

Mitte Juli 1943 fahre ich nach Hause in Urlaub. Wenige Tage später wird Hamburg von den schlimmsten Angriffen getroffen. Zwischen 70 und 80 Quadratkilometer des Stadtgebietes werden dabei vernichtet. Zehntausende sind tot. Die Zahl der Verletzten ist so groß, daß aus den verschiedensten Teilen Deutschlands, selbst aus Gießen und Bad Nauheim, Sanitätspersonal in Rotkreuzwagen dorthin gerufen wird. Die Briefe einer mir wohlwollenden jungen Dame schildern das, was dort geschehen ist.

Ahrensburg, den 31. 7. 43

Lieber Herr Dr. Schmidt!

Ich komme zum ersten Mal seit einer Woche wieder zum Nachdenken und möchte so gern glauben, daß wir einen schauerlichen Traum gehabt haben. –

Meine Hände sind schwarz und voller Blasen vom vielen Schleppen, es hat kaum Zweck, sich die Haare zu waschen, weil sie sofort wieder schwarz und klebrig sind, man ist ständig wie aus dem Wasser gezogen.

Hamburg ist gewesen. Sogar der Wehrmachtsbericht spricht von Verwüstungen, was viel heißen will. In der ersten Nacht sollen es 1600 Bomber gewesen sein, dann folgten am Sonntag ständig Tagesangriffe, auch Montagvormittag noch, so daß ich in den Trümmern nicht vor-

wärts kam und, nachdem ich mit meinem Vater unser völlig zerstörtes Kontor am Hafen und die ausgebrannte Fabrik angesehen hatte, erst um ½12 Uhr (um 7 Uhr waren wir fortgegangen) im Krankenhaus ankam. Selbstverständlich alles nur zu Fuß, mit Steigen über Schutt und Glas und unter ständiger Einsturzgefahr am Altenwall, Rödingsmarkt und Baumwall. Man half, wo man konnte, aber es war an ungestörtes Arbeiten nicht zu denken, denn von weither hörte man immer wieder die Sirenen; in der Stadt funktionierten sie nicht mehr, weil zunächst der elektrische Strom, dann das Gas und nach dem noch schwereren Angriff am Dienstag auch das Wasser in allen Stadtteilen versagt. Die Menschen fliehen zu Tausenden, in Altona und Eimsbüttel steht kein Haus mehr. Das ist keine Übertreibung, ich habe es selbst gesehen und kann die Szenen, die sich abspielten, nicht schildern, vielleicht später einmal, falls wir uns überhaupt wiedersehen sollten. Hamburg brennt noch. Es ist heute nacht also noch nach sechs Tagen, ein riesiger Feuerschein am Himmel, der gespenstig den Weg nach Hamburg weist. Am Dienstag ging ich auf tausend Umwegen zu Fuß nach St. Georg. An dem Tag stand noch Ihr Haus. Dann kam der schwere Angriff in der Nacht von Dienstag auf Mittwoch, wobei Eilbek, Wandsbek und Barmbek drankamen. Was da geschehen ist, weiß ich nicht. Man hat nicht mehr gelöscht, weil kein Wasser da war.

St. Georg ist ein Trümmerhaufen. Man kann gar nicht alles so schnell erfassen, und wenn nicht alles, was Beine, Autos, Pferde-, Block- und Kinderwagen hat, hier ständig durch Ahrensburg zöge, in den schrecklichsten, armseligsten Verfassungen, so könnte man glauben, es sei nicht wahr. Ich wußte heute nicht mehr, ob es Freitag oder Sonnabend ist, weil ich ständig mit Blockwagen und Lastautos unterwegs war, dazu mit wahnsinniger Mühe noch unsere drei Fahrräder flickte und für Großfahrt zurechtmachte. Denn wir stehen auf dem Sprung zu fliehen, wenn's noch schlimmer wird. Wir hoffen aber, daß sich jetzt die Sache beruhigt, weil wirklich alles planmäßig kaputtgemacht ist und es sich nicht mehr lohnt, nochmals anzugreifen.

Unser Haus ist voll von Flüchtlingen. Das Gas ist weg, so daß wir seit Tagen auf dem Kohlenherd kochen. Gott sei Dank ist hier noch Wasser und Strom.

Der Verkehr braust vorbei viel schlimmer als im Frieden. Man fragt sich, woher kommen die Autos und das Benzin. Wahrscheinlich ist es die letzte Reserve. Alles ist freigegeben, Gemüse, Vollmilch. Ich bekam eine Dynamo-Lampe für mein Rad, allerdings gegen zwei Pullen Rotwein. Was soll man noch damit. Wir geben viel weg, es hat ja keinen Zweck, wenn es verbrennt. Wir trinken aus, was wir können, vielleicht ist man morgen schon nicht mehr.

Ich bin jetzt wahnsinnig zäh geworden. Der Jammer ist furchtbar. Aber ich werde mich auch davon nicht umschmeißen lassen. Man muß erst mal sehen, wie es weitergeht, und dann irgendwie mal wieder in den Beruf. Meine Eltern müssen, wenn's auch schwer fällt, falls wir kein Auto bekommen, mit dem nötigsten Gepäck per Rad mit mir hier fort, zunächst an die Ostsee, von da aus weiter. Wahrscheinlich ist das aber nicht nötig, weil Italien wohl bald Schluß macht. Dann gibt's ein Rennen auf die dort befindlichen Truppen und ebenso auf diejenigen des Balkans. Von da aus wird Bayern eingedrückt und die Sache ist hinüber.

Wir rechneten gestern mit einer Invasion von Cuxhaven. Man wird sich aber die Mühe sparen und Berlin durch die Luft angreifen. Kassel hat auch wohl schon viel abbekommen.

Von der Regierung hört man nichts. Der Nachrichtendienst sprach vom deutschen Filmschaffen und einer Rede von Dr. Ley. Im »Reich« erschien ein Aufsatz von Goebbels.

Ich hoffe und glaube, daß es Ihnen gut geht und immer besser gehen wird. Was macht Ihr Herr Vater?

Sie sagten beim Weggehen, es passiert etwas, und Sie haben recht behalten. Hoffentlich passiert noch mehr!

Ihre G. A.

Ahrensburg, den 1. 8. 43

Gott sei Dank war zwei Nächte lang Ruhe. In Hamburg soll Typhus ausgebrochen sein. Eben spielt das phil. Orchester Prag Schuberts 6. Sinfonie. Es kommt mir vor, als ob nichts gewesen wäre, und was geschah alles in diesen acht Tagen!

Ich bin gespannt, was Sie jetzt tun werden. Bis Mitte August sind Sie ja noch in Ferien.

Mit herzlichen Grüßen
Ihre G. A.

Ahrensburg, den 6. 8. 43

Lieber Herr Dr. Schmidt!

Gestern war ich auf Ihren Brief hin noch einmal in Hamburg. Ein Herz darf man nicht haben, sonst hält man es einfach nicht aus. Sie erinnern sich doch noch an den dicken B., der so reizend den Baron spielte. Er ist in Hamm in seiner Wohnung umgekommmen. Auf Grund seiner Körperausmaße konnte er nicht durch den Kellerdurchbruch und so ist auch seine Frau bei ihm geblieben und sie sind gemeinsam verbrannt.

Allerherzlichst
Ihre G. A.

Wie dankbar muß ich sein, daß mir diese Katastrophe erspart geblieben ist, und welches Glück, daß dieser Brief nicht in unberufene Hände geraten ist. Meine Heimatstadt ist noch unversehrt und das Leben in ihr nimmt seinen zeitbedingten Gang.

Gottlob sind Vater und Mutter zur Zeit einigermaßen gesund. Die Rückschläge an der Front, die Zunahme der Angriffe auf die Städte, die Verwüstungen, ganze Bomberverbände bei Sonnenschein und wolkenlosem Himmel haben nüchterner gemacht. Viele sehen uns nicht mehr ganz so überlegen, geringschätzig oder böse an wie vor einigen Jahren. Viele sind durch eigenes Leid wissender und klüger geworden. Hören sie am Radio jedoch den Führer, so sind manche tagelang erneut fasziniert; es ist dann klüger, eine Weile ihnen gegenüber zu schweigen, bis die Ereignisse ihren Abgott neuerlich Lügen gestraft haben. Viele, sehr viele sind in ihren Gefühlen, Gedanken und Hoffnungen einig mit uns, aber ebenso ohnmächtig wie wir. Wir kennen Familien, in denen der Vater im KZ sitzt oder ständig von der Gestapo überwacht wird, während der Sohn, Bruder, Neffe oder Schwager an der Front täglich für den »Endsieg« den Kopf hinhalten müssen. Dies führt zu den merkwürdigsten Äußerungen und gespaltenen Verhaltensweisen. Während die Nazigegner sagen, diesen Krieg müssen wir verlieren, meinen jetzt andere, die dem Nazistaat stets kritisch oder gar ablehnend gegenüberstanden, wir dürfen diesen Krieg nicht verlieren. Sie bangen um ihr Vaterland und möchten es unter allen Umständen gerettet sehen, wobei sie hoffen, Hitler und sein Drittes Reich loszuwerden. Daß man das eine nicht haben kann, ohne das andere behalten zu müssen, geht ihnen nicht in den Kopf. Sie wollen oder können sich nicht mit dem fürchterlichen Gedanken vertraut machen, daß die gewaltigen Anstrengungen umsonst gewesen sein mögen, die vielen Gefallenen für nichts und wieder nichts gestorben sein könnten; sie wollen oder können sich ebensowenig mit dem Gedanken vertraut machen, daß die Heimat möglicherweise ihre Freiheit verlieren wird. Trotz allem hoffen sie, daß das Reich oder wenigstens die Nation den Krieg überdauern wird.

Hamburg, den 14. 8. 43

Lieber Herr Schmidt!

Ihren Brief vom 2. 8. bekam ich heute. Unser Institut ist vollkommen weg, zweimal Sprengbombenschaden und beim 4. Angriff völlig ausgebrannt. S. war 8 Tage vermißt, hat sich aber inzwischen wieder eingefunden. Unsere Leute leben alle noch, Frau W. hat sich nicht mehr sehen lassen. Die meisten sind ausgebombt und haben alles verloren. Mein Häuschen steht noch, wenn auch mit wiederholtem Sprengbombenschaden.

Bis vor kurzem lungerten wir hier herum und konnten nicht arbeiten. Neuerdings bin ich in Harburg eingesetzt und vertrete dort z. Zt. den erkrankten Pathologen. Das Marien-Krankenhaus steht, ist aber mit allem lebenden Inventar nach Perleberg geflüchtet, hier liegt alles still. Was wir nun mit Ihnen machen sollen, ist mir vorläufig unklar. Vielleicht versuchen Sie mal, mit dem Marien-Krankenhaus in Verbindung zu treten, ob dort eher eine Arbeits- und Aufnahmemöglichkeit für Sie besteht. Wir leben z. Zt. immer noch im Krankenhaus, da es draußen weder Wasser noch Licht noch Gas gibt. Über den Umfang der Katastrophe werden Sie ja unterrichtet sein. Ob Ihre Wohnung noch existiert, kann ich Ihnen nicht sagen. Lübecker Straße und Wandsbeker Chausee ist alles weg. Sollte sich für Sie eine Beschäftigungsmöglichkeit ergeben, werde ich Ihnen schreiben.

Alles Gute

herzlichst Ihr
J. Heine

Was bei Prof. Reinwein, dem Leiter der Medizinischen und Nervenklinik in Gießen, nicht möglich und bei Prof. Jacobi, dem Leiter der Inneren Abteilung des Marien-Krankenhauses in Hamburg nicht weiter möglich war, gewährte mir Prof. Heine am Staatskrankenhaus St. Georg, und mehr noch: Er wurde in dieser wahnwitzigen Zeit mein Doktorvater.

Die Zeit wird mir bereits reichlich lang. Soll sich alles so wiederholen wie schon vor Jahren? Das würde ich kaum noch einmal ertragen, ganz abgesehen davon, daß diesmal, so wie die Dinge liegen, die Gestapo für mich sehr bald ein Unterkommen hätte. In dieser Mut- und Hoffnungslosigkeit erreicht mich am 1. 9. 43 die Nachricht, die mir durch Vermittlung einiger Kollegen – besonders durch den Sekundärarzt Scholten vom Krankenhaus St. Georg – die Stelle eines wissenschaftlichen Mitarbeiters im Hamburger Serumwerk in Aussicht stellt. Die Freude wird nur wenige Tage später durch den schon lange befürchteten Vorfall zunichte.

Mutter wird verhaftet

Gießen, den 9. Sept. 1943

Sehr geehrter, lieber Herr Scholten!

Ich stehe noch völlig unter dem Eindruck eines Unglücks, das uns heute zu allem anderen getroffen hat. Meine Mutter ist in Schutzhaft genommen worden. Aus diesem Grund bitte ich, den Termin für unsere Besprechung bis zum Anfang des kommenden Monats verschieben zu dürfen ... Anlaß für die Haft ist angeblich das Versäumnis, daß das Kleiderkartenamt den Zusatznamen Sara nicht auf die Karte meiner Mutter gesetzt hat und diese, wie hier alle Frauen in gleicher Lage, es unterlassen hat, für eine amtliche Berichtigung zu sorgen.*

Herzlichen Gruß
Ihr W. Schmidt

Zehn Tage vor ihrer Verhaftung holt Mutter morgens einen Brief der Gestapo aus dem Briefkasten. Sie kommt blaß und

* Auf Lebensmittel- und Kleiderkarten mußten alle Jüdinnen zur Kennzeichnung den Namen Sara, die Männer den Namen Israel hinzufügen.

zitternd an mein Bett und übergibt mir das ungeöffnete Couvert: »Du wirst sehen, daß ich jetzt fort muß.« In dem Vordruck, den ich dem Umschlag entnehme, heißt es, daß sich Vater am übernächsten Tag bei der Gestapo zu melden hat. Dort wird er nach den Familienverhältnissen befragt und ohne weitere Angabe des Grundes der Vorladung wieder entlassen. Am 7. September 1943 kommt eine zweite Ladung von der Gestapo zum 9. September, diesmal für Vater und Mutter zugleich. Ich warte in einer Seitenstraße, dicht bei dem Gestapogebäude, auf die Rückkehr der Eltern. Nach einer Weile kommt Vater blaß, verstört und – allein zurück: »Sie haben Mutter in ›Schutzhaft‹ genommen.«

Geheime Staatspolizei
Staatspolizeistelle Darmstadt
Außendienststelle Gießen

Gießen, den 9. 9. 43

IV. B.
An das Ernährungsamt Gießen

Bescheinigung

Es wird hiermit bescheinigt, daß die Jüdin Johanna Sara Schmidt, geb. Fein, geb. am 6. 12. 1879 in Breslau, wohnhaft in Gießen, Wilhelmstraße 9, heute um 9.45 Uhr auf die Dauer von 21 Tagen in Schutzhaft genommen wurde.

Ich bitte, die vorhandenen Lebensmittelkarten pp. für diese Zeitdauer zu entwerten bzw. einzuziehen.

Im Auftrag:
Keiner, Pol. Sekretär

Wir dürfen Mutter noch Wäsche und Toilettenartikel bringen. In meiner Verzweiflung will ich auf der Stelle zur Gestapo gehen und sagen, daß Mutter leidend ist, ständig ärztlicher Hilfe bedarf und Medikamente benötigt. Vater und Bruder haben einige Mühe, mich davon abzuhalten. Nach Beratungen im kleiner gewordenen Familienkreis wird ein Köfferchen mit den erlaubten Utensilien gepackt und werden bestimmte Medikamente beigefügt. Gemeinsam mit meiner Schwägerin betrete ich die Gestapodienststelle, die sich im Haus einer ehemaligen Privatbank, deren Inhaber Jude war, breitgemacht hat, übergebe den unverschlossenen Koffer, wobei mir von einem der »Herren«, der einen schönen Solitär am kleinen Finger der linken Hand trägt, versichert wird, daß das Gepäck unangetastet ins Landgerichtsgefängnis gebracht würde, wohin angeblich Mutter mit mehreren jüdischen Frauen inzwischen abgeführt worden ist. Ich sage aufgebracht: »Hier verhaften Sie meine alte Mutter, während Flieger Hamburg in Schutt und Asche gelegt haben. Das konnte man nicht verhindern. Wehrlose und Unschuldige knebeln ist keine Ruhmestat.« Die Gesichter der »Herren« bleiben unbewegt.

Eine Vorsprache beim Leiter der Dienststelle, so wird mir bedeutet, sei nicht empfehlenswert und außerdem zwecklos. Der Gefängnisarzt rät mir davon ab, darauf zu bestehen, daß Mutter auf Haftunfähigkeit untersucht wird. »Damit lenken Sie ganz unnütz die Aufmerksamkeit des Kriminalrates«, wie sich der Chef der Gießener Gestapo nennen darf, »auf Ihre Mutter.« Der »Herr Kriminalrat« ist nach meinen Erkundigungen ein gescheiterter Pfarrerssohn, der besonders Juden wüst beschimpft; oft verlassen diese übel zugerichtet sein Dienstzimmer. Juden dürfen nur in strammer Haltung und gehörigem Abstand von ihm, neben dem Läufer seines Dienstzimmers stehend, reden.

Mutter im Gefängnis. Meine alte, gute, tapfere Mutter im Gefängnis...

Am Tage vor der Abreisse zu der vereinbarten Besprechung in Hamburg bekomme ich die Erlaubnis, drei Minuten mit Mutter unter der Aufsicht eines Gestapobeamten sprechen zu dürfen. Dann fällt die schwere, eiserne Gittertür wieder ins

Schloß, und Mutter verschwindet dahinter im Halbdunkel eines großen Raumes.

Auf der Reise versuche ich, mich vor allem mit der Beobachtung und Erfahrung zu beruhigen, daß auch die schlimmsten Befürchtungen nicht immer eintreffen.

Die Verhaftung hatte ein Vorspiel. Im Frühjahr 1943 erscheint überraschend der Leiter der Gießener Gestapo, ein gewisser Wintzer, bei den Eltern. Er fragt Vater, mit einer abfälligen Kopf- und der dazugehörigen Augen- und Handbewegung auf Mutter weisend, wer *das* sei. Vater: »Meine Frau.« Darauf Wintzer zu Mutter im Befehlston: »Gehen Sie mal raus!« Dann zu Vater: »Ich brauche Wohnraum für einen meiner Leute und glaube, daß Ihre Wohnung geeignet wäre.« Und nach einer Pause, in der er sich, ohne Vater zu fragen, in der Wohnung umsieht: »Weshalb nehmen Sie das alles auf sich? Sie können es doch angenehmer haben, lassen Sie sich scheiden.« Vater: »Wir sind bald vierzig Jahre verheiratet und haben zwei Söhne. Wie stellen Sie sich so etwas vor? Das kommt nicht in Frage.« Wintzer: »So! Sie werden in Kürze die Wohnung unter Zurücklassung von Küchen- und Gasherd räumen müssen. Sie können ja zu Ihrem Sohn ziehen.« Jeder, der eine Vorstellung davon hat, was das Auftauchen eines Gestapobeamten in der Wohnung von Juden oder »jüdisch Versippten« bedeutet, kann sich ausmalen, wie erregt Mutter war, die vor der Tür der eigenen vier Wände warten mußte, und welch ohnmächtige Wut Vater hatte, der sich so etwas anhören mußte. So einen Kerl, meinte er, müßte man prügeln können, bis er windelweich ist.

Gegen Mitternacht komme ich im Hamburger Hauptbahnhof bei sternklarem Himmel an. Straßenbahnen oder Taxis fahren zu dieser Zeit nicht mehr. Der Steindamm ist infolge der Verwüstungen ohnehin kaum passierbar. Die Häuser dort sind weitgehend zerstört. Ihr Schutt bedeckt die Trottoirs und läßt von der Fahrbahn nur noch die Mitte frei. Aus Brettern und Balken hat man am Rand der Schuttmassen Gehwege, mit Geländer zur Straße hin, zusammengezimmert. Meine Schritte klingen dumpf. Kein Echo. Es ist unheimlich und gespenstisch. Ich bewege mich in einer toten Stadt. Nirgendwo ein Licht, nirgendwo ein Mensch, Totenstille, tot, alles tot. Von Zeit zu Zeit muß ich meine beiden Koffer abstellen und stehenbleiben. Wie viele Menschen mögen unter den Trümmern liegen? In der Lübecker Straße sieht es nicht anders aus. Das Haus, in dem ich wohne, ragt wie ein Turm aus dem Meer von Ruinen und Schutt hinein in silbriges Mondlicht.

In den nächsten Tagen bringe ich alles Erforderliche unter Dach und Fach. Dann reise ich sofort nach Gießen zurück, denn Mutter soll nach 21 Tagen entlassen werden. Ob man den »Herren« wenigstens diesmal trauen darf? Am 30. September stehe ich um 10 Uhr vormittags Posten im Hausflur eines Gebäudes, von dem aus der Ausgang der Gestapo gut zu sehen ist. Nach einer Dreiviertelstunde kommt Mutter zusammen mit mehreren anderen Frauen. Sie hat das Köfferchen in der Hand.

Bescheinigung

Die Jüdin Johanna Sara Schmidt, geb. Fein, geboren am 6. 12. 79 in Breslau, wohnhaft in Gießen, Wilhelmstr. 9, wird nach Verbüßung von 21 Tagen Schutzhaft heute entlassen. Diese Bescheinigung gilt als Ausweis zur Vorlage beim Ernährungsamt der Stadt Gießen.

Gießen, den 30. September 1943
Geheime Staatspolizei
Staatspolizeistelle Darmstadt
i. A. gez.: Keiner

In einer Seitenstraße nehme ich Mutter wieder in Empfang. Sie ist schmal und blaß geworden und sieht ungepflegt aus. Auf Nebenwegen erreichen wir unsere Wohnung. Nachdem sie sich frisch gemacht hat, gehen wir zu Erich und sitzen bis in den späten Abend hinein zusammen. Wir hören, wie es ihr mit sieben weiteren Frauen in einer engen, primitiv ausgestatteten Zelle ergangen ist. Wir freuen uns nicht, wir sind nicht gelöster. Ohne davon zu sprechen, weiß jeder von uns, daß jederzeit wieder jemand von uns verhaftet werden kann. Wir bleiben den »Herren« ausgeliefert.

Ich bin nun wissenschaftlicher Mitarbeiter beim Hamburger Serumwerk. Im November werde ich für einige Wochen nach Frankfurt am Main in das ehemalige Paul-Ehrlich-Institut geschickt, um besondere Prüfmethoden kennenzulernen. Während dieser Zeit wohne ich bei meinen Eltern in Gießen und fahre täglich nach Frankfurt. Sie haben inzwischen ihre Wohnung zugunsten eines Angehörigen der Gießener Gestapo räumen müssen und wohnen bei Erich. Seine Wohnung hat fünf Zimmer: Sprech- und Wartezimmer sowie Wohn-, Schlaf- und Eßzimmer. Die Möbel des Eßzimmers wurden ausgelagert. Dort stehen nun die Betten der Eltern. Ihr Bücherschrank wurde zur Trennwand von »Schlafraum« und kleiner Sitzecke mit Couch. Der Raum ist gut heizbar, und die Eltern haben sich mit der neuerlichen Einschränkung abgefunden. Der Krieg muß ja mal ein Ende nehmen. Es geht ums Überleben. Hier kann man überleben.

An einem Sonntagabend erlebe ich im Gießener Theater eine Uraufführung. Das Stück beginnt bemerkenswert, wird dann aber schwülstig und unerträglich. Das Bühnenbild ist großartig. Die Kostüme sind schön und aus echten Stoffen. So etwas gibt es in Hamburg schon lange nicht mehr. Die Schauspieler sind gut, manche sehr gut, und tun ihr Bestes. Eine junge Schauspielerin von seltenem Liebreiz spricht so, wie ich es noch nicht gehört habe. Schade, daß das Stück so schlecht ist. Ich möchte diese Herta St. kennenlernen. Doch das ist gefährlich, denn sie hat sicherlich Verehrer, die sie eifersüchtig bewachen. Das Gestapogebäude liegt nebenan.

Da bei der Industrie immer kommerzielle Gesichtspunkte im Vordergrund stehen und ich in wissenschaftlicher Hinsicht ohne Anleitung bin, fühle ich mich nicht sehr wohl, trotz kleinem Monatsgehalt, warmem Zimmer und fürsorglichen Wirtsleuten. Am liebsten würde ich wieder als Arzt arbeiten.

Die mir wohlwollende junge Dame aus Ahrensburg stellt dank besonderer Beziehungen die Verbindung zu dem außerordentlich freundlichen Ärztlichen Direktor und Chefarzt, Dr. König, her. Die Besprechungen im Allgemeinen Krankenhaus Hamburg-Harburg, vor allem aber die Besprechung mit dem Leiter der Inneren Abteilung, Chefarzt Scholderer, führen so rasch zu positiven Ergebnissen, daß ich glaube, meine Stellung kündigen zu dürfen.

Dr. med. Scholderer
Allgemeines Krankenhaus Harburg
Leitender Oberarzt der Inneren Abteilung

Hamburg-Harburg, den 13. 1. 44

Sehr geehrter Herr Kollege!

Ich freue mich, Ihnen mitteilen zu können, daß Ihre Tätigkeit an unserem Krankenhaus von der Reichsgesundheitsführung genehmigt ist. Ich habe im Augenblick nur eine telephonische Benachrichtigung darüber und schreibe Ihnen noch einmal Näheres insbesondere darüber, ob die schriftliche Verfügung noch irgendwelche besonderen Bestimmungen enthält. Ich benachrichtige Sie nur heute schon, damit Sie rechtzeitig disponieren können und hoffe, daß Sie etwa am 1. Februar Ihre Tätigkeit bei uns aufnehmen können.

Heil Hitler!
Dr. Scholderer

Dann:

Hamburg-Harburg, den 27. 1. 44

Sehr geehrter Herr Dr. Schmidt!

Leider habe ich die Aussichten nach der ersten telephonischen Mitteilung der Gesundheitsverwaltung zu günstig angesehen. Das Einverständnis der Reichsgesundheitsführung ist an die Bedingung geknüpft, daß Sie die Genehmigung zur Ausübung ärztlicher Tätigkeit bereits besitzen.

Im Auftrag der Gesundheitsverwaltung soll ich Sie zunächst fragen, ob dies der Fall ist. Wenn nicht, würde die Gesundheitsverwaltung Ihrer Betätigung in Harburg von vornherein die Genehmigung versagen. Dann will die Gesundheitsverwaltung noch besonders die lokalen Parteiinstanzen und Prof. Holzmann fragen und schließlich, wenn all dies klar gehen sollte, wird verlangt, daß Sie entweder überhaupt nicht im Krankenhaus wohnen oder auf der Ausländerstation. Ich nehme an, daß all dies Ihre Bereitschaft, bei uns mitzuarbeiten, stark einschränkt und weiß nicht, ob ich Ihnen nicht raten soll, lieber bei den Serumwerken zu bleiben. Unter Umständen wird es wohl das Beste sein, daß wir uns über die ganze Frage noch einmal unterhalten, und ich würde Sie dann bitten, mich anzurufen, damit wir einen Termin verabreden.

Heil Hitler!
Dr. Scholderer

Meine Kündigung beim Serumwerk ist nicht rückgängig zu machen. Ich sitze nun zwischen zwei Stühlen. Aus meinem behaglichen Zimmerchen ziehe ich zurück in mein großes Zimmer in der Lübecker Straße, das mich wie gewohnt empfängt: Es ist so kalt, daß ich selbst im Mantel oft ganz steif werde. Ich sehe meinen Atem. Noch im Serumwerk in der Ulmenstraße erreicht mich eine Nachricht:

Dr. rer. pol. Dr. jur. Friedrich Wilhelm Giese
Rechtsanwalt und Steuerberater

Hamburg, 1, den 17. Febr. 1944.

Herrn Dr. Werner Schmidt,
Hamburg 39. Ulmenstr. 38.

Sehr geehrter Herr Dr. Schmidt!
In der Gnadensache Renate Roese erhielt ich vom Oberreichsanwalt beim Volksgerichtshof, Berlin folgende Mitteilung:

»Auf Ihr für die Verurteilte Renate Roese eingereichtes Gnadengesuch vom 13. September 1943 teile ich Ihnen mit, dass ich unter der Voraussetzung weiterer guter Führung in der Strafhaft die Vollstrekkung der am 23. Februar 1944 noch nicht verbüssten Reststrafe mit einer Bewährungsfrist bis zum 28. Februar 1947 ausgesetzt habe.«

Heil Hitler!
Ihr sehr ergebener
Giese

Renate kommt endlich wieder frei. Prof. Wagenseil hat sich inzwischen für sie erfolgreich eingesetzt. Sie kann unter bestimmten Auflagen in Bonn weiterstudieren. Das stärkt im Augenblick Mut und Zuversicht.

Nun gilt es vor allem, so schnell wie möglich wieder eine Beschäftigung zu bekommen. Das Arbeitsamt rührt sich bereits. Ich informiere Freunde und Bekannte. Ärzte werden dringend gebraucht und benötigen das Arbeitsamt nicht. Ärzte aber mit einem jüdischen Elternteil bleiben für die zuständigen Behörden gewöhnlich indiskutabel, und wenn sie noch so tüchtig und kenntnisreich sind. Ich möchte diese Stadt, die eine Steinwüste ist und in der ich so viele Bombenangriffe erlebt habe, verlassen und wäre endlich gern wieder in der Nähe meiner alten Eltern. Da nunmehr auch die Polizei sich nach meiner Beschäftigung erkundigt, verschwinde ich bei Nacht und Nebel. In einem kleinen abgelegenen Haus am Schliersee erwarte ich Nachrichten von Prof. Wagenseil, der sich intensiv für mich bemüht.

Anatomisches Institut
der Universität Gießen

Gießen, den 6. 3. 44

Lieber Herr Kollege Schmidt!

Herr Professor Martini in Bonn läßt Ihnen dringend raten, keinen Versuch zu praktisch-ärztlicher Betätigung zu machen, er meint, Sie könnten damit in die schwierigsten Situationen kommen. Sie sollen vorderhand in einem theoretischen Institut oder bei der Industrie weiterarbeiten . . .

Zufälligerweise traf ich nun auf der Rückreise von Bonn Herrn Professor Schaefer vom Kerckhoff-Institut in Bad Nauheim im Zug, ich erzählte ihm von Ihnen und fragte ihn, ob er nicht eine Stelle für sie habe, es wäre nach ihm nun nicht unmöglich, daß er Ihnen durch die Industrie einen Arbeitsauftrag an seinem Institut verschaffen könnte. Er wird ab 20. 3. wieder in Nauheim sein und erwartet Sie dann zu einer Rücksprache.

So, das ist, was ich für Sie tun konnte, hoffentlich führt es zu einem Ergebnis.

Die besten Grüße
Ihres
Ferdinand Wagenseil

Am 23. März 1944 bin ich an Ort und Stelle. Die Sache scheint zu klappen. In Hamburg erledige ich alle Formalitäten, verabschiede mich von allen Freunden und Bekannten, besonders von Prof. Heine sowie meiner Wirtin und deren Tochter, und reise nach Berlin-Niederschöneweide zur großen Kali-Chemie, um noch einige Fragen zu klären.

Auf der Fahrt von Hamburg nach Berlin wird plötzlich die

Tür meines Abteils geöffnet. Es ist voll besetzt. Beamte der Gestapo und Kriminalpolizei verlangen Ausweis und Militärpaß nur von mir. Mit meiner Kennkarte, sie ist unverdächtig, verschwinden sie. Nach einigen Minuten sind sie wieder da und fragen: »Wo ist ihr Militärpaß?«

»Der wurde mit der Post vom Hamburger Serumwerk, bei dem ich tätig war, nach Berlin-Niederschöneweide zur Kali-Chemie gesandt, für die ich einen wissenschaftlichen Auftrag zu erledigen habe.«

»Sind Sie vom Wehrdienst zurückgestellt?«

»Ja.«

»Sie wissen doch, daß Sie den Militärpaß immer bei sich führen müssen.«

»Ja. Durch ein bedauerliches Versehen ist er von Hamburg nach Berlin geschickt worden.« Die beiden Beamten geben mir meine Kennkarte zurück und verschwinden.

Die Verhandlungen bei der Kali-Chemie verlaufen erfreulich. Mit günstigen Zusagen fahre ich zurück und beginne Ende März 1944 meine neue Tätigkeit in Bad Nauheim am Kerckhoff-Herzforschungsinstitut.

BAD NAUHEIM

Herzforschungsinstitut

Kerckhoff-Herzforschungsinstitut, das Institut, mit dessen Leiter ich unmittelbar nach dem Staatsexamen eine sehr häßliche Erfahrung gemacht hatte. Die Leitung hat inzwischen gewechselt.

Schönes Haus, viel Marmor, wie die ganze Stadt für das Jahr 1944 unwahrscheinlich gepflegt; gute Laboratorien, umfangreiche Bibliothek mit Korkboden, man kann in ihr konzentriert lesen. Ausländische Millionenstiftung – man spürt's überall. Sie kam durch den »nichtarischen« Herz-Kreislauf-Arzt Prof. Franz Groedel hierher. Dafür durfte er, als es fertig war und die erste große Ärztetagung stattfand, das Institut nicht mehr betreten. 1934 mußte er trotz seiner Verdienste um Wissenschaft und Stadt, trotz Ehrenbürgerrecht und Soldatentod des einzigen Bruders im ersten Weltkrieg, emigrieren. Einer, den er zum Abteilungsvorstand im Institut gemacht hatte, führte nun das große Wort und verleugnete seinen Gönner und Förderer. In der Halle wurden Hitlerbüste und Hitlerfahnen aufgestellt.

Der Chef: sehr groß, lange schmale Finger, zeigt seine Hände gern. Hohe Stirn, Brillenträger. In manchem, wie sich bald herausstellt, das Gegenteil von Prof. Heine: spricht gern, ist philosophisch sehr interessiert und belesen, liebt in der Rede Pathos und barocke Wendungen, ist impulsiv und spontan. Hier wird es ganz anders werden als in Hamburg. Hinzu kommt, daß Nazideutschland inzwischen eine Schlappe nach der anderen einstecken mußte. Es gibt so manches, was mir mein neuer Chef zu sagen und mich zu fragen hat: »Sorgen brauchen Sie sich hier nicht zu machen. Meine Mitarbeiter stehen wie ich auf christlichem Boden und haben die Nase voll vom Dritten Reich.«

»Sind sie manuell geschickt?«

»Ja.«

»Haben Sie physikalisches Verständnis?«

»Ich glaube schon.«

»Haben Sie einmal Radios gebastelt.«

»Ja, als Schüler oft.«

»Ich habe einige kriegswichtige Forschungsaufträge, die von der Industrie finanziert werden, zu vergeben. Bei einem dieser Aufträge müssen am schlagenden Hundeherz unter anderem Abschnitte der Kranzarterien präpariert und mit Hilfe der Thermostromuhr von Rein die Strömungsänderungen nach Verabfolgung eines bestimmten Strophanthin-Präparates gemessen werden. Die technische Seite ist ein ziemliches Ei. Sie müßten sich zunächst einmal in die spezielle Literatur einlesen. Trauen Sie sich so etwas zu?«

»Ja.«

Ein kriegswichtiger Forschungsauftrag. Ich und ein kriegswichtiger Forschungsauftrag. Unglaublich. Zweifellos trage ich mit diesen Untersuchungen nicht mehr »zur Stärkung der Front« und zur Kriegsverlängerung bei. Soldaten und Industriearbeiter, die Strophanthin benötigen, kommen für einen Einsatz an der Front gewöhnlich nicht mehr in Betracht. Darüber hinaus werden die Ergebnisse der Experimente erst nach dem Krieg veröffentlicht werden können.

Lesen, lesen, lesen. Neue, ganz neue Materie. Bin bei den Arbeiten weitgehend auf mich gestellt. Mache Fortschritte, rasche Fortschritte. Eiche über Wochen und Monate die für die Experimente erforderlichen Instrumente, denn ich möchte zu quantitativen Ergebnissen kommen. Justiere zu guter Letzt die Galvanometer und richte das Kymographion.

Der Oberassistent: umgänglich, intelligent, ist mathematisch und physikalisch besonders versiert. Bedauernd steht er oft neben mir bei meinen diffizilen und langwierigen Messungen, hilft, rät und deklamiert: »Eiche wie du wenn du stirbst, wünschen wirst geeicht zu haben.«

Dann endlich das erste Experiment: 20 kg schwerer deutscher Schäferhund. In tiefer Narkose habe ich das Herz freigelegt. So weit ist alles glattgegangen. Der Chef wird gerufen, der mir die Präparation eines Kranzgefäßes zeigen will. Dabei sticht er es an. Blut spritzt in dünnem Strahl hoch heraus. Aus, vorbei.

Zwei Tage später ein neues Experiment, ohne Chef. Es gelingt. Der Chef wird geholt: »Donnerwetter – und das in meinem Institut!«

Ein etwa gleichaltriger Kollege mit schwerer Kyphoskoliose, erbärmlich anzusehen, Parteigenosse, grüßt immer wieder betont mit »Heil Hitler«. Ob aus Überzeugung – oder Angst? Bedauernswerter Mensch. Gewiß bedauernswerter als ich. Obwohl »arisch«, sicher nicht einer, der gut in die Landschaft der Herren des Dritten Reiches paßt. Bei seiner Arbeit gerät er oft in Schweiß. Etwas Greifbares ist dabei noch nicht herausgekommen. Anerkennend nennt er mich »gewecktes Kerlchen«. Gewiß hat er über meine Herkunft keine Ahnung.

Viele Institutsmitglieder üben sich fleißig in Englisch und Russisch. Man kann nicht wissen, wer von den Alliierten nach Kriegsende hier das Sagen haben wird.

Alle meine Experimente gelingen. Interessante Arbeit, aufschlußreiche Ergebnisse. Habe das Gefühl, am rechten Platz zu stehen. Hier halte ich's aus, lange aus. Bin zuversichtlich, bin ruhiger als die meisten meiner Kollegen oder als mein Chef, welcher gelegentlich meint, ich hätte dazu auch allen Grund. Gute Arbeitsbedingungen, gepflegte Kurstadt, in meiner Pension habe ich ein kleines Schlafzimmer mit Sitzecke, frisch duftende Bettwäsche, saubere Tischdecke. Wenn auch die Mahlzeiten kriegsmäßig sind, so ist es hier im ganzen so angenehm für mich wie seit 1933 nicht mehr. Konzerte, Dichterlesungen, kleine Gesellschaften, viele Nazigegner. Auch mein Wirt, ein ehemals sozialdemokratischer Landtagsabgeordneter, man hat ihn auf dem Kieker, er steht mit Leuschner und anderen ehemals führenden Sozialdemokraten in Verbindung. Frauen: blond und dunkel, sportlich, intellektuell, mädchenhaft, anhänglich, überlegt, sorglos. S. will nur noch erleben, soviel wie noch irgend möglich mitnehmen. Für sie, wie für viele andre, gilt der Satz: »Genieße den Krieg, der Frieden wird fürchterlich.« Wie lange noch? Bald ist alles vorbei. Was kommt, wird für viele schrecklich werden. Mitnehmen, was sich bietet: Konzerte und Theater, Wissenschaft und Gespräche, Gesellschaften und Frauen...

In diesen Tagen bittet mich eine Privatdozentin um eine ausreichende Dosis Schlafmittel für ihre Mutter und sich. Die Mutter ist alt und depressiv, die Zeit sei katastrophal, das Leben tauge nichts mehr, auch für die Zukunft sei nichts mehr zu erwarten, meint sie. Sie wolle, wenn es noch unerträglicher werden sollte, was gewiß sei, gemeinsam mit der Mutter Schluß machen. In einem Gespräch zwischen der alten Dame, der Tochter und mir deute ich an, mit welchen Problemen meine Familie und ich seit Jahren fertigwerden müssen. Ich muß ablehnen, bei ihrem Vorhaben behilflich zu sein.

Als ich am 6. Juni mittags in meine Pension komme, erfahre ich, daß anscheinend in der vergangenen Nacht die lang erwartete Invasion an der Kanalküste begonnen hat. Nun wird zusätzlich verwundet, gestorben und zerstört. Es geht offenbar nicht anders, um Europa von Hitler zu befreien. Was wird jetzt im Landesinnern geschehen? Lange kann der Krieg nun nicht mehr dauern. Aber die Nazis werden, trotz der neuen Sorgen, unsereinen nicht aus den Augen verlieren.

20. Juli. Dreißig bis vierzig Pulks schwerer Bomber sind schon über uns hinweggedröhnt. Es kommen weitere. Wir zählen nicht mehr. Der Funk meldet das Herannahen neuer schwerer Bomberverbände. Das Land mit allen seinen Menschen, den guten wie den bösen, den tapferen wie den feigen, den zuversichtlichen wie den schwarzseherischen, den mutigen wie den ängstlichen, den Verfolgten nebst ihren Verfolgern, ist ihnen

völlig ausgeliefert. Die Arbeit muß auch bei uns im Institut oft unterbrochen werden. Man hat sich daran längst gewöhnt. Um meine Untersuchungen fortführen zu können, beginne ich mit den Präparationen morgens um vier, spätestens halb fünf. Bis Fliegeralarm kommt, bin ich mit den Präparationen fertig, und das Versuchstier ist in tiefer Narkose an Starlingsche Pumpe, Blutdruckschreiber und Stromuhr und die Galvanometer angeschlossen. Der Versuch läuft. Alle Vorgänge des Experimentes werden vom Kymographen registriert. Die Untersuchungen laufen über viele Stunden und enden oft erst nachts. Das narkotisierte Tier wird dann durch eine Injektion getötet und anschließend seziert. Bis zu diesem Zeitpunkt müssen Atmung, Herztätigkeit, Kreislauf und die sehr empfindlichen Apparaturen laufend überwacht werden. Auch heute habe ich um halb fünf begonnen. Neben mir steht, als die ersten Pulks kommen, der vom Institutsleiter von der Front zurückgerufene Oberassistent – noch in Offiziersuniform. Er erlebt zum ersten Mal, wie es in der Heimat schon seit langem zugeht, und meint: »Mein Gott, so ist das? Dann sollen sich unsere Herren doch begraben lassen!«

Einige Zeit später fliegen die Bomberverbände nach getaner Arbeit über uns westwärts ab. Plötzlich rauscht und kracht es, der Boden bebt, ich springe mit einer Kollegin hinter einen hohen Eisschrank, der uns nach Tür, Flur und Fenster hin abschirmt: Geschrei, Feuer. Die Röntgenabteilung des Instituts, 30 bis 40 Meter von uns entfernt, ist getroffen. Der Röntgenologe läuft brennend durchs Haus. Bevor er mit Tüchern abgedeckt werden kann, hat er so schwere Verbrennungen erlitten, daß er unter entsetzlichen Qualen, durch Morphiuminjektionen etwas gemildert, einige Stunden später stirbt. Er ist Vater von vier Kindern und Nazigegner; ich unterhielt mich oft mit ihm, er hatte eine anständige Gesinnung. Viele Häuser brennen. Kurpark und Kurhaus sind schwer getroffen. Die Kurgäste verlassen panikartig die Stadt. Mein Experiment läuft weiter, während das alles geschieht. Beachtenswerte Ergebnisse. Aber was bedeutet das angesichts dieser Katastrophe? Mein Chef ist durch das Bombardement besonders mitgenommen und bekommt eine Herzrhythmusstörung.

Abends erreiche ich noch einen Zug nach Gießen. Hoffentlich ist dort nichts passiert. Eine verstört aussehende junge Dame in Schwarz sitzt mir gegenüber. Wir kommen ins Gespräch. »Wissen Sie, daß auf Hitler ein Attentat verübt worden ist? Er ist tot«, berichtet sie. »Tot? Das kann nicht sein, das ist nicht wahr.« »Doch, doch, es ist wahr, es wäre gut, wenn alles schon vorüber wäre«, meint sie weiter. Ich teile ihre Meinung. Ihr Mann ist gefallen. Er war auf einer Napola* erzogen worden.

Zu Hause ist Gott sei Dank alles unversehrt.

Nach Bad Nauheim zurückgekehrt, werde ich an einem der nächsten Tage morgens kurz nach fünf durch ein Klopfen an meiner Zimmertür geweckt. Als ich öffne, steht die jüngere Tochter meines Wirtes vor mir, sehr bleich, und bittet mich zitternd, eine Kassette ihres Vaters in meinem Zimmer zu verstecken. Die Gestapo hat ihn vor einer halben Stunde verhaftet, man weiß nicht, wohin er gebracht worden ist. Briefe und Dokumente – darunter auch solche von Leuschner, dem früheren Gewerkschaftsvorsitzenden – hat sie inzwischen in einer Senkgrube versteckt; eine Großrazzia. Alle politisch Verdächtigen sind im Zusammenhang mit dem Attentat auf Hitler am 20. Juli verhaftet worden. Mein Wirt sollte, wie inzwischen zu erfahren ist, mit zahlreichen anderen ins KZ Buchenwald geschafft werden. Da die Strecke dorthin sowie das KZ bombardiert wurden, hat man den Transport zum KZ Dachau umgeleitet. Ob sie auch mich nun holen werden? Wann sind wir dran?

Im September bekommen wir eine neue Kollegin. Sie ist apart und intelligent. Ich werde künftig mein Arbeitszimmer mit ihr

* »Nationalpolitische Erziehungsanstalt«

teilen müssen. Eine angeheiratete Tante, Jüdin, ist seit längerer Zeit schon im KZ Theresienstadt. Es soll ihr ganz gut gehen. Die Kollegin ist gerade keine Philosemitin, glaubt nicht an die Greueltaten, die hin und wieder aus den KZ durchsickern. Sie assistiert mir bei meinen Experimenten und erweist sich dabei als sehr geschickt. Wir essen im gleichen Lokal, besuchen gemeinsam Veranstaltungen und machen zusammen Spaziergänge. Nach einem gelungenen Experiment bummeln wir in der Mittagspause durch den Park. Sie hat sich gerade bei mir eingehakt, als uns die Laborantin des Chefs begegnet. Sie lächelt maliziös. Am nächsten Vormittag ruft sie mich zum Chef. »Nun Herr Doktor«, beginnt dieser mit mißglücktem Lächeln, »ich habe den Eindruck, es geht Ihnen bei uns gut, fast zu gut.« »Ich weiß nicht, worauf Sie hinauswollen, Herr Professor. Mit den Mitgliedern des Instituts stehe ich gut und glaube, daß niemand etwas gegen mich hat. Darf ich fragen, weshalb Sie der Meinung sind, es ginge mir fast zu gut?« Ich bin ganz ruhig, da ich diesen Angriff erwartet habe.

»Sie gehen mit Fräulein P. am hellichten Tage eingehakt durch den Park, sind doch wohl mit ihr liiert?«

»Was verstehen Sie unter liiert, Herr Professor?«

»Nun, was man so darunter versteht. Wissen Sie, daß mir Fräulein P. von ihrem Vater mit der ausdrücklichen Bitte anvertraut wurde, aus ihr eine tüchtige Physiologin zu machen?«

»Nein, wie sollte ich das wissen. Aber daran, eine tüchtige Physiologin zu werden, hindere ich sie gewiß nicht. Ich verstehe offengestanden nicht, was Sie von mir wollen. Sie behaupten, ich sei mit Fräulein P. liiert, weil mich ein Institutsmitglied nachmittags um drei mit ihr auf einem Spaziergang im menschenleeren Park gesehen hat, als *sie* sich lose bei mir eingehakt hatte. Das ist doch noch kein Beweis für das, was Sie offenbar meinen. Ich wäre mit einer solchen Unterstellung zurückhaltend. Normalerweise, Herr Professor, pflegen diejenigen bei dem, was Sie uns unterstellen, nicht in der Öffentlichkeit zu sein.«

»Diese Stadt, Herr Kollege«, entgegnet er gespielt freundlich, »ist klein.« Dann scharf: »Wenn man Anstoß an Ihrem Verhalten nimmt« – seine Hand macht eine unmißverständliche Geste.

»Das würde ich sehr bedauern, Herr Professor, zumal ich seit Monaten Ihnen und Ihren Mitarbeitern gegenüber ein Gefühl des besonderen Dankes empfinde, und wer weiß, wie wichtig das eines Tages sein wird. Bis jetzt nimmt meines Wissens niemand Anstoß, ausgenommen Ihre Mitarbeiterin und offenbar auch Sie.«

»Gehen Sie und bessern Sie sich!«

Ich gehe kopfschüttelnd weg.

Der Genius loci ist mir doch nicht so gewogen, wie ich seither geglaubt hatte. Auf dem Nachhauseweg erinnere ich mich an die Auseinandersetzung droben im Kurhaus, einige hundert Meter vom Institut entfernt, zwischen dem Antisemiten Lenard und dem berühmten Einstein während des Treffens der Gesellschaft Deutscher Naturforscher und Ärzte im Jahre 1920. Ich denke an Prof. Eberhard Koch, der mich in diesem Haus nach dem Staatsexamen höchst taktlos behandelt hatte. Ich denke ferner an Prof. Franz Groedel, dem die Errichtung des Kerckhoff-Instituts in Bad Nauheim und die große Kerckhoff-Stiftung zu verdanken ist – er war behandelnder und betreuender Arzt des schwer herzkranken Deutschamerikaners William G. Kerckhoff. Prof. Groedel ist de jure noch Chef des Instituts und lebt in New York. Prof. Wagenseil ist mit ihm über eine Cousine verwandt.

An den Zweipersonentisch in meiner Gaststätte wird, da alles besetzt ist, eine Dame in den Fünfzigern dirigiert. Sie beginnt bald ein Gespräch, das mich sehr überrascht und schockiert. In munterem Plauderton erfahre ich: Ihr Mann war Professor an der Technischen Hochschule in Darmstadt und kam dort bei einem Bombenangriff um. Nach der Zerbombung der Stadt hat sie sich nach Bad Nauheim zurückgezogen. Sie arbeitet bei der Lebensmittel- und Kleiderkartenausgabestelle. Ohne mich zu kennen, schimpft sie aufs Dritte Reich. Sie hofft, daß es damit bald zu Ende geht. An der politischen Führung läßt sie kein gutes Haar. Von Heydrich, dessen Sandkastengespielin sie in Halle gewesen ist, berichtet sie: »Begegnet mir doch der Kerl wenige Monate vor seinem Tod in Halle mit seinen zwei Kindern und sagt unter anderem, auf die Kinder deutend: ›Und da gibt es Leute, die behaupten, diese Kinder hätten jüdisches Blut.‹ Ich habe ihn nur groß angesehen und geschwiegen«, fährt sie fort. Auf mein »Weshalb?« kommt die kaum glaubhafte Antwort: »Nun, wissen Sie nicht, daß Heydrich einen jüdischen Großelternteil hatte?«

»Das ist nicht wahr, kann nicht sein, ist unmöglich, wäre der blutigste Treppenwitz der Weltgeschichte«, antworte ich. »Doch, doch, Sie können's glauben, ich verbürge mich dafür. Es besteht kein Zweifel daran. Kann man so etwas fassen? Nun, dieser Hund ist bereits dort, wo die anderen hoffentlich bald hinkommen werden.« Das beschäftigte mich tagelang. Der gesprächigen Dame gegenüber bleibe ich so lange zurückhaltend, bis ich von ihrer Glaubwürdigkeit und Zuverlässigkeit voll überzeugt bin.

An einem Tag im Spätherbst müssen die Angehörigen des Instituts in der Nähe des Bahnhofs von Bad Nauheim entlang der Bahngleise »Splittergräben« ausheben. Die meisten von uns sind dabei: die hübsche Blondine mit dem seltsamen, metallisch hellen, oft unvermittelt losbrechenden Lachen, deren Verlobter seit Stalingrad vermißt wird, ferner ein großer, dunkelhaariger, intelligenter Sanitätsoffizier, dessen Bruder von der Gestapo verhaftet wurde. Der Tierpfleger des Instituts, Fleischer von Beruf, hat sich gedrückt. Er ist ein untersetzter Mann, rotbakkig, gutmütig und ruft beim Gelingen eines schwierigen Experimentes oder einer diffizilen Präparation: »Kerle, Kerle, Herr Dokter!« Nicht dabei ist eine junge Kollegin, die ein Kind erwartet und deren Mann kürzlich gefallen ist. Zu der Schar der

Hackenden und Schippenden gehört auch ›Frau Stiftung‹, die Sekretärin der Kerckhoff-Stiftung, jungenhaft, frisch, weiß alles, was im Haus geschieht, kennt alles, was zum Haus gehört. Auch ich trete mit an, arbeite wie ein Wilder und stelle mir beim Hacken und Schaufeln vor, ich hätte Hitler und Genossen unter beziehungsweise auf meinen Geräten. Als wir ins Institut zurückkehren und ich mir im Labor die Hände mit einem kümmerlichen Rest Seife wasche, meint ein neben mir stehender, nicht dem Institut angehörender Privatdozent: »Sie sollten wieder einmal ein paar alte Juden sterben lassen, damit man ein anständiges Stück Seife bekommt.«

Als ich an einem Novemberabend nach anstrengenden Experimenten in mein Zimmer zurückkomme, finde ich eine Aufforderung der Kriminalpolizei. Ich muß sofort bei ihr erscheinen. Während zwei Beamte meine Personalien überprüfen, schauen sie mich immer wieder dumm an. Kurze Zeit danach muß ich mich auf dem zuständigen Gesundheitsamt im benachbarten Friedberg melden. »Eine Untersuchung«, sage ich zu dem etwa 60jährigen Kollegen, »erübrigt sich bei mir. Als Kind habe ich eine Diphtherie gehabt, die jedoch keinen Schaden hinterlassen hat, und außer einigen kleinen inaktiven Lungenspitzen-Oberfeldherden bin ich völlig gesund. Was soll das Ganze eigentlich?« »Ich weiß es nicht. Vermutlich kommen Sie in einen Arbeitseinsatz. Ich habe schon viele aus diesem Grund untersuchen müssen. Keiner von ihnen ist bis jetzt zurückgekehrt.« Dabei bekommt er feuchte Augen.

Ich unterrichte meinen Chef, dem ich so gerne dankbar wäre. Aber kann ich das noch? Doch er wird etwas für mich unternehmen. Es ist Herbst 1944.

Meine Vermutungen bestätigen sich bald. Mit einem Schreiben gehe ich auf die Reise nach Lindau im Harz:

William G. Kerckhoff-Stiftung

Bad Nauheim, 23. Nov. 44

An das Planungsamt
des Reichsforschungsrates
Northeim/Hann.

Mit dem heutigen Tag schicke ich an Sie den beiliegenden, durch Boten überbrachten Brief mit der Bitte, den bei mir z. Zt. arbeitenden Dr. Werner Schmidt, der Mischling 1. Grades ist, vor einer Dienstverpflichtung für den Einsatz in der OT dadurch sicherzustellen, daß Sie ihn Ihrerseits unverzüglich für die laufenden wissenschaftlichen Arbeiten dienstverpflichten lassen. Wie ein Telefongespräch mit dem zuständigen Arbeitsamt ergab, ist die Sache besonders dringlich, da Herr Sch. am 24. 11. vormittags gemustert wird und nach Eingang des Musterungsbescheides mit der Erteilung einer Dienstverpflichtung durch das Arbeitsamt Gießen alsbald zu rechnen ist. Um die Arbeitskraft für die laufenden Forschungsarbeiten sicherzustellen, habe ich mich daher gezwungen gesehen, Herrn Dr. Sch. persönlich zu Ihnen zu entsenden, damit er selbst Bericht erstattet und das Mögliche unternimmt, um seine Arbeitskraft dem Institut zu erhalten. Mir selbst liegt außerordentlich viel daran, daß die Angelegenheit in unserem Sinne geregelt wird, da Herr Sch. sich als ein besonders geschickter Arbeiter erwiesen hat und wir inzwischen sehr viel Tiermaterial, Apparaturen und Arbeitszeit in zwei Forschungsarbeiten hineingesteckt haben, welche durch seinen Weggang auf das empfindlichste gestört würden. Ich bitte Sie aus diesem Grunde besonders dringlich um Ihre Hilfe, zumal der eine der beiden Forschungsaufträge zugleich im Auftrage des OKM durchgeführt wird und unmittelbar für den Einsatz in der Front vorgesehen ist.*

Heil Hitler!
Schaefer
Prof. Dr. H. Schaefer

* Organisation Todt

Bei einem der beiden »Forschungsaufträge« soll die mögliche Steigerung der Wahrnehmungsfähigkeit des Auges bei Nacht durch Verabfolgung coffeinhaltiger Schokolade ermittelt werden. Bei den Versuchen ist seither nichts Verwertbares herausgekommen. Ich war lediglich einmal Versuchsperson gewesen.

»Kommen Sie nicht ohne eine Dienstverpflichtung vom Reichsforschungsrat zurück! Bestehen Sie darauf, in dieser Angelegenheit von Professor Osenberg, dem Leiter des Amtes, empfangen zu werden!«

Um 5 Uhr früh bin ich in Katlenburg, Kreis Northeim, und nach einer Fahrt auf dem Anhänger eines Bulldozers, der Rüben geladen hat, erreiche ich die Jutespinnerei in Lindau im Harz, in der das Planungsamt des Reichsforschungsrates gut getarnt untergebracht ist. Auf einer sehr engen primitiven Toilette rasiere und wasche ich mich. Dann werde ich zu einem etwa 38jährigen Mann in weißem Kittel gewiesen, unter dem schwarze Schaftstiefel und schwarze Uniformhosen zum Vorschein kommen: SS-Mann. Professor Osenberg, der Leiter des Amtes, ist nicht zu sprechen. Der SS-Mann sieht sich mein Schreiben an und bedauert, mir nicht helfen zu können. Es liegen bereits 36 solcher Anträge vor, die alle abschlägig entschieden worden sind. Nach einem Befehl von höchster Stelle, Reichsführer SS Himmler, werden alle »jüdischen Mischlinge 1. Grades« in Kürze arbeitsverpflichtet und kommen bei der OT irgendwo zum Einsatz. Ausnahmen können nicht gemacht werden. Das alles wird mir in geschäftsmäßigem Ton mitgeteilt, der keinerlei Fragen oder gar Diskussionen zuläßt. Die Anfahrt dauerte 17 Stunden – und in wenigen Minuten bin ich abgefertigt, kann gehen. Verlasse gern die Dienststelle des Prof. Osenberg, die Schaltstelle für den totalen Kriegseinsatz der deutschen Wissenschaft.

Im Institut in Bad Nauheim geht die Arbeit weiter. Ich schließe meine Untersuchungen ab und warte.

Einige Tage nach meiner Rückkehr habe ich das mehr als zweifelhafte Vergnügen, einen Gerichtsmediziner aus Breslau und dessen Gattin durch unser Institut zu führen. Er ist untersetzt und kräftig. Seine Frau ist sympathisch. Sie erwartet ein Kind und kurte einige Wochen in Bad Nauheim. Sie ist Kollegin und an den Einrichtungen des Instituts interessiert. Nachdem ich sie herumgeführt habe, berichte ich in meinem Zimmer, Fräulein P. kehrt uns dabei den Rücken zu, über meine Untersuchungen an den Herzkranzgefäßen. »Können Sie, Herr Kollege«, fragt der Gerichtsmediziner, »die Ergebnisse, die Sie am Hundeherzen gewonnen haben, ohne weiteres auf den Menschen übertragen?«

»Das wohl nicht«, antworte ich. »Das Hundeherz unterscheidet sich hauptsächlich durch das im Verhältnis zum Gesamtkörper höhere Gewicht vom Herzen des Menschen. Es ist daher für solche Versuche besonders geeignet und läßt mit gewissen Vorbehalten Erklärungen und in bestimmtem Umfang Folgerungen zu.«

»Wollen Sie nicht einmal«, meint er, »diese Untersuchungen direkt am Menschen durchführen?«

»Der Mensch würde einen solchen Eingriff nicht überstehen«, antworte ich.

»Ja, aber Herr Kollege, wozu sind denn die KZ da?« fragt er. »Es dreht sich nur darum, das Problem, was Sie bearbeiten, dem Lagerleiter eines KZ schmackhaft zu machen, dann erhalten Sie soviel Material, wie Sie wünschen.«

In diesem Augenblick fährt Fräulein P. herum, ist blaß, ihr Mund ist geöffnet, als wollte sie sagen: Das ist doch nicht möglich. Sie starrt den Kollegen fassungslos an. Aus berufenem Mund hat sie nun gehört, wozu unter anderem die KZ-Häftlinge herhalten müssen.

Der Deutsche Volkssturm
Kreis Friedberg/H.
Kompanieführer

Bad Nauheim, den 28. Nov. 1944

An den Volkssturmsoldat Schmidt, Werner

Heranziehungsbefehl.

Sie werden gemäß Erlaß des Führers vom 25. September 1944 über die Bildung des Deutschen Volkssturmes zum Dienst im Deutschen Volkssturm herangezogen und haben sich am 3. Dez. 1944, 8.30, Parkplatz-Zanderstr. einzufinden.

Kompanieführer.

Auch das noch. Vermutlich weiß die einberufende Behörde nicht, wer der ist, von dem sie, offenbar in äußerster Not, verlangt, diesen Staat mitzuverteidigen. Ich folge der Aufforderung, begebe mich vom Sammelort zur Burg Friedberg, höre mir dort gemeinsam mit zahlreichen anderen eine ebenso dumme wie unbeholfene und brutale Rede an, in der mit dem Äußersten gedroht wird, falls die Befehle nicht befolgt werden, denn wir seien nunmehr Soldaten. Danach gehe ich zurück nach Bad Nauheim, packe meine Sachen und fahre zu den Eltern nach Gießen. Es ist Sonntag, der 3. Dezember 1944. Abends erlebe ich zusammen mit ihnen, mit Bruder und Schwägerin den ersten schweren Bombenangriff auf unsere Heimatstadt. Am 6. Dezember wird Mutter 65 Jahre alt. Bald nach meiner Ankunft in Gießen, wir sind gerade beim Abendessen, folgt der zweite, noch schwerere Angriff, durch den mehr als siebzig Prozent der Stadt zerstört werden. Im öffentlichen Luftschutzkeller des Nachbarhauses – es gehört jüdischen Bekannten, von deren Verbleib wir nichts wissen – verbringen meine Familie und ich Stunden, wie sie die Menschen in Deutschland in diesen Jahren schon hundertfach erlebt haben. Als unser Haus von einer Brandbombe getroffen wird, weigere ich mich zunächst, trotz des hysterischen Gezeters einer Hausbewohnerin, mitzulöschen, da mein Bruder mit anderen schon dabei ist. Ich bleibe bei meiner Mutter, denn die Anwesenden wissen oder ahnen, daß diejenigen, die da Bomben werfen, unsere Befreier sein werden. Wie leicht kann es während eines Angriffs oder danach zu »Racheakten« kommen. Bei der antisemitischen Verhetzung und bei den stets wechselnden Leuten in den öffentlichen Luftschutzkellern ist mit allem zu rechnen.

Nach den Angriffen bringe ich die schwer unter Schock stehenden Eltern zu Bekannten nach Garbenteich, einem Dorf bei Gießen, gehe dann wieder in die Stadt zurück, nehme verschiedene Dinge aus der Wohnung an mich und marschiere, da die Strecke Gießen – Großen-Linden unterbrochen ist, durch den sogenannten Bergwerkswald über Leihgestern zum Bahnhof Großen-Linden. Erst von hier aus geht wieder ein Zug nach Bad Nauheim.

Als ich in zuversichtlicher Stimmung durch den Wald marschiere, bemerke ich unmittelbar neben dem Weg ein daumendickes, schwarzes Kabel und dann die kräftigen schwarzglänzenden Kontaktverschlüsse. Gewiß ist es eine militärische Leitung, hastig und daher ungetarnt verlegt, gewiß führt sie aus einem Befehlszentrum Richtung Westen. Man sollte hingehen und einen Kontakt lösen. Man könnte es so machen, daß die Enden des Kabels dicht beieinander liegen, so daß man die Stelle der Unterbrechung nicht so schnell findet. Mit einem Handgriff wäre das getan. Die Konsequenzen wären unabsehbar. Vielleicht ist das Kabel inzwischen schon bedeutungslos geworden, vielleicht wird es insgeheim überwacht. Vielleicht würde eine solche Handlung dem Krieg rascher ein Ende machen. Möglicherweise würden hierdurch auch anständige Leute in große Gefahr gebracht. Wenn man mich dabei erwischt, werde ich gehängt oder erschossen. Vielleicht ist die Leitung weiter vorn schon zerbombt, vielleicht hat sie ein Saboteur irgendwo bereits unterbrochen, vielleicht wird über diesen Draht Sabotage oder ein neues Attentat auf Hitler und Konsorten vorbereitet? Der Krieg geht so oder so bald zu Ende, ist so oder so verloren, weshalb also so etwas noch wagen, sich und die Familie zu guter Letzt in zusätzliche Gefahren bringen? Oder sollte man es dennoch tun? Es ist zu verführerisch. Doch ich mache es nicht.

An den Schranken des Bahnübergangs von Großen-Linden umringt eine aufgebrachte Menschenmenge drei abgeschossene, verwundete amerikanische Flieger. Zu Tätlichkeiten kommt es nicht.

Abends berichte ich im Balneologischen Institut von Bad Nauheim vor namhaften Forschern, unter ihnen die Professoren Volhard und Weber, über meine Untersuchungen. Ob ein Nazi unter den Professoren, Dozenten und Kollegen sitzt, für den mein Vortrag vielleicht willkommener Anlaß ist, mich zu brüskieren? Ich hätte gerne darauf verzichtet zu sprechen. Mein Chef will jedoch unbedingt, daß ich ihn halte. Der Abend geht, gottlob, ohne Panne vorüber.

Bombenangriffe erlebt man im Kreis der Angehörigen anders, als wenn man allein ist. Hätte mein Chef diesen Angriff in Gießen mitgemacht, so hätte er mir den Vortrag vermutlich erlassen.

Weihnachten verbringe ich bei den Eltern auf dem Dorf. Wir sind, wegen der ständigen Bombardierung in der Nähe, meistens in dem engen und niedrigen Keller unseres treuen Gastgebers. Nach den Feiertagen kehre ich wieder zum Institut zurück, wo ich mich mit allem möglichen beschäftige.

Am 20. Januar 1945 erhalte ich die schon lang erwartete Einberufung zum »Arbeitseinsatz«. Danach muß ich mich am nächsten Tag, morgens um 4 Uhr 33 im Frankfurter Hauptbahnhof zum Abgang eines Zuges melden. Um 0 Uhr 03 fahre ich von Bad Nauheim ab. Das Abteil ist dunkel, kalt und leer. So ist es also, wenn man sich zum sogenannten Arbeitseinsatz begibt. So sind schon Hunderttausende in diesen Jahren losgefahren. Irgendwann war es soweit, irgendwann wurde man in ungelenkem Beamtendeutsch aufgefordert, setzte sich in Bewegung. Dann kamen Gestapo oder SS, oft beide, und danach kam das, was kommen mußte. Die Juden hatte man auf diese Weise aus ihren Ghettos der Jahre 1939 bis 1942 geholt, in denen sie Zeit hatten, sich auf noch Schlimmeres einzustellen. Jetzt kommen diejenigen mit einem jüdischen Elternteil dran. Die Aktion läuft schon seit 1943 und ist nunmehr in vollem Gange. Gott sei Dank, daß ich es bin und nicht Mutter mit ihrem Gallenleiden und ihren Kreislaufbeschwerden. Ich bin jung und trotz allem in guter körperlicher Verfassung, habe deshalb vielleicht bessere Aussichten durchzukommen als sie.

Als ich mich verabschiede, findet sich niemand, der mir sagt: »Bleib hier, ich nehme es auf mich und laß Dich verschwinden.« Man gibt mir Ratschläge, wie ich mich im Augenblick höchster Lebensgefahr verhalten soll, macht zum Abschied sogar Aufnahmen von mir.

Frankfurt am Main, ein Uhr nachts. Fliegeralarm. Bunker am Hauptbahnhof. Hoffentlich laden sie tüchtig ab. Hoffentlich zielen sie gut. Vor einem der vielen Bahnsteige werden wir versammelt und unsere Namen von Gestapobeamten gegen vier Uhr aufgerufen. Danach steigen sie mit uns in einen bereitstehenden Zug.

DIE LETZTEN KRIEGSMONATE

Da sitzen und stehen wir nun, zusamengedrängt wie die Heringe, bewacht von Gestapobeamten, ein Haufen von hundertzwanzig bis hundertfünfzig Männern aus Hessen und Hessen-Nassau, bunt zusammengewürfelt, alte, junge, gesunde und kränkliche, Halbwüchsige, Kaufleute, Handwerker, Angestellte, Ärzte, ein Zahnarzt und ein Apotheker, eine wahrhaft gemischte Gesellschaft, verteilt auf drei Waggons, und fahren einem ungewissen Schicksal entgegen. Ein gerüttelter und geschüttelter Haufen Zurückgebliebener, deren Väter, Mütter, Onkel, Tanten, Großmütter und Großväter, Cousinen und Cousins nach Auschwitz, Meidanek, Stutthoff, Mauthausen, Riga, Buchenwald, Theresienstadt oder Bergen-Belsen geschafft worden sind und von denen man nichts mehr gehört hat, oder die vielleicht auch irgendwo im neutralen oder feindlichen Ausland, Gott weiß wie, ihr Leben fristen.

Langsam dampft der Zug durch die Landschaft. Flieger über uns. Deutsche Flieger? Nein, von denen gibt es nur noch wenige, und die sind lahm. Gestapo vor und hinter uns, vielleicht auch unter uns? Wer kann das wissen? Links von mir ein Mittfünfziger, Internist, rechts ein ebenso alter Otologe in umgeänderter Sanitätsarztuniform aus dem ersten Weltkrieg. Im Abteil nebenan noch ein Kollege, 60jährig, schwerhörig, Kinderarzt – auch in umgeänderter Sanitätsarztuniform aus dem Ersten Weltkrieg.

Fulda. Aufenthalt. Eine halbe Stunde, eine Stunde. Ewigkeiten. Hier hat man dem Mann eine Ruhestätte bereitet, der das Christentum nach Germanien brachte und damit die Voraussetzung zur Überwindung des Heidentums in diesem Teil unserer Welt schuf: Bonifatius. Das ist vor über zwölfhundert Jahren gewesen. Abfahrt. Der Zug fährt schneller als zuvor. Nacht, Nacht, unendliche Nacht, endlose Nacht, weites Land, dunkle Bahnhöfe, dunkle Dörfer, dunkle Städte, dunkles, armes, zu Tode geschundenes Land. Heimatland? Flugzeuge. Was für Flugzeuge? Hoffentlich verrät uns der Funkenregen aus dem Schornstein der Lokomotive nicht. Unsere Wagen befinden sich unmittelbar hinter ihr. Wieder Funkenregen. Sie heizen mit Briketts. Kohle gibt's kaum noch.

Plötzlich wird scharf gebremst. Wir halten auf freier Strecke. Einige unverständliche Rufe. Was soll das? Müssen wir aussteigen? Sind die Schienen zerbombt? Oder müssen wir aussteigen, weil man uns hier erledigen will, erschießen will? Die Nacht ist weit und dunkel, sie deckt alles zu, auch das. Sie hat schon so viel Grauenhaftes zugedeckt. Unsinn. Kann ja nicht sein. Wir sind doch nicht in Polen, in Litauen, Lettland, Estland oder Rußland. Aber warum nicht? – Ist schon oft geschehen. Wir sind doch unerwünscht, stehen auf der Liste. Wer will sie daran hindern, kann sie daran hindern? Ausgeliefert. In diesem Land regieren Wahnsinn und Verbrechen. Weshalb also nicht? Am anderen Morgen liegen wir dann am Bahndamm oder sind verscharrt, irgendwo in Deutschland. Im Keller der Gießener Anatomie zeigte mir Prof. Wagenseil einen Haufen ausgemergelter Leichen, KZ-Häftlinge. Man hatte sie an einem Bahndamm in der Nähe gefunden und in sein Institut geschafft; waren gewiß bei Nacht und Nebel aus dem Waggon geworfen worden. Was sah ich in Hamburg. Man hatte hier Russen verhungern lassen. Heimatland. Ein Mitarbeiter aus dem Heineschen Institut, weder Nazi noch Soldat, befaßte sich später mit der Herstellung von Impfstoff gegen Flecktyphus. Dabei lernte er das Warschauer Ghetto kennen. Er berichtete mir eingehend. Kaum beschreibbar. Mein Studienfreund Erich, Stabsarzt, den ich während eines kurzen Urlaubs in Gießen zufällig traf, war hier in der Augenklinik, sagte voller Abscheu: »Du kannst dir nicht vorstellen, was ich gesehen habe.« Und er berichtete von Judenerschießungen. »Damit habe ich nichts zu tun. Wir werden von Verbrechern regiert und dürfen den Krieg nicht gewinnen. Meine Sehnervenentzündung wird, solange Krieg ist, nicht abheilen. Mich kriegt man nicht mehr nach Rußland.« Sie dürfen keine Zeugen haben. Sie können doch mit uns machen, was sie wollen. Vogelfrei. Überall wo Deutschland ist, sind wir vogelfrei. Es wird nur noch geflüstert. Stockfinster. Der Zug fährt wieder an.

Lisa, kleine bezaubernde Lisa – was tust du, treibst du? Denkst du in New York noch an mich? Engelchen in New York. Oder flanierst du über Monticello-Avenue oder Park-Avenue und verwirrst die Männerherzen, verwirrst sie allein mit deinem Gang? Lisa, Lisa, was geschieht in dieser Welt? Ahnst du was davon? Ob wir uns wiedersehen? – Herta St. Wie eindrucksvoll sie sprach. So kann nur sprechen, wer warmherzig ist. Auch infiziert? Vielleicht gut, daß ich sie nicht kennengelernt habe. Nein, nein, die nicht, bestimmt nicht.

Als der Zug um Mitternacht in Göttingen einläuft, haben wir uns gefunden: der Internist, der Kinderarzt, der Otologe, ein Zahnarzt, der einen Browning bei sich führt, einige handfeste Burschen, jung, mit feststehenden Messern, und ich. Der Internist besitzt Karten und Marschkompaß. Detaillierte Lagebesprechung, was in bestimmten Situationen zu tun ist. Danach geht es uns besser.

Was wird zu Hause sein? Um sechs Uhr morgens ist Weiterfahrt. Wir sind nicht in Feindesland, wir sind mitten in Deutschland, und es sind Landsleute, die uns bewachen, die uns seit Jahren quälen und hetzen, die uns ausschließen und demütigen, einschüchtern, beobachten und bespitzeln. Wenn Gott gütig ist, warum ließ und läßt er das alles geschehen? Weshalb erlaubt er Verbrechern das Regieren? Was ist das, Gott? Gibt es Gott?

Weshalb gibt man nicht auf? – An den Bahnhofsgebäuden steht immer noch in großen weißen Lettern: »Räder müssen rollen für den Sieg« und »Erst siegen, dann reisen«.

Einer reicht mir eine Zeitung. Ich lese:

Eine aufs Maul geben!

In diesen Tagen haben sie es wieder einmal besonders wichtig, die Tratschler und Siebengescheiten, die Alleswisser und Bestinformierten, die die »Weisheit« mit dem Schöpflöffel gefressen haben, über die großartigsten Quellen und Beziehungen verfügen, alles Geschehene vorausgewußt haben und alles Kommende im Traum erzählt erhalten.

Es ist zum Übelwerden, was diese Maulwetzer, die grundsätzlich niemals etwas Gutes und Vernünftiges, sondern immer nur Unkerei, Stunk, Beunruhigendes und Angstmachendes weiterzutragen haben, alles an den Mann zu bringen suchen. Nicht wenige von diesen umeinander surrenden menschlichen Schmeißfliegen scheinen eine innere Befriedigung über das Herumtragen schwarzer Gerüchte und das Unruhigmachen anständiger Menschen zu empfinden. Sie gleichen den sommerlichen Schnaken und Stechmücken, Hexenschneidern und Sumpfinsekten, die auch nur zur Plage der Menschheit unsere Tage unsicher machen.

Wir tun alles, um uns vor diesen Plagegeistern und Bazillenträgern zu schützen. Jeder von uns scheut dieses summende Geschmeiß und Gelichter, schaut zu, daß er nicht gestochen wird und daß, wenn er in einen Schwarm des Ungeziefers hineingerät, er möglichst ungeschoren wieder herauskommt. Gegenüber den menschlichen Stechmücken müssen wir uns erst recht wehren und vor ihrem Gift- und Ansteckstoff schützen. Sie sind noch viel gefährlicher als die aus der Tierwelt, denn sie verspritzen ein geistiges Gift, das unseren inneren Menschen bedroht und damit den Geist, der ja erst den Körper trägt.

Selbstbewahrung! Abwehren! Unschädlich machen! Ausrotten, zerdrücken und zertreten! Das ist das einzig richtige Rezept, das es auch gegen die menschlichen Bazillenträger gibt. Das heißt: Haltung zeigen! Sich nichts aufschwätzen lassen! Gerüchtemacher rücksichtslos zur Rede stellen! Ihre angeblichen Gewährsmänner fordern! Kurz: immun sein gegen Mistkäfer, die ihren eigenen Dreck in andere hineinzuschimpfen suchen! Das ist Selbstbewahrung im Kriege. Übt sie jeder – dann werden die summenden und surrenden Giftspritzer ihre Opfer bald vergebens suchen.

Das ist seit langer Zeit der Ton der Presse.

Es ist Nachmittag. Ein grauer, schneeiger Januartag. Wir nähern uns dem Ziel. Die wenigen Habseligkeiten werden aufgenommen. Man macht sich marschbereit. Marschbereit wohin? Marschbereit in ein Lager. Rasch noch ein paar Zeilen – auf Postkarten mit dem Aufdruck: »Der Führer kennt nur Kampf, Arbeit und Sorge. Wir wollen ihm den Teil abnehmen, den wir ihm abnehmen können.« – nach Hause, nach Hamburg an Prof. Heine, nach Südwestdeutschland an Freunde. Wer kann wissen, wie es weitergeht? Man muß Spuren hinterlassen.

Blankenburg – Bad Blankenburg! – Aussteigen!

Wir werden nach Berufsgruppen aufgerufen, dann der Größe nach aufgestellt und in Sechserreihen in Marsch gesetzt.

Hier wurde Oswald Spengler geboren, der Autor von »Untergang des Abendlandes«.

Die Straße ist glatt. Eiskalter Wind fegt über sie hinweg und treibt Schnee in unsere Gesichter. Gesprochen wird kaum etwas. Es dunkelt bereits. Untersetzte, vermummte Gestalten nähern sich. Beim Vorübergehen fragen sie leise: »Polski, Polski?« Das Lager muß also nahe sein. Da, in einiger Entfernung, kaum noch sichtbar, silhouettenhaft, Baracken.

Durch Stacheldraht und zwischen Wachleuten gelangen wir ins Lager. Der Otologe, der Internist, der Zahnarzt und ich werden in einen Raum gewiesen, in dem sich zwei merkwürdige Gestalten aufhalten. Es soll sich bei ihnen um Leute der Hamburger Wach- und Schließgesellschaft handeln. Was tun die hier? Kriminelle? Aufpasser? Spitzel? Sie sind nicht von unserer Partie, bestimmt nicht. Vorsicht! Wer Wertsachen bei sich hat, wird sie mit ins Bett nehmen. Später kommen noch hinzu: ein tauber Kunstmaler aus Wolfenbüttel, liebenswürdig, gutmütig, etwas unbeholfen – ich sah zufällig in Bad Nauheim bei gemeinsamen Bekannten ein ausgezeichnetes Bild von ihm –, ein Versicherungsagent, ehemals Beamter in Norddeutschland, dem »Gesetz zur Wiederherstellung des Berufsbeamtentums« zum Opfer gefallen, und ein höherer Polizeibeamter, ehemaliger Sozialdemokrat aus Breslau, aus gleichen Gründen seit Jahren freiberuflich tätig. Alle drei sind mit Jüdinnen verheiratet; die eine ist bei Freunden versteckt, die andere hat beim Abtransport ihres Mannes einen Selbstmordversuch unternommen und schwebt in Lebensgefahr, und das Schicksal der dritten, der Frau des Breslauers, ist ungewiß. Letzterer, als Polizeimann sehr versiert und schon einige Zeit im Lager, kennt die Besonderheiten. Seine Ratschläge sind sehr wertvoll. Gegessen wird aus Blechgeschirr, Eintopfgerichte, geschlafen auf Strohsäcken übereinander, wie vielerorts. Für Hunderte von Männern gibt es nur wenige Latrinen, kaum benutzbar. Im gleichen Raum vier primitive Waschgelegenheiten, auch für Hunderte. Es riecht nach Exkrementen. Der Breslauer sagt: »Meine Herren! Unsere Lage, darüber müssen Sie sich klarsein, ist ganz beschissen. Man hat uns hier beisammen, wir sind Gefangene, man kann jederzeit mit uns machen, was man will. Wir haben keinerlei Ausweichmöglichkeiten mehr. Umgelegt wurde, seit ich hier bin, keiner. Das Lager soll noch vergrößert werden.«

Müde, todmüde, schlafen und träumen, das alles sei nicht wahr. Ich liege ganz oben, kann die Hand gegen das Bretterdach drücken. Es ist undicht; Wasser tropft auf die Kante des Seitenbrettes meines Lagers und spritzt mir ins Gesicht. Ich zerre ein Stück Strohsack an die Stelle. Danach ist kaum noch etwas vom Aufschlagen der Tropfen hörbar, sonst Stille; eine tief heruntergezogene Lampe brennt. Flugzeuggebrumm. Feinde? Freunde? Ob wohl gut verdunkelt ist? Im Harz sollen V-Waffen angefertigt werden. Feinde über mir, vor mir, hinter mir, links und rechts von mir. Jeder ist mit seinen Gedanken beschäftigt; vermutlich sind sie bei allen ähnlich. Ich bin hellwach. Gearbeitet wird nichts. Wir werden herumlungern. Was sollen wir hier, gerade hier? Der Breslauer hat recht: Man hat uns hier aus ganz Deutschland zusammengezogen. In der Umgebung gibt es noch weitere solche Lager; alle angeblich der Verwaltung des KZ Buchenwald unterstellt. Vielsagende Aussichten. Die jungen handfesten Burschen befinden sich im Raum nebenan. Aber was bedeutet das schon im Ernstfall: eine Handvoll Männer, ein Browning und ein paar feststehende Messer. Es ist zum Verrücktwerden. Ausgeliefert, elend ausgeliefert. Todmüde. Was wird zu Hause sein? Wie wird es Mutter gehen? Sie ist am meisten gefährdet. Hoffentlich stößt Vater nichts zu. Seine Gesundheit ist angegriffen. Er ist 68 Jahre alt. Stirbt er, dann wird Mutter in ein KZ abtransportiert. Wettlauf mit der Zeit. Todmüde. Mein Gesicht brennt.

Ich, der Volkssturmsoldat, der noch vor wenigen Wochen Nazi-Deutschland verteidigen sollte, ist unversehens in ein Außenlager des Konzentrationslagers Buchenwald geraten.

Morgens, auf Zehen stehend, Katzenwäsche. Es sollte mich nicht wundern, wenn hier in Kürze eine Typhusepidemie ausbricht, denn unter den Hunderten befindet sich möglicherweise ein Typhus- oder Paratyphusbazillenausscheider. Immer weniger von uns können sich noch entschließen, die Latrinen zu benutzen. Doch außerhalb darf bei Strafe weder »Groß« noch »Klein« verrichtet werden. Auf dem weiten Gelände des Lagers führen KZ-Häftlinge in gestreiften Drillichanzügen Schachtarbeiten aus: für weitere Baracken? Das Leben ist nichts mehr wert, oder doch? Mutter, Vater, Bruder leben noch, aber wie. Vielleicht ist bald Schluß. Warum dauert das so lange? Die andern haben Zeit, lassen uns schmoren. Sie waren schlecht vorbereitet auf den Krieg. Später befreiten sie General Giraux aus der Feste Königstein – ein Meisterstück –, aber sie konnten Hitler nicht töten, konnten sein Hauptquartier in Ostpreußen, konnten sein Haus auf dem Obersalzberg nicht bombardieren. Sie zerbombten viele Bahnhöfe und Gleisanlagen, nur diejenigen, die in die KZ führten, blieben intakt. Sie zerbombten die Städte, hetzten und töteten dabei die Verfolgten genauso wie ihre Verfolger.

Der Breslauer bringt eine neue Nachricht: Der Internist, der

Otologe, der Kinderarzt, der Zahnarzt, ein Apotheker und ich müssen uns »morgen früh 10 Uhr zur Untersuchung melden«. Was hat man vor?

Die Untersuchung wird von einem 50jährigen Kollegen durchgeführt. Er ist Sanitätsoffizier des Heeres. An seiner Uniform fehlen die Schulterstücke. Degradiert, offenbar Strafkommando, gehört zu uns, ist freundlich, durchaus kollegial, besonders dann, wenn die ihm zugeordnete »braune« Schwester für kurze Zeit verschwindet. Er sagt, wir kämen von hier fort, würden vermutlich bei der OT im Kyffhäuser eingesetzt. Später erhalten wir Fahrscheine und werden zum Bahnhof gebracht. Wir fahren ohne Bewachung, müssen uns aber an bestimmten Orten melden. Endstation für heute ist ein Flugplatz bei Halberstadt. Wir sind frei. Aber sind wir es wirklich? Wir könnten irgendwo unterwegs aussteigen; kaum einer würde uns wohl daran hindern. Doch was dann? Ausweise, Lebensmittelkarten ...

Halberstadt. Im Bahnhof wimmelt es von Zivilisten und Soldaten. Verschiebebahnhof. Schmutz. Wir melden uns, erhalten Sichtvermerke und ziehen wieder ab. In der Stadt am Rathaus ein großes Plakat: Eindringliche Warnung vor den hier besonders verbreiteten Geschlechtskrankheiten. Vieles ist unkontrollierbar geworden, auch das. Bei Einbruch der Dunkelheit erreichen wir den Flugplatz. Vor dem Verwaltungsgebäude stößt noch ein praktischer Arzt aus Rathenow zu uns. Seine Frau ist Halbjüdin. Sie ist irgendwo im »Arbeitseinsatz«. Die Frauen also auch. Wir müssen alle auseinander, wir wissen zu viel.

Wir werden in ein mittelgroßes Büro geführt. Der stattliche, gutmütig wirkende Mann hinter dem Schreibtisch fordert uns auf, Platz zu nehmen. Wir sitzen dicht nebeneinander und sind ganz Ohr. »Meine Herren«, beginnt er, »Sie reisen morgen früh nach Weimar. Dort wird bei der höchsten OT-Stelle Kyffhäuser über Ihre weitere Verwendung verfügt. Machen Sie keinen Blödsinn! Hauen Sie unterwegs nicht ab! Das hätte keinen Wert, denn wenn man Sie faßt, wissen Sie ja, was Ihnen blüht. Die OT tut Ihnen nichts«, und mit einer merkwürdigen Betonung: »Die OT nicht!« – »Haben Sie eine Unterkunft?« – »Nein.« – »Melden Sie sich am Bahnhof. Sie erhalten Offiziersunterkunft.« Offiziersunterkunft, wir und Offiziersunterkunft? Mein Gott, was ist geschehen? Offiziersunterkunft...

Die Offiziersunterkunft: eine Bretterbaracke. Von einem schmalen Gang her gelangt man in einen großen Raum. Er ist eiskalt. In seiner Mitte steht ein Kanonenöfchen, und daneben in einem Karton liegt etwas Holz. Die 25kerzige Birne läßt sechs Feldbetten erkennen, deren Bezüge vor Jahren das letzte Mal gewechselt worden sind. Sie stinken. Auf jedem Bett liegen zwei graue Decken. Wie schmutzig sie sind, läßt sich kaum erkennen. Soviel steht fest: Ich gehe angezogen, das heißt mit Schuhen, Mantel, hochgestelltem Kragen und Handschuhen schlafen. Die anderen tun dasselbe. Einem ist es gelungen, ein Feuerchen zu entfachen. Das Öfchen raucht mächtig, die Temperatur steigt kaum merklich, der ganze Raum ist voll Qualm. Wir müssen husten und sind froh, daß der Ofen mangels Brennmaterial bald wieder ausgeht. Am Ende des langen Flurs liegt die Latrine. Ich komme nicht bis zur Tür. Alles verschissen, es stinkt trotz der Kälte entsetzlich. Offziersunterkunft.

Weimar. Vom höchsten OT-Sanitätsoffizier Kyffhäuser höflich empfangen, müssen wir einige Tage bleiben, bis uns die Einsatzorte bekanntgegeben werden können. Wir dürfen uns frei bewegen. Standortmeldungen nach Hause mit Schilderungen der bisherigen Ereignisse in dürren Worten und: »Hoffentlich geht's Euch gut! Um mich macht Euch keine Sorgen!«

Renates Mutter ist von Gießen hierher zu ihrer Schwester verzogen. Verdammt, wo hab' ich bloß Adresse und Telefonnummer? Ach hier. Ich rufe sofort an. An der verabredeten Stelle treffen wir uns. Sie sagt: »Mein Schwager, das müssen Sie wissen, ist ein fanatischer Nazi, Lehrer von Beruf und – halten Sie sich fest – Ortsgruppenleiter.« Renates Onkel Ortsgruppenleiter! – »Meine Schwester ist gutmütig und arglos. Besuchen Sie mich morgen nachmittag. Seien Sie vorsichtig. Er darf nicht den geringsten Verdacht schöpfen. Spielen Sie Ihre Rolle gut.« Ich nehme es mir vor.

Zum Abendessen treffen sich die Gefährten im »Elefanten«. Vornehmstes Haus am Platze, sehr gut eingerichtet, »Führer-Hotel«. Das Essen ist für Januar 45 unwahrscheinlich gut, das »Führer-Hotel« erhält sicherlich Sonderzuteilungen, es muß seinem Ruf Ehre machen. Der Internist, der Zahnarzt, der Otologe, der Kinderarzt, der Apotheker und ich sitzen um einen runden, weißgedeckten Tisch. Wir sind Zivilisten. Die Stimmung ist trotz allem zum ersten Mal seit Tagen gut. Wie sehr ist man doch von der Umgebung abhängig. Angelehnt an eine Säule steht ein hagerer, finster dreinschauender SS-Mann, mittlerer Dienstgrad. Er beobachtet den ganzen Raum. Plötzlich bleibt sein Blick an unserem Tisch hängen, er kommt auf uns zu. Irgend etwas muß ihm verdächtig erscheinen. Dann zu mir: »Ihre Papiere!« Kennkarte, Wehrpaß (Ersatzreserve I, Infantrie. Keine Übung gemacht. Letzter Eintrag 1943: n. z. v., nicht zu verwenden). Er studiert eingehend. Das KZ Buchenwald ist nahe. Dann gibt er mir die Papiere zurück und fragt: »Was tun Sie hier?« – »Ich gehöre zur OT als Arzt.« – »Und die anderen?« – »Sind auch Ärzte bei der OT. Wir erhalten morgen die Ausweise.« Danach nimmt er seinen Platz an der Säule wieder ein. Das kleine Lichtchen dieser Stunde ist für uns alle schlagartig erloschen. Wie anfällig wir doch sind. Der Internist meint zu mir: »Sie sind der Jüngste von uns, im wehrfähigen Alter, so was muß auffallen. Deshalb die Kontrolle wohl nur bei Ihnen.« Er hat vermutlich recht.

Mein Nachtquartier teile ich mit einem dicken, etwa 50jährigen OT-Mann. Er rülpst und hat Blähungen, deren er sich unbekümmert entledigt. Er stinkt nach Schnaps, erzählt Geschichten von Partisanen und Partisaninnen, mit denen er im Osten angeblich gesoffen, gehurt und geschoben hat. »Doktor, es ist alles Scheiße.« Das habe ich mir auch schon oft gesagt. Offenbar ist er aber bisher gut durchgekommen. Später schnarcht er.

Am nächsten Morgen treffen wir uns bei der OT-Einsatzbehörde. Wir erhalten unsere Ausweise. Das Kind hat nun einen Namen. Es heißt: OT-Arzt, Dr.... Es ist das erste Dokument, auf dem mein akademischer Grad von behördlicher Hand eingetragen steht. Ich verschweige, daß es mir verboten ist, den Doktortitel zu führen. Müßte die Behörde ja wissen, die solch einen Ausweis ausstellt. Doch die hat andere Sorgen. – »Dr.«, es steht da, und es ist gut, daß es da steht. In Deutschland war es schon immer vorteilhaft, ein »Dr.« zu sein; jetzt, in dieser Situation, sicherlich ganz besonders. Ich bin nun etwas. Ich bin OT-Arzt. Das macht mich sicherer. In dieser Zeit wird vieles einfacher, wenn man irgendwo in der Maschinerie ein winziges Rädchen ist und somit nicht auffällt. Nicht auffällt? Ich habe keinen Dienstgrad, keine Uniform, keine Waffe. Im Rahmen der OT bin ich damit hinlänglich gekennzeichnet, denn die »arischen« deutschen OT-Ärzte sind alle im Offiziersrang, und selbst die ausländischen Kollegen haben den Rang eines OT-Haupttruppführers.

In einer riesigen, noch nicht ganz fertiggestellten Halle in Weimar hält Thüringens Statthalter Saukel – »Saukerl« wurde er hinter vorgehaltener Hand genannt – vor 20 000 »Arbeitswilligen« eine der üblichen Reden. Nachmittags bin ich dann bei Renates Mutter, Gast bei Ortsgruppenleiters. – Er ist fünfzig, hager, tiefe Nasolabialfalte, ungelenk, prüft mich mit mißtrauischem Blick. Bin ihm offenbar nicht unsympathisch – größer als er, sportlich, drahtig, »nordischer« als er, immer noch frische Gesichtsfarbe, guter Hautturgor, Langschädel (von der Mutter), »leider« dunkelblond und braunäugig, aber dennoch... Frau Ortsgruppenleiter wird im ersten Anlauf gewonnen. Sie bedient mich zuvorkommend: Bohnenkaffee, Milch, Zucker, Kuchen. Muß zum Abendbrot bleiben. Erhalte das einzige, sehr gut zubereitete Kalbsschnitzel und verzehre es mit seltsamem Appetit. Der Ahnungslose, wenn er wüßte, fast könnte er einem leid tun. Nach kurzem Rede- und Antwortspiel ziehe ich die Unterhaltung an mich, mit Alltagsplattheiten und den gängigen Schlagworten: »Wir müssen alle unser Äußerstes für den Endsieg tun.« Und mit einem Blick auf Renates Mutter: »Ich habe es nicht mehr bei der Wissenschaft ausgehalten, so wichtig sie auch gerade im Augenblick sein mag. Wir Ärzte gehören jetzt dahin, wo man unmittelbar Hand anlegen muß.« Wir studieren gemeinsam die Karte an der Wand. Ich erkläre dem Herrn Ortsgruppenleiter die Lage, »wie ich sie sehe«, spreche von den Wirkungsmöglichkeiten der V-Waffen, entwickle Aussichten, gute Aussichten, ich lüge, lüge, lüge vollendet, ohne mit der Wimper zu zucken. Er steht breitbeinig in seinen SA-Stiefeln vor der Karte und hört mich wohlgefällig an. Seine Gestalt strafft sich, seine Augen leuchten, ich überzeuge und stimuliere, wo es kaum erforderlich ist. Renates Mutter starrt mich an, sie ist fasziniert, fasziniert auch er und seine Frau. Ich lüge schamlos. Der Teufel reitet mich. Da stehe ich, der Paria, neben einem Ortsgruppenleiter und kann mit ihm machen, was ich will. Ich werde eingeladen, die Nacht über zu bleiben. Schlafe im Zimmer des eingezogenen Sohnes. Frau Ortsgruppenleiter in Person legt mir eine Wärmflasche ins Bett. Unter Dutzenden von Hitlerfähnchen, SA- und Parteisymbolen, Auszeichnungen, unter den Bildern von Hitler, Schirach und dem Hitlerjungen Quex schlafe ich ein.

Für diese Nacht bin ich sicher, ganz sicher, mein Quartier kennt niemand, hier vermutet mich keiner.

Am nächsten Morgen beeile ich mich fortzukommen aus dieser Atmosphäre, obwohl man mich eingeladen hat, noch zu bleiben. Renates Mutter begleitet mich ein Stück. Sie ist fest davon überzeugt, daß ich das Dritte Reich gut überstehen werde, und bewundert mein schauspielerisches Talent, das ihr ungewöhnlich erscheint.

Bei der OT werden die Einsatzorte bekanntgegeben: Der Kinderarzt muß zurück in das Lager, aus dem wir gekommen sind – der Arme, der Otologe wird in die Gegend von Kassel abkommandiert, er bleibt damit der Heimat am nächsten; der Apotheker geht in die Gegend von Hannover, der Zahnarzt zu den Leunawerken, der Internist und ich nach Rathen in die Sächsische Schweiz, nahe der tschechischen Grenze.

Meine Tätigkeit bei der OT beginnt, ich kann es heute noch nicht fassen, mit einem »Urlaub«. Das kam so: Im Gegensatz zu der charmanten jungen Dame, die die OT-Arzt-Ausweise ausgestellt hatte, ist die Frau, die die Papiere für die Weiterreise zu meinem Einsatzort ausfertigt, ausgesprochen unhöflich. Das Parteiabzeichen auf ihrem Jackenaufschlag macht sie für mich keineswegs angenehmer. Verlangt wird von mir die Abmeldung des Ernährungsamtes meines letzten Wohnortes. Da mir die einberufende Behörde keinen entsprechenden Hinweis gegeben hatte, kann ich die geforderte Bescheinigung nicht vorweisen. Die unsympathische Sekretärin meint daraufhin: »Da müssen Sie eben so losfahren und sehen, wie Sie ohne Lebensmittelkarten durchkommen.« – »Dann werde ich eben *nicht* von hier wegfahren und Sie werden mir für Weimar so lange Lebensmittelmarken zur Verfügung stellen, bis mir das Wirtschaftsamt in Bad Nauheim meine Abmeldung hierher nachgeschickt hat. Ich bin gezwungenermaßen bei der OT und denken nicht daran zu hungern«, antworte ich ihr zum Erstaunen der Umstehenden in sehr entschiedenem Ton. Sie zieht sich daraufhin ungehalten in einen Nebenraum zurück. Nach einigen Minuten taucht sie wieder auf und stellt mir einen Fahrschein nach Bad Nauheim mit dem Bemerken aus, ich möge meine Abmeldung persönlich besorgen. Für Hin- und Rückfahrt läßt man mir drei Tage Zeit.

Als ich am nächsten Tag sehr zu meiner und gewiß auch zu meiner Gefährten Verwunderung im Zug sitze und gen Westen fahre, fühle ich mich erleichtert. Die Aussicht, Vater, Mutter, Bruder und Schwägerin so rasch wiederzusehen, erfüllt mich mit großer Freude. Auf dieser Reise überkommt mich, wie bei den weiteren, ein Gefühl der Sicherheit. Zwar funktionieren noch, wenn auch schlecht, Telefone und Telegraphen; es ist aber nach den Erfahrungen in Weimar wenig wahrscheinlich, daß die Gestapo meine Fahrt kontrolliert. Sie hat Wichtigeres zu tun. Nur nicht längere Zeit an einem Ort bleiben, das kann gefährlich werden. Reisen, so oft und so lange wie möglich, unterwegs sein.

Züge und Bahnhöfe sind mit Zivilisten und Militärs überfüllt. Viele sind in dieser Zeit auf Achse. Die Fahrpläne sind unzuverlässig geworden, stundenlange Aufenthalte auf den Bahnhöfen, Hiobsbotschaften, Bombenangriffe, die Züge unter Beschuß, blockierte Strecken, erschöpfte Menschen, dazwischen immer wieder Soldaten und Offiziere. Hektik und Lethargie nebeneinander. Chaos. Die Zeichen des nahenden Zusammenbruchs.

Als ich spät abends auf Umwegen in dem Dorf Garbenteich ankomme – in dem seit den schweren Bombardements auf Gießen meine Eltern bei Bekannten wohnen –, ist die Überraschung groß. Mutter kann es einfach nicht fassen, daß es wirklich ihr Sohn ist, der da vor ihr steht.

Bericht und ein paar Stunden Schlaf. Dann muß ich wieder aufbrechen. Mutter läßt es sich nicht nehmen, mich gegen fünf Uhr früh zum Zug zu bringen. Es ist stockfinster. Ein junger Apotheker aus unserer Nachbarschaft in Gießen, ein »Halbjude«, sollte abtransportiert werden. Er hat sich mit Cyankali umgebracht.

Vor dem Einsteigen sage ich zu Mutter: »Mach dir um mich keine Sorgen, ich komm' schon durch. Bald hat der Wahnsinn ein Ende.« – »Es wird mir doch nichts mehr geschehen?« – »Jetzt nicht mehr, Mutter, ich möchte den sehen, der dazu noch den Mut aufbrächte. Sei unbesorgt. Ihr wohnt in Garbenteich und nicht mehr in Gießen. Acht Kilometer sind jetzt in Deutschland schon eine ganz schöne Entfernung.«

Seit Jahren schließen wir die Augen vor dem Kommenden, hoffen, daß es nicht ganz so schlimm wird, hoffen, daß wir Glück haben.

»Die Gestapo in Gießen hat aber zweifellos unsere Anschrift«, meint Mutter, als ich einsteige. Herrgott, es muß doch möglich sein, Mutter zu verbergen, vielleicht gelingt es mir in Bad Nauheim? Und wenn es mir nicht gelingt?

Gießen: noch genauso schaurig und schrecklich, wie ich es verlassen habe. Bad Nauheim scheint hingegen ziemlich unbeschädigt. Eine Oase. Hier aber ist Mutter nicht zu verbergen. Mein Hauswirt, inzwischen aus dem KZ Dachau entlassen, ist noch immer stark gefährdet und kann nicht helfen. Spontan bietet niemand Hilfe an. Eine Jüdin aufzunehmen ist so gefährlich, wie einem Schwerverbrecher oder Mörder Unterschlupf zu gewähren. Die Formalitäten beim Ernährungsamt sind rasch erledigt, die wenigen Freunde und Bekannten rasch besucht. Wieder zurück Richtung Osten. »Es wird mir doch nichts mehr geschehen?« »Es wird mir doch nichts mehr geschehen?« Irgendwo aussteigen, untertauchen, Mutter dabeihaben. Doch ohne Ausweis, ohne Bescheinigung fällt man bald auf, ist rasch gefaßt. Was wäre, wenn Mutter in einem Versteck ärztliche Hilfe brauchen würde? Würde ein Arzt kommen? Würde er sie und ihre Beschützer nicht verraten?

Nachts im Zug aus einem nahen Abteil im Chor: »Führer befiel, wir folgen« – dann eine gröhlende Einzelstimme: »Der Endsieg ist uns gewiß.«

Über Halle erreiche ich an einem der letzten Januartage am frühen Nachmittag bei strahlender Sonne Dresden. Als wir uns in Weimar trennten, gab mir der Otologe einen Brief an seinen Schwager in Dresden mit. Dr. v. Fumetti war vor 1933 sächsischer Justizminister. Er ist politisch durchaus vertrauenswürdig, lebt zurückgezogen mit Frau und Tochter in der Comeniusstraße. Nach einer Kinderlähmung sind beide Beine gelähmt.

Die Aufnahme ist sehr freundlich. Der Internist Dr. O. hat vor einigen Tagen auf der Reise nach Lohmen ebenfalls hier übernachtet und mich bereits angemeldet. Ich übergebe den Brief des Otologen. Danach fühlt sich mein Gastgeber ganz sicher. »Nun, Herr Doktor«, beginnt er, »wie sieht es jetzt unterwegs aus?«

»Auflösung, der Zusammenbruch ist in vollem Gang und nicht mehr aufzuhalten«, sprudelt es aus mir heraus. »Soldaten, die vom Urlaub kommen oder vom Westen in den Osten kommandiert worden sind, finden nicht mehr zu ihrer Einheit. Zivilisten aus dem Osten, grau, blaß und abgehärmt, das Entsetzen im Gesicht, zerlumpt und verdreckt, füllen die Züge und berichten über grauenhafte Erlebnisse. Der Russe ist nicht mehr aufzuhalten. Jaboangriffe auf die Zurückflutenden, auseinandergerissene Restfamilien, Verletzte, Kranke. Im Hauptbahnhof Dresden wimmelt es von Menschen. Kaum noch eine ordentliche Uniform. Auf den Treppen schlafende, erschöpfte Landser. Auf den Bahnsteigen Kisten, Kästen, Koffer, Säcke. Wem das alles gehört, weiß niemand, keiner kümmert sich darum. Die Karten werden an der Sperre kaum noch kontrolliert. Um den Hauptbahnhof herum großes Menschengewühl; weiter weg sieht man noch gute Kleidung, Schmuck. Nun, Dresden hat bisher noch keinen schweren Angriff erlebt. Ich halte die Stadt jetzt, wo alles hier zusammenströmt, für sehr gefährdet.«

»Das glaube ich nicht. Der schwedische Rundfunk sagte gestern, Dresden sei wohl dazu ausersehen, der Balkon Europas zu werden«, entgegnet sehr ruhig mein Gastgeber. Früher hieß es von der Brühlschen Terrasse, sie sei der Balkon Europas. Für mich steht fest, daß er das nur wünscht. Vor dem Einschlafen nehme ich mir vor, morgen die schönsten Bauwerke der Stadt zu besichtigen.

Am nächsten Vormittag fahre ich mit der Straßenbahn kreuz und quer durch Dresden. In der Nähe des Schlosses beginne ich meine Fußwanderung: Schloß und Hofkirche, Brühlsche Terrasse und Frauenkirche, Rathaus, Theaterplatz und Oper – der Zwinger. Als ich ihn von der Sophienstraße her betrete, höre ich hinter mir ein Glockenspiel aus Meißner Porzellan: »Freut Euch des Lebens.« »Der Führer« hat es gestiftet. »Freut Euch des Lebens ...«

Mozartmusik bei Kerzenlicht an Sommerabenden vor dem Wallpavillon. – Über die Treppen gelange ich rechter Hand zu den bezaubernden Putten der Meister Permoser und Pöppelmann. Ein früher Januarnachmittag. Mattes Sonnenlicht liegt schräg auf der Szenerie. Es wirft breite Schatten. Wie lang wird es noch dauern, bis auch das zerbrochen ist? Ich fröstele.

Rasch noch einen Abstecher zu Bekannten in Klotzsche. Man kann nie wissen. In den Straßen machen Gruppen von SS-Leuten Jagd auf Landser, die nicht mehr wollen. Abends reise ich ab und komme in tiefer Nacht mit zweitägiger Verspätung im OT-Lazarett Rathen nahe der tschechischen Grenze an.

Am nächsten Tag treffe ich in Lohmen, einem Ort jenseits der Elbe, den Internisten Dr. O. wieder. Er hat die Aufgabe, zusammen mit mir, einem Rotkreuz-Arzt und einem russischen Kollegen in OT-Uniform ein großes Lager russischer Kriegsgefangener zu versorgen. Beide sind Nazis und wie der Bürgermeister des Ortes darüber unterrichtet, wer wir sind und weshalb wir hier sind. Ich bin froh, als nach einigen Tagen vom Lazarett Rathen die Order kommt, ich möge mich bei Baurat Miller von der OT-Bauleitung in Kleinzschepa melden.

Die kleine Schar von Weimar hat sich aufgelöst. Wir müssen getrennt weitermarschieren.

Reisen, unterwegs sein, so oft als möglich, am besten nirgendwo bleiben und warm werden.

Baurat Miller: ein Mann meiner Größe, dunkel, Mitte vierzig, Steiermärker, empfängt mich in der Gaststube des einzigen Gasthauses von Kleinzschepa. Er freut sich, in dem gottverlassenen Nest endlich einen Akademiker zur Seite zu haben, ist aber enttäuscht darüber, daß der Neuankömmling nicht Skat spielt. Auch er ist Nazi, doch während der Wochen, in denen wir oft zusammenarbeiten müssen, meist korrekt, öfters ausgesprochen höflich, nur selten grob und vulgär. Untergebracht werde ich in dem Gasthaus »Zum Löbenberg« im benachbarten Dorf Hohburg.

Nach einigem Suchen finde ich in einem Wohnhaus an der Hauptstraße einen Raum, der mir als Sprech-, Untersuchungs- und Operationszimmer geeignet erscheint. Als Schreibtisch dient ein schmaler, kurzer Biertisch aus einem Gasthaus, ein zweiter, etwas längerer Tisch wird mittels Strohsack zum Untersuchungs- und Operationstisch umfunktioniert. Mit dem wenigen, was ich vom OT-Lazarett in Rathen an Medikamenten und Instrumenten mitgebracht habe, beginne ich mich einzurichten. Es ist Anfang 1945.

Meine Aufgabe: In der Umgebung sind für kriegswichtige Bauvorhaben Lager für Kriegsgefangene und ausländische Zivilarbeiter eingerichtet worden. Ich habe die sehr zahlreichen deutschen OT-Leute zu betreuen, die zum Teil in den umliegenden Dörfern in Privatquartieren untergebracht sind, kriegsgefangene Russen, Italiener (Badoglio-Offiziere und Zivilarbeiter), englische Fallschirmspringer, französische Zivilverpflichtete, holländische Putschisten, ein Lager von sogenannten deutsch-jüdischen Mischlingen und jüdisch versippten Deutschen. Darüber hinaus bittet der Baurat, daß ich mich der Zivilbevölkerung annehme, da der zuständige Kollege eingezogen wurde. Damit sind mir neben einigen Dörfern Hunderte von Menschen verschiedener europäischer Nationen anvertraut.

Bereits einige Tage nach meiner Ankunft wird eine Dienstreise zum OT-Lazarett Rathen erforderlich. Ich benötige dringend weitere Geräte und Medikamente für den Aufbau des

Reviers. In Rathen lerne ich einen 52jährigen Chirurgen, einen 36jährigen Zahnarzt und einen nahezu 70jährigen Apotheker kennen. Alle drei sind »Halbjuden«. Vom Zahnarzt höre ich, daß sein 60jähriger Vater, trotz eines gerade überstandenen Schlaganfalls, vor zwei Tagen aus seiner Wohnung in Weimar zusammen mit mehreren, in sogenannter privilegierter Mischehe lebenden jüdischen Männern und Frauen abtransportiert worden ist. Das Ziel des Transports sei nicht genannt worden. Vieles deute aber auf das KZ Theresienstadt hin, das etwa 60 Kilometer nordwestlich von Prag liegt. Die »arische« Mutter des Zahnarztes, die seither den Vater vor dem Zugriff der Gestapo bewahrt hatte, konnte seinen Abtransport nicht mehr verhindern. Die Aktion sei nicht auf Thüringen beschränkt, sie habe bereits vielerorts eingesetzt und soll auf ganz Deutschland ausgedehnt werden, berichtet der Zahnarzt weiter.

Immer wieder die Frage: Wie geht es Mutter? Was wird sich jetzt zu Hause abspielen? Ob es ihr doch noch möglich war, unterzutauchen? Vater, Bruder und Schwägerin haben für sie wohl auch nicht mehr erreichen können als ich. Wo bleiben die Alliierten? Sie stehen im Westen unmittelbar an der Grenze, haben sie an einer Stelle bereits überschritten. Ihre gewaltige Übermacht ist seit langem sicht- und spürbar. Warum geht es so langsam? Es gilt Hunderttausende unschuldige Menschen zu retten. Jeder Tag, jede Stunde ist kostbar.

Mit zwei großen Kastenkoffern, vollgepackt mit Instrumenten und Medikamenten, kehre ich zurück und finde beruhigende Post von zu Hause vor. Sogleich schreibe ich nach Gießen und berichte von dem, was mir der Zahnarzt gesagt hat.

Am nächsten Tag habe ich alle Hände voll zu tun. Die Kranken warten im Flur und auf dem Hof. Ich spalte Panaritien und Furunkel, amputiere zerquetschte Finger, versorge Platzwunden, was ich bisher kaum getan habe, behandle Anginen und versorge die wunden Füße der russischen Kriegsgefangenen. Sie haben oft keine Fußlappen und müssen in Eiseskälte in Holzpantinen zur Arbeit in den kilometerweit entfernten Steinbruch marschieren. Mangels anderen Materials verbinde ich sie mit Verbandmaterial aus Papier, versorge auch Füße, die noch unversehrt oder nur geringfügig lädiert sind. Papier wärmt und schützt. Rasch spüren die Gefangenen, daß ich ihnen wohlgesonnen bin. Sie werden zutraulich und sind dankbar. Niemals zuvor hörte ich ein »Danke«, das mich mehr gerührt hätte als dasjenige dieser russischen Gefangenen.

Nachmittags besuche ich die mehrere Kilometer auseinanderliegenden Lager und versorge die Bettlägrigen. Fahrrad, Motorrad oder gar ein Auto stehen mir nicht zur Verfügung. Eines Nachts werde ich in ein Lager der sogenannten jüdischen Mischlinge geholt. Die Gegend ist mir noch fremd. Es ist stockfinster. Ich stolpere über Stock und Stein, trage alte, abgelatschte Skistiefel und bin, da ich die Schuhe nicht wechseln kann, selber schon leicht fußkrank. Bei dem Patienten, einem jungen Burschen von 18 Jahren, handelt es sich um eine akute Blinddarmentzündung. Ich verständige die Bauleitung, die den Kranken in das benachbarte Kreiskrankenhaus bringt. Tags darauf werde ich vom Baurat beschimpft: »Für einen Halbjuden stellt die OT in Zukunft keinen Sprit mehr zur Verfügung. In Rußland gehen Tausende brave deutsche Landser drauf, um die sich kein Aas kümmert. Die Juden und die Halbjuden sind unsere Todfeinde, Doktor! Seien Sie bei diesem Gesindel nicht so sorgsam und schreiben Sie nicht so viele krank! Sie wissen, es dürfen nicht mehr als vier Prozent sein. Auch diese Badoglio-Verräter fassen Sie mir zu sanft an.« Ich entgegne: »Es handelt sich vorwiegend um Leute im Alter von 50 bis 60 Jahren, Universitätsprofessoren, Bankiers, Juristen, Offiziere in hohem Rang und hoch dekoriert. Viele haben Krampfadern oder leiden wegen unzureichender Ernährung an Bauchwandbrüchen. Sie sind keine körperliche Arbeit gewöhnt.« Der Baurat: »Das ist mir alles wurscht!«

Mit der Zeit suchen mich mehr und mehr deutsche OT-Leute auf. Dann kommen Bewohner des Ortes und der Nachbardörfer. Ich mache Hausbesuche, bekomme hin und wieder Naturalien zugesteckt. Eine Patientin, eine alte Witwe, gibt mir spontan das Fahrrad ihres im Krieg vermißten einzigen Sohnes. Ich fühle, daß man glücklich ist, nunmehr einen Arzt zu haben. Die Frauenschaftsführerin des Ortes wird, wenn auch zögernd und widerstrebend, meine Patientin. Frauen mit Kindern und junge Damen, darunter Evakuierte aus anderen Gegenden Deutschlands, suchen Rat und Hilfe bei mir. Eine dieser Patientinnen berichtet, der Ortsgruppenleiter habe geäußert, er könne mich jederzeit verschwinden lassen, die Gestapo in Oschatz sei nahe. Man weiß also, wer ich bin und weshalb ich hier bin, das ganze Dorf weiß es. Der Ortsgruppenleiter ist abends häufig Gast in der Schänke unter meinem Schlafzimmer.

Die Frau eines Landrates, mit ihren zwei Töchtern aus Schlesien geflohen, sucht mich wegen stenokardischer Beschwerden auf. Der Baurat wird mein Patient. Frau Lehrerin holt mich zu ihren Kindern. In der Nähe fliegt ein Munitionszug in die Luft, es ist wie bei einem Erdbeben oder einem schweren Bombenangriff. Im Lager der englischen Fallschirmjäger ist ein Gefangener am Auge durch Steinsplitter schwer verletzt worden. Ich brauche viel Zeit für seine Versorgung. Leipzig und Halle werden bombardiert. Im Russenlager liegt ein Kranker mit einer schweren Pneumonie. Signore Basile, ein kleiner, lebhafter, sehr intelligenter und sympathischer Italiener, Jurastudent aus Rom, ist mir als Sanitäter zugewiesen worden und unterstützt mich nach Kräften. Im benachbarten Wurzen hat er eine Freundin, Deutsche, bei der er sich von Zeit zu Zeit satt essen und seinen Kummer vergessen kann. »Dottore, ich fahren nach Lüpetitz (Lüptitz) in Lager zu Engländer und verbinden.« – »Ja, Signore Basile, fahren sie dann gleich weiter nach Wurzen und bringen Sie aus der Apotheke mit, was ich Ihnen hier aufgeschrieben habe. Vergessen Sie dabei aber nicht, Ihrer Freundin guten Tag zu sagen. Seien Sie nett zu ihr.«

Im Lager der Holländer befindet sich ein begabter Kunstmaler javanisch-holländischer Herkunft. Ich stelle ihn für Malerarbeiten in meinem Sprechzimmer an und verschaffe ihm kleine Aufträge unter meinen bäuerlichen Patienten, die ihn dafür mit Nahrungsmitteln versorgen.

In der Sprechstunde taucht eines Tages ein Mechaniker mit romanischen Gesichtszügen auf. Er hat ein Zwölffingerdarmgeschwür. Ich sei so ausgesprochen zivil, würde alle wie Privatpatienten behandeln, er frage sich, wie ich hierhergekommen bin, gehöre doch wohl nicht zu diesem Sauhaufen, täte mir gern einen Gefallen. Bei seinem nächsten Besuch weiß er, weshalb ich bei der OT bin und unter welchen Bedingungen ich hier arbeite. Er fragt: »Haben Sie ein Schießeisen? Sie müssen unbedingt eines haben. Hier sind zwei zur Auswahl«; er holt sie aus einer Ledertasche hervor. »Eine deutsche Polizeipistole und ein norwegischer Browning.« Ich entscheide mich für letzteren. Dem Mann kann man trauen. In dieser Zeit noch an eine Waffe zu kommen ist eine einmalige Gelegenheit. Er fährt fort: »Nachdem ich weiß, weshalb Sie hier sind, werde ich immer die Ohren für Sie offenhalten. In meinem Gepäck habe ich noch eine Maschinenpistole. Man kann nie wissen, wozu das Ding gut ist. Hasse die Nazis wie die Pest. Werde Ihnen helfen, wo ich kann. Die Fördermaschine dort oben im Berg, die ich zu montieren habe, wird nie fertig werden, fliegt vorher in die Luft.«

Ein Bild. Kopf eines jüdischen Häftlings des Konzentrationslagers Auschwitz, von dem holländisch-javanischen Künstler gemalt, der längere Zeit dort inhaftiert gewesen ist. Er schenkt es mir.

Die Arbeitsmoral wird von Tag zu Tag schlechter. Immer mehr kommen, zum Teil mit sehr ungeschickt ausgedachten Begründungen, und wollen von der Arbeit befreit werden. Hinter mir steht die OT mit dem Baurat, die immer noch ein bestimmtes Arbeitssoll verlangen. Am liebsten möchte ich den Herren sagen, es sei doch alles für die Katz', weshalb noch dieses ganze Theater, ihr wißt genau, daß alles Werken hier unsinnig ist. Den Gefangenen, die mir die Arbeit oft ohne Grund erschweren, drohe ich, daß sie mich verlieren werden, wenn sie sich weiter so verhalten. Die Gestapo käme mich holen, und an meine Stelle träte ein SS-Arzt, der keinerlei Rücksicht auf Schmerzen, Fieber oder offene Wunden nähme. Damit habe ich gewöhnlich Erfolg.

Am 11. Februar muß ich wieder eine Dienstreise nach Rathen über Oschatz und Dresden machen. Da nicht abzusehen ist, wie sehr sich durch das rasche Vordringen der Russen die Verkehrsverhältnisse noch verschlechtern, gibt man mir einen OT-Mann flämischer Herkunft mit, um reichlicher als bisher Medikamente und Verbandsmaterial für die nächste Zeit an meinen Einsatzort zu schaffen.

Dresden. Keine Einfahrt. Wir stehen 20 Minuten lang vor dem Bahnhof. Langsam fährt an uns ein Zug mit halbhohen, offenen Güterwagen westwärts vorbei. Es ist sehr kalt und feucht. In den Waggons stehen und sitzen dichtgedrängt KZ-Häftlinge, offenbar Juden, in zebragestreiften Drillichanzügen, bibbern vor Kälte, hohlwangig, hohläugig, bärtig, klapperdürr. Ihre Köpfe sind geschoren. Die Mitreisenden sind wie ich von dem Anblick entsetzt. Ich zähle 68 Wagen. In jedem stehen zwei SS-Männer, mit Gewehr und aufgepflanztem Bajonett, eingehüllt in dicke, pelzgefütterte Mäntel mit hochgestelltem Kragen und Ohrenschützern, gut genährt und offenbar von ihrer hohen Aufgabe immer noch überzeugt.

Im OT-Lazarett Rathen habe ich zwei Tage mit der Auswahl der Medikamente zu tun. Sie muß diesmal besonders sorgfältig erfolgen. Wer weiß, wann oder ob ich wieder hierherfahren kann.

Am 13. Februar, abends zwischen neun und zehn, ist plötzlich ein tiefes Brummen in der Luft, das immer mehr anschwillt und bald so laut ist, wie ich es bisher noch nie erlebt habe. Bei tiefhängender Wolkendecke fliegen sehr viele Bomber über uns hinweg. Das OT-Lazarett, hoch über der Elbe gelegen, vibriert und bebt wie ein riesiger Saal mit gewaltigen Maschinen. Das Dröhnen der offenbar schwerbeladenen Flugzeuge tönt pausenlos und ist so stark, daß es unmöglich ist, sich miteinander zu verständigen. Sind's deutsche, sind's alliierte Maschinen? Später finden wir vor dem Haus Papierbogen mit dem Kopf Dresdener Behörden, meist angesengt. Dresden also ist angegriffen worden, Dresden, die letzte der großen und schönsten deutschen Städte, Dresden, der »Balkon Europas«.

Ob meine Bekannten in der Comeniusstraße noch leben? Der Hausherr war durch die Folgen einer Kinderlähmung stark gehbehindert. Sind meine Bekannten in Klotzsche verschont geblieben? Der Angriff muß fürchterlich gewesen sein. Dasselbe wiederholt sich später nochmals. Die Bomber dröhnen jedoch nicht mehr so tief und laut. Während sie beim ersten Mal über uns hinweg Dresden anflogen, fliegen sie diesmal offenbar weg und haben ihre Bomben bereits abgeworfen. Wir hören gespannt in die Dunkelheit. Das Radio spricht von Terrorangriffen auf Dresden. Der Zeitfunk fällt aus, meldet später schwere Bomberverbände im Raum Dresden. Die ersten Berichte von Sanitätern sind grauenhaft.

Weshalb wird nicht Schluß gemacht? Auf was warten Hitler und Genossen noch? Sie verteidigen jetzt nichts anderes mehr als ihr nacktes Leben. Bilden sie sich ein, daß noch irgendein Staatsmann in der Welt mit ihnen verhandelt?

Gott sei Dank, daß den Eltern das erspart geblieben ist, daß sie nicht zufällig in Dresden lebten. Was wird mit Mutter sein? Den »Herren« wird der Mut schon vergehen, wenn sie von Dresden hören. Es ist aus, ganz und gar aus, sie können nicht mehr zurückschlagen.

Am übernächsten Tag fahre ich mit dem Flamen in einem »Sankra« auf Umwegen durch Dresden nach Radebeul, da von dort erst der Zug in Richtung Leipzig abgeht. Das Ausmaß der Zerstörung ist unbeschreiblich. In Hamburg war man durch die vielen Angriffe vorbereiteter. Dresden ist unerwartet von heute auf morgen zerstört worden.

Einige Eindrücke bei der Kreuzundquerfahrt durch die Stadt bleiben unauslöschlich: Auf der Gartenmauer vor einem noch brennenden Haus sitzt eine alte, zusammengesunkene Frau. Sie sieht uralt aus, blickt stumpf vor sich hin, scheint von nichts mehr Notiz zu nehmen. Sie lebt noch und ist doch schon gestorben. Auf den Bordsteinen mancher Bürgersteige liegen aneinandergereiht zerfetzte, verkohlte, durch Feuer geschrumpfte Körper; auf Brust oder Bauch tragen sie mit Steinen beschwerte Papierfetzen, auf denen der Name des oder der Toten steht. Das alles war mir von Hamburg her bereits bekannt. Am Stübelplatz irrt völlig verstört eine Hirschkuh umher, gehört wahrscheinlich dem Zoologischen Garten.

Das Haus in der Comeniusstraße ist ausgebrannt. Was mag aus Fumettis geworden sein? Ob sie unter den Trümmern liegen? Als wir im Zug sitzen, sind wir froh, diese schaurigen Ruinen hinter uns gelassen zu haben.

Nach meiner Rückkehr keine Post von zu Hause. Auch in den nächsten Tagen keine Nachricht. Ich telegraphiere zweimal. Keine Antwort. Das Amt ist stumm, der Telegraph bleibt stumm, das Telefon bleibt stumm. Zu Hause ist etwas geschehen, ich fühle es. Man will oder kann es mir nicht mitteilen.

Ich arbeite völlig mechanisch. Die Patienten scheinen es nicht zu bemerken. Was an der Front geschieht, interessiert mich nicht. Ich denke nur noch: Was ist mit Mutter? Könnte ich bloß losfahren, um mir Klarheit zu verschaffen. Wenn ich doch nur einen Vertreter für mich auftreiben könnte, dann würde ich mit dem Baurat sprechen, der sich vielleicht breitschlagen ließe und mir den erforderlichen Fahrbefehl ausstellen würde. Ein triftiger Grund fände sich schon.

Der OT-Sanitätsobertruppführer, den man mir vor kurzem

zugeteilt hat, kommt als Vertreter nicht in Frage, hat eine »Go«, nimmt Rauschgift, brachte ein leichtes Mädchen mit, die auch eine »Go« hat. Beide haben mir schon reichlich Kummer gemacht. Angeblich hat er neun Semester Medizin studiert. Wäre er zuverlässig, so könnte ich mich vielleicht vorübergehend absetzen.

Am vierten Tag nach meiner Rückkehr vom OT-Lazarett Rathen erhalte ich gegen neun Uhr abends einen Anruf aus Wurzen. Renate meldet sich. Seit geraumer Zeit ist sie wieder frei und studiert durch Vermittlung von Prof. Wagenseil in Bonn, dann in Marburg. Sie hat die Strecke von zu Hause bis hierher in diesem Chaos mit dem Fahrrad zurückgelegt, um mir zu berichten, was geschehen ist, und zu erörtern, was man tun kann.

Mutter ist am 13. Februar von der Gestapo geholt und nachts mit unbekanntem Ziel abtransportiert worden. Mehr möchte sie mir erst am nächsten Tag sagen. Wir verabreden uns für fünf Uhr früh unter einer nicht zu verfehlenden, abseits liegenden Eisenbahnbrücke, denn ich habe allen Grund anzunehmen, daß ich laufend überwacht werde. Niemand darf mir etwas anmerken, als ich auf dem Flur des Gasthauses den Hörer wieder einhänge und in die Gaststube zurückgehe. Dort sitzen sie, dreschen Skat, schwatzen dummes Zeug, trinken dünnes Bier, rülpsen und rauchen widerliches Kraut. Von mir nehmen sie, gottlob, kaum Notiz. Wenig später bin ich allein auf meinem Zimmer.

Aus, alles aus. Vielleicht ist Mutter schon ermordet, vielleicht beim Bombardement eines Bahnhofs, als ihr Zug hielt, umgekommen. Und was ist mit Vater und Bruder? Davon hat Renate nichts gesagt, und ich vergaß in der Aufregung, danach zu fragen. Habe von ihnen kein Lebenszeichen mehr erhalten. Ganz gewiß sind auch sie abtransportiert worden. Unsere jüdischen Verwandten hat man bestimmt schon umgebracht. Jetzt, zu guter Letzt, kommen wir dran. Niemand von uns darf übrigbleiben. Jetzt haben sie zugegriffen, nachdem wir bisher immer noch einmal davongekommen waren. Katz- und Maus-Spiel ... und wenn die Katz das grausame Spiel satt hat, frißt sie die Maus.

Was weiß ich, was morgen mit mir geschieht? Vielleicht klopft jemand heute nacht an meine Tür, und sie legen mich um. Wem kann man noch trauen? Wer sagt, daß Mörder nicht auch unter uns sind? Ein SS-Führungsoffizier mit Sonderfunktion ist dabei. Auch der Ortsgruppenleiter kann mich »verschwinden« lassen. Mutter ist fort. Tot? Vater? Bruder? Wenn Gott gütig ist, weshalb ließ und läßt er all das zu? Gott schweigt. Soll ich warten, bis es mit mir ebensoweit kommt wie mit Mutter, vielleicht auch mit Vater und Bruder? Ich mache Schluß. Worauf warte ich noch? Besser mit Luminal hinüberschlafen, als sich von diesen Unmenschen umbringen lassen. Norwegischer Browning? Luminal? Browning? Luminal? Browning. Halt! Wenn einer kommt, knalle ich ihn über den Haufen, ich knalle alle übern Haufen, solange die Munition reicht. Und der letzte Schuß ist für mich. Das könnte denen so passen. Jetzt noch, kurz vor ihrem Ende. Schweine, verdammte Schweine, kommt nur, ich nehme so viele wie möglich von euch mit. Mein Leben ist mir jetzt egal, wirklich ganz und gar egal. Aber was ist, wenn Mutter lebt, wenn Vater und Bruder leben? Vielleicht brauchen sie mich, vielleicht kann ich sie retten? Ich muß abwarten. Ruhig. Erst mal alles von Renate morgen früh hören. Ruhig. Ruhig. Wie sagte Mutter? »Weitermachen! Deine Zeit kommt« und: »Wenn du denkst, es geht nicht weiter, es geht weiter.« Sie sagte es, unbedingt und gewiß, und überzeugte mich. Eine Zeitlang.

Ich habe in den letzten Nächten kaum geschlafen. In dieser Nacht tue ich kein Auge zu. Im Morgengrauen treffe ich an verabredeter Stelle Renate. Sie berichtet. Am 11. Februar ist gegen Mittag ein gewisser Brauner von der Gießener Gestapo in die Wohnung meines Bruders gekommen und geblieben, bis Mutter – die vor kurzem mit Vater von Garbenteich wieder zurückgekehrt war – von Einkäufen aus der Stadt heimkam.

Der Gestapobeamte hat sie im Befehlston aufgefordert, sich sogleich fertigzumachen und ihm auf die Gestapo zu folgen. Mutter sei sehr erregt gewesen und habe nur ein kurzes »So?« geäußert, das zugestandene Bündel gepackt, wobei sie rote Flecken auf Hals und Wangen bekommen hat.

Währenddessen habe Vater den Gestaposchergen gefragt, ob er noch eine Mutter habe. »Das steht hier nicht zur Debatte«, sei seine Antwort gewesen. – »Was denken Sie sich eigentlich dabei, eine 65 Jahre alte Frau, die niemandem etwas zuleide getan hat, von ihrer Familie fortzuholen?« – »Lassen Sie uns nicht sentimental werden, ich habe den Befehl.« – »Wissen Sie denn nicht, daß Ihr Feind nicht vor dem, sondern bereits im Haus steht?«, habe Vater ihn angezischt. Unbewegt sei der Mensch dagesessen, habe geradeaus geblickt und nichts mehr geantwortet. Inzwischen habe Mutter sich gefaßt gehabt. Sie hat, wie befohlen, in einigen Metern Abstand vor dem Schergen das Haus verlassen und sei mit diesem in Richtung Gestapo gegangen. In der Nacht habe man alle in sogenannter privilegierter Mischehe lebenden jüdischen Männer und Frauen aus Gießen und Umgebung in Richtung Frankfurt am Main abtransportiert, wie es hieß: zum Arbeitseinsatz. Möglicherweise steht diese Aktion in Zusammenhang mit dem Vordringen kanadischer Truppen über die deutsche Grenze im Westen.

Die beiden Lebenszeichen, auf Zettel geschrieben, wurden Vater von Wohlgesonnenen am nächsten Tag übergeben:

Dienstag, den 13. 2. 45

Ihr Lieben alle!

Wir sitzen im Luftschutzkeller. Heute abend soll's fortgehen – man sagt Frankfurt. Seid tapfer! Ich will's auch sein. Sobald ich kann, schreibe ich.

Haltet zusammen und tröstet Werner, sobald Ihr von ihm hört! ich will mich zusammennehmen und hoffe, daß ich es aushalte.

Innige Grüße und
Küsse
Eure Mutter

Dienstag, den 13. 2. 45

Papa soll alle Schriftsachen, die ich in dem blauen Mäppchen habe, gut aufbewahren, denn es sind auch solche von Werner dabei. Auch im Keller soll er alles beaufsichtigen – Wäsche – Strophanthin – etc. etc. Werner gab mir doch so vieles in Obhut.

Bringt Euch bei Alarm in Sicherheit! Erich und Minni sollen ihre Gesundheit hüten und Papa muß sich evtl. von Dr. G. ein Attest geben lassen, im Falle er auch noch irgendwo eingesetzt werden soll. Hoffentlich könnt Ihr die Wohnung halten, damit wir uns wiederfinden. So Gott will, wird noch alles gut. Über den ersten Schrecken bin ich hinweg. Wir müssen uns ins Unvermeidliche fügen. Grüßt Renate!

Strümpfe und Wäsche von Papa sind auch im Keller, er muß schon suchen.

Vielleicht dürfen wir bald vom Lager schreiben, nur habe ich keine Marken und Postkarten. Auch da wird's Rat geben. Papa soll nicht in die Stadt gehen, sondern zu Hause bleiben, damit Ihr zusammen seid.

Innigst
Eure Mutter

Seitdem fehlt jede Spur. Es geht jedoch das Gerücht, der Transport sei wohl »nach dem Osten« geleitet worden. Vater, Bruder und Schwägerin waren bei Renates Abfahrt am 18. Februar noch beisammen, jedoch rechnete Erich fest damit, daß auch er bald geholt wird.

Renate, diese unbeugsame junge Frau, hat sofort einen Schlachtplan zur Hand, der so verwegen und unwahrscheinlich klingt, daß ich mich nicht entschließen kann, ihm sogleich zuzustimmen. Sie plant nicht mehr und nicht weniger, als zum KZ Theresienstadt zu fahren, um an Ort und Stelle auszukundschaften, ob Mutter dort hingekommen ist, und nach weiteren Freunden zu fahnden, die schon 1942 nach Theresienstadt abtransportiert worden sind. Von diesen Gedanken ist sie nicht mehr abzubringen.

Sie gelangt mit dem Fahrrad tatsächlich bis vor das Tor von Theresienstadt, sieht von SS bewachte Kolonnen jüdischer Männer und Frauen heraus- und hineinmarschieren, sieht und erfährt aber nichts über Mutter und ihre Freunde. Dabei kundschaftet sie Besonderheiten des Lagers, seiner Zugänge und der Umgebung aus. Nach wenigen Tagen kehrt sie mit einem abenteuerlichen Plan zurück: In das Lager kann man mit einiger Sicherheit nur über ein Wehr gelangen, das etwa auf der Höhe von Theresienstadt durch die Elbe verläuft. Dieses Wehr ist unter bestimmten Voraussetzungen passierbar, jedoch befindet sich in der Mitte ein Häuschen mit SS-Wache. An diese Wache will sie sich mit List heranmachen, versehen mit Kognak und Schlafmitteln, und versuchen, auf diesem Weg ins Lager zu gelangen, um es auf gleichem Wege, nach Möglichkeit mit Mutter, wieder zu verlassen. Der Plan ist phantastisch, aber sie glaubt, ihn versuchen zu müssen, da damit zu rechnen ist, daß schließlich das Lager bombardiert wird oder seine Insassen auf andere Weise umgebracht werden. Eine Alternative zu ihrem Plan ist nicht denkbar.

Um in Nähe des KZ Zeit zum Planen zu haben, will sie versuchen, in Leitmeritz, unweit von Theresienstadt, in einem Krankenhaus zu famulieren. Sollte ihr Vorhaben scheitern, will sie auf jeden Fall versuchen, einen Brief von mir an Mutter nach Theresienstadt hineinzuschmuggeln, immer unter der Voraussetzung, daß sie tatsächlich dorthin gekommen ist.

20. Febr. 45

Lieber Werner!

... Daß Du dort viel Arbeit hast, ist im Augenblick vielleicht ganz gut. Arbeit lenkt ab und läßt Dich hoffentlich nicht viel nachdenken. Ich habe am 17 d. M. etwas erfahren, das Dir sehr weh tun wird. Ich schwankte, ob ich es Dir mitteilen sollte, doch ist vielleicht Gewißheit, auch wenn sie schrecklich ist, besser als Ungewißheit. Kurz: Deine Mutter, im ganzen 12 Frauen und ein Mann in gleicher Lage, sind am 13. Februar fortgebracht worden und sollten in ein Arbeitslager kommen, wohin, wurde natürlich nicht gesagt. Ich nehme an, daß Du Deine Mutter für diesen Fall versorgt hast. Andernfalls kannst Du vielleicht doch erfahren, wo der Transport hingegegangen ist. Immerhin, es bedeutet doch arg viel, wenn man annehmen muß, daß man seine Mutter in diesem Leben nicht mehr wiedersieht. Das einzige, was Du für sie tun kannst, ist, daß Du versuchst, als Sohn ihr Ehre zu machen ...

Es grüßt Dich sehr herzlich
D. C.

Für den angesprochenen Fall hatte ich Mutter allerdings nicht versorgt. Sie hätte Schlafmittel und ähnliches nicht angenommen oder weggeworfen. Sie wollte überleben!

Zu der Zeit, wo damit zu rechnen ist, daß Renate ihr verwegenes Unternehmen gelungen sein könnte, halte ich mich »in dienstlicher Angelegenheit« wieder im OT-Lazarett Rathen, nahe der tschechischen Grenze auf, um gegebenenfalls behilflich sein zu können. Die Zeit vergeht, ohne daß sich etwas ereignet. Hoffentlich ist Renate nichts zugestoßen. Wenn sie Mutter nicht befreien kann, so will sie in Leitmeritz in der Nähe des Lagers bleiben.

Bei der OT-Bauleitung meines Einsatzortes geht nach außen hin das Spielchen immer noch weiter, so als wenn gar nichts wäre. Es wird geplant, gezimmert und gerichtet. Sekretärinnen werden neu eingestellt. Baurat Miller wird nach Bautzen versetzt und möchte mich gern mitnehmen. An seine Stelle tritt Oberbaurat T., der sich alsbald für mein Sprechzimmer und die Organisation meiner Ambulanz interessiert. Er schickt mir seine Mutter, seine Frau und seinen Jungen zur Untersuchung und Behandlung. Verschiedene Familien des Dorfes laden mich zu Essen und Kaffee ein.

Der OT-Stab wird verstärkt durch einen mit mir etwa gleichaltrigen Major der Luftwaffe, Diplomingenieur, mit norwegischer Mutter. »Arier« reinsten Wassers, da komme ich nicht mit. Er ist nicht unsympathisch, stellt jedoch ernsthafte Überlegungen zur Verteidigung des Ortes an, spricht in diesem Zusammenhang von der Organisation des Volkssturms und schlägt bei einer Besprechung, zu der auch ich eingeladen bin, vor, die entscheidenden Pläne und Papiere sowie Dokumente für die im Bau befindlichen Anlagen in Ofenrohre zu stecken, dieselben mit Teer abzudichten und einzugraben, bis der Teil Deutschlands, in dem wir uns befinden, wieder frei ist. Dann könne man wieder dort anfangen, wo man unter dem Druck der Ereignisse möglicherweise vorübergehend aufhören mußte. Ob er naiv ist oder bloß schauspielert, ist mir nicht ganz klar. Bei dieser Besprechung werden 24 Flaschen Schnaps verteilt. Für ärztliche Zwecke erhalte ich vier davon.

Der Spezialwagen der OT, in dem Dynamit und Ekrasit gelagert wird, ist eines Tages aufgebrochen. Es fehlt einiges von dem Sprengstoff. Bei den Verantwortlichen herrscht große Aufregung darüber.

Eine junge, reizende Rheinländerin kommt mit ihrem kranken Kind in die Sprechstunde. Ihr Mann hat sich bei seinen Urlauben in den letzten Jahren nicht mehr um sie gekümmert.

Einige Tage nach der Besprechung beim OT-Stab ist der Oberbaurat samt Familie und Wagen verschwunden. Er hat sich bei Nacht und Nebel abgesetzt. Andere aus dem Kreis der OT folgen. Uniformen sieht man keine mehr.

Ein französischer Zivilarbeiter, ein verwegener Bursche, droht mir, weil ich ihn angeblich zu früh wieder zur Arbeit geschickt hätte, was absolut nicht zutrifft.

Der Sprecher des Holländerlagers will mich beim Zusammenbruch mit seinen Kameraden nach Westdeutschland mitnehmen; der Ortsgruppenleiter »könnte mich« wieder einmal »verschwinden lassen«.

Mutters Schicksal ist ungewiß. Der Ortsgruppenleiter hat mir wiederholt gedroht. Und nun hat mir auch André gedroht, den ich ärztlich gewissenhaft versorgt und betreut habe. Ich bin auf Befehl des Reichsführers der SS, Heinrich Himmler (sogenannte Aktion Brandt)* hier. Was hält mich noch? Schon lange ist alles aus den Fugen. Aus dem Reichspropagandaministerium läßt sich jedoch immer noch der »Herr«, der Lüge in Wahrheit und Wahrheit in Lüge ummünzt, vernehmen, anfangs persönlich, dann nur noch auf Grammophonplatte, sich immer wiederholend. Niemand kümmert sich mehr darum.

Und der Führer des »Tausendjährigen Reiches« schweigt sich aus, ist verstummt. Weggeblieben.

* Prof. Dr. med. K. Brandt, wegen führender Beteiligung bei der Euthanasieaktion und anderer Verbrechen 1946 in Nürnberg zum Tode verurteilt.

Am 9. April morgens zwischen zwei und drei verlasse ich meinen Einsatzort. Am Tag zuvor habe ich wie immer die Schwerkranken versorgt, meine zwei ortsansässigen Krankenschwestern genau angewiesen und mit den erforderlichen Medikamenten für die nächste Zeit versehen.

Renate, die vorgestern mit der Nachricht gekommen ist, sie habe lediglich meinen Brief nach Theresienstadt durch die SS-Bewachung hindurchschmuggeln können, marschiert mit mir los. Im Westen kracht und rumpelt es. Das Mündungsfeuer der Geschütze erhellt immer wieder zuckend die Straße, hört schließlich auf. Stockfinstere Nacht. Ich schiebe mich mit meinen Skistiefeln über die Straße, um die Fühlung mit ihr nicht zu verlieren und nicht vom Weg abzukommen. In Müglenz, einem Dorf, einige Kilometer von Hohburg entfernt, bin ich so fußkrank, daß an Weitermarschieren kaum zu denken ist. Wir tasten nach einem Rastplatz. Kalter Wind fegt uns entgegen. Durch irgendein Tor gelangen wir irgendwohin, wo es nicht so zugig ist. In die Nacht bellt ein Hund. Mein Handdynamo versagt. Ich kann mich nicht mehr auf den Füßen halten und setze mich auf einen flachen Stein. Mir gegenüber nimmt Renate Platz, ebenfalls auf einem Stein. Nach einiger Zeit fängt das Geschieße wieder an, Leuchtkugeln fallen langsam herab. Wir stellen fest, daß wir auf dem Friedhof des Dorfes im Windschatten der Kirchhofmauer sind und auf der Einfassung zweier Gräber sitzen. »Wie bei Hamlet«, meine ich. Nach etwa zwanzig Minuten verlassen wir diesen Ort; wenige hundert Meter weiter muß ich mich wieder hinsetzen, um die Schuhe auszuziehen. Ich kann nicht weiter, muß aber, bis es hell wird, von der Landstraße weg im Wald sein. Der Ortsgruppenleiter von Hohburg kann mich rasch einholen. Dann geht es südöstlich nach Falkenhain weiter, bis wir nach einiger Zeit – die Fußschmerzen sind noch schlimmer geworden – im Morgengrauen endlich den großen Wald erreichen, der uns von unserem Ziel trennt: Schmannewitz, einem Flecken am Rand der Dahlener Heide. Dorthin haben sich v. Fumettis aus Dresden, nachdem sie »ausgebombt« waren, zurückgezogen und wohnen am Ortsrand in einem kleinen Wochenendhaus, das nebst einigen anderen in einem großen Gartengrundstück liegt. Die Häuser gehören Leipziger Bürgern. Ich bin dort willkommen.

Im Wald ziehe ich meine unverschnürten Stiefel wieder aus und laufe auf dem weichen Boden in den dicken Skisocken bis zur Waldmitte weiter. Rast. Renate erkundet inzwischen den weiteren Weg. Erschöpft, die schmerzenden Füße angeschwollen, erreichen wir nach Stunden das Ende des Waldes unmittelbar vor Schmannewitz. Hier kann ich nicht mehr weiter. Etwas abseits von einem schmalen Waldweg lege ich mich nieder und schlafe rasch ein. Renate, die dank besserer Schuhe noch gut zu Fuß ist, sucht v. Fumettis auf und beschreibt ihnen, wo ich mich befinde. Gegen 18 Uhr werde ich wach. Vor mir steht Fräulein v. Fumetti. Ihr Weg vom Milchbauern im Dorf führte sie nah bei mir vorbei. Sie entdeckte mich und wartete neben mir, bis ich wach wurde. Selten in meinem Leben habe ich rohe Milch getrunken, und noch nie schmeckte sie so gut wie in diesem Augenblick. Ich trinke ohne abzusetzen den ganzen Topf aus und humple dann, gestützt auf meine Begleiterin, die im Dorf den Topf nochmals gefüllt bekommt, zu ihren Eltern. Dort werde ich sehr freundlich aufgenommen. Renate ist bereits aufgebrochen und wieder unterwegs in Richtung Theresienstadt.

Das Wochenendhäuschen: ein einziger Raum, der mit zwei Betten und einer Bettstelle mit Matratze sowie einem Tischchen und zwei Stühlen möbliert ist. Abends wird durch einen Vorhang ein Gastraum abgeteilt. Drei Tage lang liege ich da und kann mich kaum bewegen. Dann bessert sich mein Zustand. Am siebten Tag bin ich nahezu beschwerdefrei und kann die Füße wieder belasten.

Im Ort kennt mich niemand. Durch kleine ärztliche Verrichtungen gelingt es mir, unseren sehr dürftigen Küchenzettel ein wenig aufzubessern.

500 bis 600 Meter vom Gartenhaus entfernt beginnt ein großes Lager von 3000 russischen und 2000 kanadischen, australischen, neuseeländischen und französischen Kriegsgefangenen. Sie werden nur noch sehr nachlässig bewacht. Die russischen Gefangenen verlassen nachts das Lager, brechen die benachbarten Häuschen auf und holen sich heraus, was dort als eiserner Bestand gestapelt ist. Auch an unserer Tür versucht man es. Sie lassen es aber, als sie merken, daß das Häuschen bewohnt ist.

Anfang Mai verlassen die Gefangenen der westlichen Alliierten das Lager. In den Tagen danach verbreitet sich das Gerücht, bei den Russen sei Typhus ausgebrochen. Der Bürgermeister von Schmannewitz bittet mich als einzigen Arzt weit und breit, im Lager nachzusehen, ob das stimmt. Guten Gewissens begebe ich mich dorthin, werde von einer Gruppe ausgemergelter, unheimlicher Gestalten empfangen, umringt und nach der Uhrzeit gefragt. Der russische Lagerarzt schläft angeblich noch. Mir wird sehr unbehaglich, zumal sich weitere Gefangene mit feststehenden Messern hinzugesellen. Sie fragen: »Du nix Germanski?« Blitzschnell wird mir klar, daß sie mich für einen Ausländer, vermutlich Franzosen, halten, lasse sie bei diesem Glauben und schlage mich seitwärts in die Büsche. Andernfalls wäre ich in der Waldeinsamkeit bestimmt nicht nur meine Armbanduhr losgeworden.

Schmannewitz wartet gespannt auf die Amerikaner. Statt dessen nähern sich wiederholt die Russen. Sie stoßen über die

Elbe in das Niemandsland zwischen Mulde und Elbe vor, um sich dann alsbald wieder zurückzuziehen. Jedesmal ergießt sich dabei ein Flüchtlingsstrom in Richtung Mulde. Auch wir bekommen es mit der Angst zu tun und ziehen in Etappen westwärts. Mein Gastgeber ist schwer gehbehindert und wird von mir, unterstützt von Frau und Tochter, auf einem einrädrigen eisernen Karren über den oft sandigen Boden geschoben. Dr. v. Fumetti wiegt 162 Pfund. Sobald wir hören, daß sich die Russen über die Elbe zurückgezogen haben, kehren wir wieder in unsere alte Behausung zurück.

Über den Marktplatz von Schmannewitz fahren die letzten »Tiger« in Richtung Torgau. Einige Offiziere und Soldaten, zum Teil mit Frauen oder Freundinnen, nächtigen dort in den wenigen Gasthäusern. Sie haben sich Zivilkleidung beschafft. Befreite Holländer machen Aufhebens um ein leichtes Mädchen. Aus dem Zwinger in Dresden soll in den letzten Tagen eine deutsche Batterie noch tüchtig gefeuert haben. Das hatte ich befürchtet.

Aus den Fenstern von Schmannewitz hängen weiße Fahnen. Seit Tagen erwartet man aus Richtung Dahlen die Amerikaner. Auf den Bürgersteigen am kleinen Marktplatz drängen sich Hunderte. Drei Jeeps tauchen auf. Sie machen auf mich zunächst einen etwas vorsintflutlichen Eindruck – nichts von Stromlinie, was ich erwartet habe. Totenstille. Ich trete an den ersten Jeep heran, sage, was mit mir los ist und wie ich hierhergekommen bin, und frage, da mein Englisch mangelhaft ist, nach einem »Interpreter«. Er befindet sich im zweiten Jeep. Hier schütteln sie über meinen Bericht die Köpfe, können es nicht verstehen, daß so etwas geschehen konnte. Während der Dauer des Gesprächs steht der dritte Jeep mit aufmontiertem schwerem MG, den Lauf auf mich gerichtet, zum Schießen bereit. Meine Bitte, sogleich mit ihnen westwärts fahren zu dürfen, um nach meinen Angehörigen fahnden zu können, wird mit dem Worten abgeschlagen: »Warten Sie noch ein paar Tage, dann kommen wir und holen Sie.« Sie kommen aber nicht. Was wissen sie schon davon, wie es ist, zwölf Jahre lang warten zu müssen ...

Durch Vermittlung eines Lungenkranken, der vorübergehend in unserer Nachbarschaft wohnt, werde ich auf dem Kotflügel eines überladenen Autos über die Mulde und durch mehrere amerikanische Kontrollen bis nach Leipzig mitgenommen. Diese Kontrollen, besonders diejenigen auf der Straße vor Leipzig, sind insofern sehr unangenehm, als der jeweils kontrollierende amerikanische Soldat mich wegen meiner schweren Schuhe für einen Angehörigen der ehemaligen deutschen Wehrmacht hält, der sich Zivilkleidung verschafft hat. Aus meinem Militärpaß geht jedoch einwandfrei hervor, daß ich zu keiner Zeit Soldat gewesen bin.

Von der Familie v. Fumetti habe ich mich schweren Herzens getrennt, zumal sie Hilfe jetzt besonders nötig hat. Aber fürchterliche Ungewißheit über das Schicksal meiner Familie drängt mich nach Hause. Ich habe die erste Gelegenheit, die sich mir bietet, ergriffen.

Leipzig ist vom Krieg schwer gezeichnet, wie alle deutschen Großstädte. Durch die Stadt fahren amerikanische Militärfahrzeuge mit Geschützen schweren Kalibers gegen Osten in Richtung Mulde. Geht der Krieg weiter? Bei einer amerikanischen Dienststelle, vor der sich Hunderte drängen, ist es durch normales Anstehen in den nächsten Tagen aussichtslos, Papiere für meinen Heimweg zu bekommen. Ich versuche es deshalb über den Hintereingang des Gebäudes und bekomme dabei zu hören, ich möge sofort verschwinden, sonst würde geschossen. Im Hause sitzen überall »Sekretärinnen« herum mit knallroten Lippen und Fingernägeln, einem Blümchen im Haar, sprechen teils gut, teils mangelhaft Englisch wie ich, zeigen von Busen, Beinen und Po so viel wie irgend statthaft, manchmal auch mehr.

Deutsch wird nur noch mit englischem Akzent gesprochen. Im Vorübergehen höre ich eine Deutsche zu einer Deutschen von ihrem »paatner« sprechen. Was war, ist perdu. Ohne schmucke Uniform, ohne Orden, ohne Stellung, ohne Feste, ohne Schokolade, Zigaretten, Kaffee, Fleisch, Butter, ohne Kraft und Saft, ohne Auto, ohne Beziehungen, ohne Aussichten, ohne Hoffnung – ohne – ohne ... Amerikanisch-deutscher Mai.

Am Westausgang von Leipzig halte ich einen Jeep an, der in Richtung Lützen fährt. Der Fahrer läßt mich bedauernd stehen. Lützen ist nicht weit und zu Fuß leicht erreichbar. Dort finde ich bei einem Kollegen Unterkunft. »I am the doctor of this town and of thirty-two villages«, höre ich zum erstenmal in lieblichem sächsischem Tonfall aus seinem Mund. Gute Praxis, gutes Essen, gut eingerichtetes Haus mit Bad, tüchtiger, liebenswürdiger, hilfsbereiter Kollege. War kein Nazi, gehört weder der Partei noch einer ihrer Gliederungen an. Da er sein Staatsexamen mit »sehr gut« bestanden hatte, wurde er verdächtigt, »jüdisch« zu sein.

Weissenburg. »You are staying here, it's war.« Rutsch mir den Buckel runter, für mich ist er aus und du hast mir nichts zu sagen, die Nazis haben mir nichts mehr zu sagen, die Amerikaner haben mir nichts zu sagen, keiner hat mir was zu sagen. Ich will heim, heim, heim.

Der Dolmetscher auf dem Office von Naumburg, Mr. Schmidt, rundlich, gutmütig, glatzköpfig, empfiehlt mir zur Übernachtung das christliche Hospiz nebenan. Gegen neun Uhr abends klopft es. Mr. Schmidt tritt ein, würde dem Typ nach gut an einen Stammtisch in Naumburg passen. Mr. Schmidt ist nicht Mr. Schmidt, sondern Herr Goldschmidt. Er ist kein Amerikaner, sondern Deutscher, Jude aus Berlin, hatte dort ein Speditionsunternehmen, wurde mit seiner Frau nach Auschwitz abtransportiert, türmte, als in seinem Block das Morden losging, ließ seine Frau zurück, konnte nicht sterben, war noch nicht so weit wie die anderen, verschaffte sich Kleider, kehrte nach Berlin zurück, hielt sich in einer Laubenkolonie versteckt, fuhr nach dem Großangriff auf eine rheinisch-westfälische Industriestadt dorthin, verschaffte sich von einem Bombenopfer etwa seines Alters die Papiere und hieß seitdem Schmidt. Von dort fuhr er nach Naumburg und war in den letzten Jahren leitend im Reichsnährstand tätig.

»Das ist allerhand und kaum zu glauben, Herr Goldschmidt. Sie sind ein toller Bursche.«

»Ich bin ein Feigling, Herr Doktor, habe meine Frau zurückgelassen.«

»Haben Sie Kinder?«

»Nein.«

Durch Mr. Schmidt, alias Goldschmidt, kann ich trotz Verbots einen Brief an Lisa nach New York befördern. Sie muß erfahren, daß ich lebe. Am nächsten Morgen bringen mich zwei GIs durch Vermittlung von Mr. Schmidt mit einem Jeep vor die Stadt und setzen mich in größerem Abstand von den Wachen ab. Den Freundlicheren der beiden bitte ich, einen Brief an Lisa in New York zu besorgen. Er sagt, das sei verboten, er wolle es aber dennoch über einen guten Freund wagen. Ich muß wissen, ob Lisa sich noch gebunden fühlt oder ob sie inzwischen geheiratet hat. Ob der GI Wort hält? Während die beiden mit ihrem Jeep zurückbrausen, stellt sich heraus, daß der Abstand von den Wachen nicht groß genug war. Ich werde von ihnen zurückgepfiffen und stehe bald zwei blendend aussehenden dunkelhäutigen amerikanischen Soldaten gegenüber: »Pass, paper?« Ich berichte ihnen, so gut es geht, auf Englisch, daß ich Arzt sei und durch die Nazis nach Sachsen geraten bin. »You are Nazidoctor?« – Um Gotteswillen, sie haben mich mißverstanden. Nach neuerlichen umständlichen Erläuterungen haben sie verstanden und lassen mich, gesenkten Blicks und mit einem »go on«, was nach Anteilnahme klang, laufen.

Unterwegs marschiere ich ein Stück Weg zusammen mit vier Holländern, trenne mich von ihnen, werde von einem etwa 48jährigen, gehetzt aussehenden Herrn angesprochen und nach dem Weg nach Naumburg gefragt. Ob die Amerikaner die Zufahrtswege besetzt hielten, will er wissen, er sei Mitglied des Volksgerichtshofes in Berlin gewesen und hätte, wenn man ihn fassen würde, wohl nichts zu lachen. Das glaube ich auch. Ich muß ihm sehr vertrauenerweckend erschienen sein.

Später begegnet mir eine Gruppe: ein Tscheche, ein Franzose und eine hübsche junge Polin. Sie essen amerikanische Konserven, haben deutsche Fahrräder und sind sehr verwundert darüber, daß ein deutscher Arzt marschiert und nicht wenigstens ein Fahrrad hat. Nichts sei heutzutage leichter als die Beschaffung eines Rades, meinen sie. »Für euch ja, für mich nicht.«

In einem Dorf kurz vor Bad Kösen klopfe ich in der Hoffnung auf Unterkunft wieder bei einem praktischen Arzt an. Eine große, sehr schlanke Frau öffnet mir mit ängstlichem Blick. Schlechtes Gewissen? Könnte Frauenschaftsführerin gewesen sein. Ich esse gut zu Abend, kann baden, erhalte eine Lagerstatt für die Nacht auf einer Couch, frühstücke en famille, wobei ich erfahre, daß Sohn und Schwiegertochter in Gefangenschaft sind. Die Frau des Hauses war, wie vermutet, Frauenschaftsführerin des Ortes und der Hausherr ein alter Parteigenosse. Sie machen sich Sorgen wegen ihrer Zukunft. »Wissen Sie«, sagt der 72jährige Kollege, »die Juden können uns nicht mehr schaden, die sind beseitigt. Die Halbjuden jedoch sind zum größten Teil durchgekommen und wissen zuviel, die sind für uns jetzt besonders gefährlich, gefährlich auch deshalb, weil man es ihnen oft nicht ansieht.« Es verschlägt mir die Sprache. Dann entwickle ich zur Betrübnis meiner Gastgeber einen Mordsappetit, esse zwei Spiegeleier, einen erheblichen Teil des Schinkens, trinke einige Tassen Milch, denke nebenbei, du gehörst nun zu jenen, die besonders viel lernen werden müssen, putze mir schließlich den Mund ab und begebe mich mit einem knappen »Danke« wieder auf die Landstraße.

Hunderte und Aberhunderte von schweren Panzern rollen auf der Autobahn bei Weimar an mir ostwärts vorbei. Ich muß mich beeilen. Theresienstadt liegt im tschechisch-russischen Bereich. Wenn Mutter dort ist, wird es höchste Zeit, sie zu holen. Vielleicht aber haben das bereits die Amerikaner besorgt.

Mein Weg führt am KZ Buchenwald vorbei nach Weimar. Im

Gasthaus »Zum Weißen Schwanen« neben dem Goethehaus kann ich übernachten. In der Gaststube sitzen aus dem KZ Buchenwald Befreite; sie stammen aus allen Teilen Deutschlands und Europas, sind zum Teil zusammen mit Brüdern, Schwestern und anderen Verwandten, mit Bräuten, die auf den verschiedensten Wegen und mit den unterschiedlichsten Fahrzeugen hierhergeeilt sind, um sie zu suchen und abzuholen. Es wird gelacht und geweint, getrunken, geraucht, man küßt und herzt sich.

Am Goethehaus steht »off limits«. Es hat einen Treffer abbekommen. Es bedurfte dieses Zeichens nicht mehr, um das Unglück vollzumachen. Französische, englische und holländische Gefangene sowie Deportierte fahren auf amerikanischen Lkw singend westwärts. Sie kehren zurück in die Heimat zu ihrem Volk. Und ich? – Wo ist Deutschland? Was ist nun noch das deutsche Volk?

Renates Mutter wohnt nicht mehr bei der Schwester. Diese mußte die Wohnung räumen, während der Herr Ortsgruppenleiter in ein Lager am Rhein abtransportiert worden ist. Eine Nachricht von ihm fehlt. Seine Frau ist ratlos und verängstigt. Von Renate weiß ihre Mutter nur, daß sie mit ihrer Schwester und deren tschechischem Freund nach Prag gegangen ist.

Immer und immer wieder winke ich auf meinem weiteren Rückmarsch Fahrzeugen, stoppe Autos, aber nur selten habe ich das Glück, ein Stück mitgenommen zu werden. Die Eisenbahn funktioniert auch auf ganz kurzen Strecken nicht mehr. Nach tagelanger Wanderung komme ich an Erfurt vorbei, über Eisenach und Fulda wieder nach Oberhessen, übernachte in Schlüchtern bei einem Lehrer, der Parteigenosse und überzeugter Nazi war. Er macht auf mich einen ruhigen Eindruck. Scheint geheilt zu sein. Ich erzähle ihm einiges von meinen Erlebnissen.

Einen großen Teil meines bisherigen Weges hatte Napoleon nach seiner Niederlage in Rußland genommen, begleitet und bewacht von Elitetruppen. An der engsten Stelle des Kinzigtales sollte ihm der bayerische General Wrede den Weg abschneiden.

Das mißlang. Nach einer Nacht im ›Riesen‹ in Hanau entkam der Kaiser über Frankfurt und Mainz und erreichte sicher Paris.

Am nächsten Morgen, als ich mich um 6 Uhr früh auf den Weg machen will, hat mein Gastgeber meine Schuhe auf Hochglanz poliert. Das ist zuviel, hätte er nicht tun sollen. Servile Naturen sind suspekt, ein Greuel. Über das schwer zerstörte Hanau, über Friedberg, Bad Nauheim und mein vertrautes Lang-Göns erreiche ich Mitte Mai wieder Gießen.

Vater, Bruder und Schwägerin sind gesund! Sie haben sich sehr um mich gesorgt, da alle, die mit mir zusammen abtransportiert wurden, bereits heimgekehrt sind. Erich glaubte, ich hätte mich wahrscheinlich von Sachsen aus auf die Suche nach Mutter gemacht. Er kennt seinen Bruder gut und traut ihm viel zu. Unter den gegebenen Umständen aber war seine Meinung wohl doch zu optimistisch.

Mutter ist im Februar wahrscheinlich in das Konzentrationslager Theresienstadt verschleppt worden, denn Vater hatte im Februar folgende Karten erhalten:

Aschermittwoch

Ihr Lieben!

Macht Euch keine Sorgen! Ich denke soeben wieder an Euch, denn wir fahren bald von Frankfurt weiter. Es ist drei Uhr nachmittags. Fliegeralarm. Ich schreibe im Stehen. Es geht alles, wenn man will.

Innige Grüße!

Eure Mutter

Auf der Vorderseite der Karte ist wieder der widerwärtige Spruch:

Der Führer kennt nur Kampf,
Arbeit und Sorge.

Wir wollen ihm den Teil abnehmen,
den wir ihm abnehmen können.

Erfurt, den 18. 2. 45

Ihr Lieben alle!

Nur wieder einen kurzen aber herzlichen Gruß. Wir sind noch nicht am Ziel – dann schreibe ich mehr. Es wird schon alles gut – ich habe Hoffnung. Die Kameradschaft ist groß. Bei Euch hoffe ich alles wohlauf. Ich helfe mir so gut als möglich. Gesund bin ich noch – nur sehr müde, denn wir fuhren die ganze Nacht. Mache laufend interessante Bekanntschaften. Ich schreibe bei schlechtem Licht – daher so schön. Innige Grüße!

Eure Mutter

Aussig, den 22. 2. 45

Ihr Lieben alle!

Noch immer nicht am Ziel! Aber bald! Macht Euch keine Sorgen! Es wird schon alles gut. Ich hoffe auf ein baldiges Wiedersehen. Es ist hier dunkel und kalt. Ich sehe fast nichts beim Schreiben. Wir wollen tapfer sein. Vergeßt nicht, Werner und Renate zu grüßen!

Innige Grüße und Küsse

Eure Mutter

DIE STUNDE NULL

WO IST MUTTER?
FAHRT ZUM KZ THERESIENSTADT

Wie mag Mutter wohl die Karten aus dem Transport herausgeschmuggelt haben? Sie ist immer umsichtig und überlegt gewesen.

Sogleich geht es an die Vorbereitungen einer Fahrt nach Theresienstadt. Zwei Männer, Kurt Bohling und Karl Fischer, beide »Halbjuden«, die einige Jahre in Gestapohaft, Gefängnis und im KZ verbracht haben und deren Mütter zusammen mit meiner Mutter abtransportiert – »evakuiert« – worden waren, beschaffen mit Hilfe meines Bruders die für unser Vorhaben erforderlichen Zusagen von den lokalen amerikanischen Behörden, während ich mich um einen Ausweis der Stadt Gießen bemühe.

Keiner von uns hat einen Führerschein: »Nichtarier« durften ihn im Dritten Reich nicht erwerben.

Der neuernannte »unbelastete« Oberbürgermeister von Gießen, Dr. Dönges, fragt mich:

»Wieviel Liter Benzin brauchen Sie für das Unternehmen?«

»300 bis 400 Liter.«

»Um wieviel Personen handelt es sich?«

»Im Februar sind noch vierzehn deportiert worden. Ich weiß nicht, wieviel von diesen und von denjenigen, die vor Jahren bereits abtransportiert worden sind, noch leben.«

»Für so wenig Leute und ein so unsicheres Unternehmen soviel Benzin?« Es reiche aus, um den Bedarf an Nahrungsmitteln der ganzen Stadt für eine Woche herbeizuschaffen.

Die Frage ist durchaus berechtigt und verständlich. Ob er sie gestellt hätte, wenn *er* seine Mutter in Theresienstadt vermuten würde?

Die Stadt stellt nach einigem Hin und Her ein Feuerwehrauto und der Landkreis zwei Pkw mit dem erforderlichen Benzin sowie reichlich Fleischkonserven, Butter, Brot und Obstkonserven aus verbliebenen Militärbeständen zur Verfügung. Am 25. Mai 1945 nehme ich 7.30 Uhr früh vor der Oberbürgermeisterei der Stadt Gießen den Ausweis in Empfang:

Ausweis

Der Inhaber dieses Ausweises, Herr Dr. Werner Schmidt in Giessen, ist von der Stadt Giessen beauftragt, im Einvernehmen mit der hiesigen Militärregierung in Theresienstadt einen Transport Juden und Jüdinnen abzuholen, die im Februar ds. Js. durch die Gestapo dorthin verschleppt worden sind. Es wird gebeten, ihm behilflich zu sein, dass er den Transport ordnungsgemäss durchführen kann.

Herr Dr. Schmidt fährt mit mehreren Wagen des Stadt- und Landkreises Giessen.

Giessen, den 25. Mai 1945
Der Oberbürgermeister der Stadt Giessen
J. A.
Verwaltungsdirektor

So gewiß, wie es im Ausweis steht, ist der Ort nicht, an dem wir die Verschleppten vermuten. Ebensowenig ist uns bekannt, ob sie das Kriegsende überlebt haben. Die Formulierung des Ausweises ist das Ergebnis einer eingehenden Besprechung mit dem Verwaltungsdirektor, bei der vieles bedacht werden mußte.

Am ersten Tag unserer Fahrt erreichen wir Jena. Vor Eisenach kommen wir an einem großen Platz voll merkwürdiger Kriegsmaschinerie vorbei: Halbhohe Panzerfahrzeuge, holzgasbetrieben, zusammengefahren und überwiegend zerstört, verbrannt.

Kampf bis zuletzt. Kriegsgerät aller Art von unschätzbarem Wert säumt die Straßenränder. Immer wieder zwingen uns zerstörte Autobahnbrücken zu weiten Umwegen. Unsere drei Wagen bewegen sich nun auf einer abfallenden Straße in ein enges, schattiges Tal. Wir sind mitten im Thüringischen. Die Autos rollen wieder im Leerlauf und mit abgestelltem Motor, um den kostbaren Sprit zu sparen. Es ist sehr warm und abseits der Autobahn sehr still. Man hört nur das Rollen der Pneus auf dem Straßenbelag. Vor uns taucht plötzlich ein mir vertrautes, aber längst versunkenes Bild auf: Drei herrliche Burgen liegen dicht beieinander vor unseren Augen, darüber schwere Wolken, durch die an einer Stelle die Sonne bricht und sie mit Licht überflutet. Genauso habe ich die Landschaft zu Hause oft bewundert: Die selben drei Burgen, ein kleinformatiges Bild in altem, breitem Goldrahmen, eine romantische Landschaft von seltener Schönheit. Andreas Achenbach hatte es gemalt. Wo mag das Bild geblieben sein? Wir sind überwältigt und sprechen kein Wort.

Unter den Tausenden amerikanischer Kriegsfahrzeuge, die uns auf der langen Fahrt begegnen, befindet sich ein Jeep, auf dessen Windschutzscheibe in unregelmäßigem Zickzack die Worte stehen: Alles kaputt.

Alles kaputt? Ja, alles kaputt: die Häuser kaputt, die Wirtschaft kaputt, das Vermögen kaputt, die Kultur kaputt, die Menschen kaputt, die Familien kaputt, die Moral kaputt, das Gewissen kaputt, die Nazis kaputt, das Reich kaputt, Hitler kaputt, Mussolini kaputt, ich kaputt, nicht ganz kaputt – was bei mir kaputt ist, wird sich noch zeigen. Wenn ich Mutter nur unversehrt wiederfinde.

Irgendwo in Thüringen steigen drei entlassene Soldaten aus meinem Wagen. Ich hatte sie unterwegs, trotz des hysterischen Geschreis und Revolvergefuchtels eines französisch sprechenden Subjektes mit Tommy-Stahlhelm und weitmaschigem Netz vor der Visage, aufgeladen. Als der eine am Horizont sein Heimatdorf ausmacht, singt er: »O Täler weit, o Höhen«. Nicht kaputt ...

Nach Übernachtung in Jena brechen wir um sechs Uhr früh wieder auf. Bei Chemnitz ist die Autobahn durch einen Lattenzaun gesperrt. Diesseits des Zaunes herrschen die Amerikaner, jenseits die Russen. Bis hierher ging alles recht gut, abgesehen von kleineren Schwierigkeiten. Jetzt aber wird's heikel. Trotz meines Ausweises läßt uns die lokale amerikanische Dienststelle nicht passieren. Es kommt zu längeren Verhandlungen, die schließlich erfolglos abgebrochen werden. Die amerikanischen Offiziere drohen dabei, als ich nicht bereit bin nachzugeben, wie schon einmal bei meinem Rückmarsch in Leipzig, daß sie schießen würden, falls ich von der Autobahn nicht alsbald verschwände. Russische Offiziere, die uns von der anderen Seite aus beobachten, rufen »idi, idi« und machen dazu Bewegungen, die soviel besagen sollen wie: Kommt doch herüber. Sie sehen jedoch wenig vertrauenerweckend aus. Wir kehren um und täuschen Heimfahrt vor, verlassen dann, als wir außer Sichtweite sind, über eine provisorische Zufahrtstraße die Autobahn in Richtung Oberlungwitz. Über eine kleine Ausfallstraße des Ortes versuchen wir ostwärts weiter vorzustoßen, werden an einem Kontrollpunkt von einem »Ami« gestoppt, der, ortsunkundig, uns passieren läßt, da ich ihn glauben machen kann, daß Theresienstadt nur etwa 30 Kilometer von ihm östlich gelegen ist. Wir durchqueren das Land bis Annaberg-Buchholz. Die Dörfer sind menschenleer, wirken ausgestorben. Die Türen und Fenster sind verschlossen, die Vorhänge zugezogen, und soweit Läden vorhanden, sind sie heruntergelassen oder zugeklappt.

Wir befinden uns nun schon weit östlich von der augenblicklichen Demarkationslinie in einem anderen Teil der Welt, in dem Rußland herrscht, weit entfernt von der Heimat, wo Deutsche kaum noch Rechte haben, wo man sich um uns, um unser Ergehen und Verbleiben nicht kümmern kann. Im Ernstfall sind wir hier völlig abgeschnitten von unserer dürftigen Operationsbasis: Gießen an der Lahn. Es ist eine Fahrt mit vielen Unbekannten und großen Risiken, eine Fahrt mit fraglichem Erfolg, eine Fahrt in unsicherster Zeit. Trotzdem müssen wir sie wagen.

Buchholz: Lagebesprechung. Es ist früher Nachmittag. Die beiden Pkw-Fahrer schieben triftige Gründe vor, die sie von der Weiterfahrt abhalten. Bei dem einen sind angeblich die Bremsen des Wagens nicht in Ordnung, der andere fürchtet als ehemaliger Parteigenosse um seine Freiheit; er ist Vater mehrerer Kinder. Ich lasse beide mit Proviant, einigen Kanistern Benzin und einem der beiden Gefährten, dessen Mutter wir ebenfalls in Theresienstadt vermuten, zurück und verabrede eine Wartezeit von drei bis vier Tagen. Wenn sie verstrichen ist, sollen sie heimfahren, denn dann ist damit zu rechnen, daß uns etwas zugestoßen ist. Danach überqueren hinter Annaberg-Buchholz der treue Fahrer des Feuerwehrwagens, Kurt Bohling, und ich die Grenze zur Tschechei.

Mein Conti-Autokarten-Atlas ist nicht viel wert, da viele Straßen- und Ortsschilder durch blau-weiße Schilder in kyrillischer Schrift ersetzt worden sind. Die Fußgänger, die ich in Komotau, dann in Brüx anspreche, verstehen nicht mehr Deutsch. Die Deutschen unter ihnen sind durch weiße Armbinden gekennzeichnet. Sie schleichen, wenn wir sie fragen, verängstigt und verstört davon. Unsere Lage ist schwierig. Sie wird heikel, als wir von einem tschechischen Polizisten gestoppt werden, der unser großes Benzinfaß entdeckt hat. Während er in seinem Revier verschwindet, um Verstärkung und Direktiven zu holen, entschließen wir uns augenblicklich zur Weiterfahrt. Wir sind ohne Schutz. Was kümmern die Russen und Tschechen in dieser Zeit unser gutes Gewissen und der Ausweis der Stadt Gießen? Es steht uns ja nicht auf der Stirn geschrieben, und eine Behörde, die uns die erlittenen Verfolgungen bescheinigen könnte, gibt es noch nicht.

Um künftig mehr Erfolg zu haben, wenn ich nach dem Weg frage, wende ich folgenden Trick an: Ich spreche die Leute englisch an, was keiner versteht. Danach frage ich auf deutsch in englischem Tonfall: »Sprechen Sie Deutsch?« Die Antwort lautet dann gewöhnlich »Ja«. Man hält mich für einen Engländer. Mein Jackett, die Rotkreuz-Binde, mein Fahrer in blauer Feuerwehruniform mit roter Armbinde und dem gelben Aufdruck »fire department« tun das übrige.

In Teplitz-Schönau stoppt uns eine russische Militärpolizistin mit glattem, gescheiteltem Haar, kurzem Uniformrock und Maschinenpistole. Sie ist groß, breit und vollbusig, öffnet meinen Wagen und fordert mich auf, sechs bewaffnete russische Soldaten und zwei Offiziere mitzunehmen. Sie steigen ein und bemächtigen sich sogleich meines Atlasses. Einige Kilometer weiter werden wir nochmals angehalten. Es steigt eine geschwätzige russische Militärpolizistin zu. Als sie hört, daß ich ein »Wratsch« bin, hebt sie ihren Uniformrock. Ich muß ihr rechtes Knie untersuchen und begutachten. Sie fordert mich auf, alle nach Dresden zu bringen. Das geht auf keinen Fall, denn dazu reicht das Benzin nicht. Kurze Zeit später habe ich die Polizistin, die Soldaten und Offiziere, ich weiß bis heute nicht recht wie, wieder draußen. Nachdem uns Tausende und Abertausende westwärts wandernde Flüchtlinge aus der Tschechei begegnet sind, erreichen wir über Aussig und Lobositz gegen sechs Uhr abends klopfenden Herzens das Tor des Konzentrationslagers Theresienstadt. Es ist der 26. Mai 1945.

Ich gehe auf den stämmigen, etwa 50jährigen russischen Soldaten mit geschultertem Gewehr und Bajonett und den etwa 1,90 m großen, jüngeren tschechischen Polizisten zu, die den Eingang zum Lager bewachen, spreche sie deutsch an, zeige ihnen meine Papiere und trage meine Wünsche vor. Die Verständigung macht große Schwierigkeiten. Nach einigem Hin und Her lassen sie mich mit dem Wagen passieren, und wir parken Augenblicke später am Rand der Hauptausfahrtstraße des Lagers. Mein Fahrer und mein Gefährte bleiben im Wagen. Es ist ein wunderschöner vorsommerlicher Abend. Mir entgegen kommen drei junge Leute, zwei Männer und eine sympathische Dame. Alle drei in weißem Dreß und Ärztemänteln. Es sind tschechische Medizinstudenten aus Prag, die im Lager Ehrendienste bei den zahlreichen Kranken verrichten. Die Studentin spricht etwas Deutsch und gibt höflich die gewünschte Auskunft. Zunächst muß ich zu einer russischen Dienststelle. Von dort werde ich zur »Magdeburger Kaserne« verwiesen, in der sich die Registratur mit den großen Karteien befindet. Im Laufschritt durcheile ich dunkle und muffige Flure, habe mit einigen Sprüngen die Treppe des sehr alten Hauses hinter mir, laufe an Hunderten von Menschen vorbei, über Straßen und Höfe, und stehe dann vor einem langen, schmalen Tisch in der Registratur des Konzentrationslagers Theresienstadt.

Der Raum ist groß, nahezu quadratisch. Eine junge, schlanke, gewandte und freundlich dreinschauende Dame fragt nach meinem Wunsch.

»Ich bin Dr. Schmidt, komme aus Gießen und bin auf der Suche nach meiner Mutter, die am 13. Februar mit mehreren Frauen und Männern mit unbekanntem Ziel von der Gestapo abtransportiert worden ist. Einiges spricht dafür, daß sie hierhergekommen ist.«

»Wie sind ihre Personalien?«

»Johanna Schmidt, geborene Fein.«

»Wann geboren?«

»Am 6. 12. 79 in Breslau.«

Und mit einem Lächeln: »Was bekomme ich, wenn sie hier ist?«

»Alles, was ich bei mir habe, wenn Sie es gebrauchen können, mit Ausnahme eines Feuerwehrautos«.

»Es ist durchaus möglich, daß sie hierhergekommen ist. Meines Wissens sind hier im Februar noch Hessen eingetroffen.«

»Sind seitdem Transporte von hier in andere Lager erfolgt?«

»Nein. Will erst mal die Namen der seitdem Verstorbenen durchsehen.« – –

»Dabei ist eine Johanna Schmidt nicht.«

»Nun die Namen der Erkrankten – dabei ist sie auch nicht.«

»Jetzt die Listen der nicht krank Gemeldeten.«

Sie geht an eine andere Stelle. Und nach einer weiteren Pause, in der mir der Atem stockt, höre ich von der mir gegenüberliegenden Wandseite her:

»M, N, O, P Q, R, S, ... Sch... Schmidt... Schmidt, Johanna, geborene Fein, geb. 6. 12. 1879 in Breslau, wohnt in der Bahnhofstraße 9.«

Mutter lebt!

Im nächsten Augenblick bin ich die Treppen hinunter, wieder im Freien, laufe eine Anlage entlang, in der friedliche Menschen spazierengehen. Ein älteres Paar spreche ich an und erhalte in vertrautem Schwäbisch die gewünschte Auskunft. Die Dame ist Fürsorgerin und bietet mir sofort an, mich zur Bahnhofstraße 9 zu begleiten. Mutter lebt! Vorbei an einem Pavillon, in dem Kinder, die man dorthin verschleppt hat oder die im Lager geboren wurden, spielen. – Mutter lebt! – Ich nehme einige Kinder in den Arm und drücke sie an mich. Sie schauen mich aus großen Kulleraugen an und halten mich bestimmt für verrückt, falls sie schon wissen, was das ist. Dann stehe ich endlich vor dem Haus Bahnhofstraße 9.

Durch einen engen Gang gelange ich über einen Hof und eine Wendeltreppe vor eine schmale Tür und klopfe.

»Ja, wer ist da?« höre ich Mutters Stimme.

»Werner.«

»Wer?«

»Werner, Dein Werner.«

»Mein Gott!«

Die Tür wird geöffnet und ich halte meine 66jährige Mutter in den Armen.

»Ich hab's ja gewußt, daß du kommen wirst – ich – ich hab's ja gewußt.«

Sie hat ein altmodisches Nachthemd an, durch das man die Schulterblätter und Rippen deutlich fühlt. Ihr Gesicht ist noch schmaler geworden; die Augen aber sind unverändert und haben ihren vertrauten dunklen Glanz.

Aus mir sprudelt es heraus: »Zu Hause sind alle gesund. Als Erich gehen mußte, waren die Eisenbahnen so schwer zerbombt, daß sein Transport nicht mehr über Frankfurt hinauskam. Auf Schleichwegen kehrte er zurück und hielt sich bei B. in Wieseck im Bienenhaus mit zwei Pistolen bewaffnet einige Tage verborgen, bis die Amerikaner da waren. Von mir erzähle ich dir später. Was ist aus den Leuten geworden, die mit dir abtransportiert worden sind?«

»Sie leben alle und sind soweit gesund. Nur Frau J. aus Q. liegt wegen eines Knochenbruchs im Krankenrevier.«

Ich eile zurück zum Eingang des Lagers und unterrichte Gefährten und Fahrer. Unsere Ankunft verbreitet sich wie ein Lauffeuer. Als ich zu Mutter zurückkehre, drängen sich die Menschen im Hof, im Eingang des Hauses und auf der Treppe. Fast werde ich in Stücke gerissen. Aus Westdeutschland ist vor uns noch niemand hier gewesen.

Die erste Nacht schlafe ich im Feuerwehrauto, die nächste Nacht in einem mehrstöckigen Bett, ähnlich wie im Lager Blankenburg, jedoch zwischen Männern *und* Frauen. Mein Schlaf ist dadurch sehr gestört. Morgens antichambriere ich bei der Dienststelle, die für die Rückführung zuständig ist. Es sind dreizehn Personen aus Gießen und Umgebung, die noch im Februar 1945 in das Lager gekommen sind. Eine 62jährige, die in »privilegierter Mischehe« lebte und nach dem Tod ihres Mannes 1943 hierher verschleppt wurde, ist inzwischen gestorben.

Ich stehe am Anfang einer langen Schlange. Vor mir eine zierliche, junge Frau, tschechische Jüdin, in ein erregtes Gespräch mit ihrem Vordermann verstrickt.

»Ich schlage jeden Deutschen tot, der mir begegnet.«

»Mich auch?« schalte ich mich in ruhigem Ton ein. »Ich bin ein Deutscher, und man nahm mir meine Mutter fort, weil sie Jüdin ist. Ich bin hier, um sie zu holen.«

»Kann ich das wissen? Woher soll ich das wissen – wenn Sie wie ich in Auschwitz erlebt hätten, wie vor Ihren Augen die gebrechlichen alten Eltern zu Tode geprügelt werden, wenn Sie erlebt hätten, daß der Bruder viermal vor der Gaskammer steht und sein Leben nur dem Umstand zu verdanken hat, daß zufällig in diesen Augenblicken Transporte aus Ungarn ankamen, deren Menschen sofort in die Gaskammern wanderten, dann kann man nicht anders.« Was konnte ich dieser erregten, verstörten jungen Frau noch sagen? Wann wird sie wieder zur Ruhe kommen?

Bei meiner Abfertigung ergeben sich für den sofortigen Rücktransport anscheinend unüberwindbare Schwierigkeiten.

An das Oberbürgermeisteramt der Stadt Giessen.
Herr Dr. Werner Schmidt hat einen Ausweis Ihres Oberbürgermeisteramtes vorgelegt, der ihn berechtigt, einen Transport von Juden und Jüdinnen aus Theresienstadt nach Giessen zu repatriieren.

Da in Theresienstadt seit dem 20. April eine Fleckfieberepidemie aufgetreten ist und über Theresienstadt die Quarantäne verhängt wurde, wurde der Abtransport der in Frage kommenden Personen von den massgebenden Behörden / russisches Sanitätskommando / nicht bewilligt.

Voraussetzung für einen derartigen Abtransport ist, dass von Ihrer Seite eine Bestätigung vorgelegt wird, in der Sie zur Kenntnis nehmen, dass alle Vorkehrungen getroffen werden, um eine Ausbreitung der Seuche am Ort des Reisezieles zu verhindern. Eine gleichlautende Bestätigung muss auch von der amerikanischen Militärregierung ausgestellt werden. Die zurückzuführenden Personen sind derzeit gesund, läusefrei und werden nur infolge der Quarantänegesetze im Lager zurückgehalten.

Theresienstadt, 27. 5. 1945.

Gesundheitswesen
Dozent Dr. Richard Stein.

Noch einmal bekomme ich für eine so große Fahrt nicht genügend Sprit. Zurückfahren zu den Pkw nach Annaberg-Buchholz und einen davon heimschicken, um die erforderlichen Dokumente zu besorgen, bedeutet eine Verzögerung der Abfahrt um mindestens sechs bis acht Tage. Hinzu kommt, daß die Amerikaner, wenn von Flecktyphus die Rede ist, gewiß sehr zurückhaltend mit dem Ausstellen von Bescheinigungen sein werden. Ohne Mutter und die anderen Frauen und Männer werde ich Theresienstadt aber auf keinen Fall verlassen. Aus dieser verzwickten Lage muß rasch ein Ausweg gefunden werden. Gegen Mittag rufe ich alle für den Rücktransport in Betracht kommenden Personen zusammen und sage ihnen, sie müßten sich noch einige Tage gedulden, bis ich die vom russischen Sanitätskommando geforderten besonderen Papiere aus der Heimat herbeigeschafft hätte. Die Enttäuschung über diese Verzögerung ist allenthalben groß. Als ich zu unserem Wagen zurückkehre, hat sich ein alter Mann, Herr G. aus Gießen, auf eine Matratze davorgelegt und erklärt, erst aufzustehen, wenn er einsteigen darf. Er wird Wort halten.

Besorgt marschiere ich kreuz und quer durchs Lager, suche nach Nebenausgängen und nach anderen Möglichkeiten, die Leute trotz der Entscheidung des russischen Sanitätskommandos abzutransportieren. Dabei lerne ich weitere Teile des Lagers genauer kennen, sehe die vielen Tausende, die hier wie die Heringe zusammengedrängt hausen.

Aus dem Baltikum, aus Polen, Deutschland, der Tschechei und Slowakei, aus Österreich, Ungarn und Rumänien, aus Holland und Dänemark hatte man orthodoxe und liberale, nichtassimilierte und assimilierte Juden, Juden katholischer und protestantischer Konfession wie Vieh zusammengepfercht. Alle Berufe und Klassen sind vertreten: Bauern und Handwerker, Arbeiter, Akademiker, Künstler, ehemalige aktive Offiziere, Kommerzienräte, Barone und Baroninnen.

Am frühen Nachmittag des 28. Mai 1945 verlasse ich zu Fuß das Lager. Der alte Mann liegt immer noch vor dem Auto und ist nicht zu bewegen, aufzustehen. Der wachhabende russische Landser fragt mich: »Wodka?« Ich verneine und reiche ihm im Vorübergehen unauffällig eine Handvoll Zigarren, die mir Vater für eine solche Situation bei meiner Abfahrt zugesteckt hatte. Er läßt sie mit gekonnter Nonchalance in seiner Manteltasche verschwinden. Ich orientiere mich nun genauer über die unmittelbare Umgebung von Theresienstadt. Ein Auto, das mich zu den Pkw nach Buchholz, nahe der Grenze, zurückbringen könnte, gibt es nicht. Einige hundert Meter vom Lagerausgang entfernt, an der Abzweigung zu dem alten Bischofssitz Leitmeritz, steht ein russischer Doppelposten. Linker Hand der Straße arbeiten Frauen des Lagers auf den Feldern. Ihre Vorarbeiterin, eine 20jährige tschechische Jüdin, ist das, was man an der Waterkant eine »dralle Deern« nennen würde. Ich spreche sie an. Sie ist blond, blauäugig und das älteste von dreizehn Kindern. Ihre Familie besitzt in der Tschechei einen Bauernhof. Die Kolonne, die sie führt, besteht aus achtzig Frauen. Nachdem ich ihr gesagt habe, wer ich bin und weshalb ich hierhergekommen bin, erklärt sie sich, wenn auch zögernd, bereit, die Frauen meines Transportes, unter ihre Kolonne gemischt, am nächsten Morgen beim Gang aufs Feld durch die Ghettokontrolle zu bringen.

»Um wie viele Frauen handelt es sich?« fragt sie.

»Um sechs.« Es sind zwölf.

Nach neuerlichem Zögern sagt sie endgültig zu. Für acht Uhr abends verabreden wir uns an einem bestimmten Punkt der Seestraße in Theresienstadt, um die Einzelheiten des Unternehmens zu besprechen.

Bei der Rückkehr ins Lager ruft mir der russische Soldat strahlend zu:

»Mussolini kapuut, Gitlär kapuut, Stalin prima!«

Ich denke: Ohne Stalin wäre der Krieg bei uns noch nicht zu Ende, aber im Grunde verdamme ich ihn ebenso wie die anderen Diktatoren. Hitler aber bleibt für mich der Schrecklichste.

Als ich zu unserem Feuerwehrwagen zurückkomme, der mit dem Kühler in Richtung Lagermitte steht, liegt zu meinem

Erstaunen der alte Mann immer noch auf seiner Matratze vor dem Auto. Ich kann ihm nicht seine Furcht ausreden, ich könnte losfahren, ohne ihn mitzunehmen.

Nach der Besprechung mit der »drallen Deern« rufe ich alle für den Transport Vorgesehenen zusammen, weihe sie, nachdem ich sie morgens schwer enttäuschen mußte, in meinen Schlachtplan ein und erlege jedem strengste Schweigepflicht auf, da durch eine unbedachte Äußerung oder durch auffälliges Verhalten das ohnehin auf schwachen Füßen stehende Unternehmen leicht scheitern könnte.

Nachts schlafe ich im Zimmer von Baron H., das dieser mit seiner Schwester, Baronin F., und der blinden, über 60jährigen Baronin S. teilt. Es befindet sich im sogenannten Prominentenhaus. In der Mitte des Raumes, er hat Terrazzoboden, stellen die Bewohner für mich einen wackligen Liegestuhl auf, was die Wanzen jedoch nicht hindert, mich in der Nacht scharenweise zu besuchen. Läuse gebe es in diesem Raum wohl nicht, sagt man mir, so daß die Gefahr, einen Flecktyphus zu bekommen, hier gering ist.

In diesen Tagen will mich immer wieder eine Dame sprechen. Sie erkundigt sich nach Prof. Temesvary von der Universität Gießen. Es stellt sich folgendes heraus: Gegen Ende der zwanziger Jahre hat Temesvary, Professor für Musik an meiner Alma mater in Gießen, die neunte Symphonie von Beethoven dirigiert. Die Dame war Sängerin gewesen und wurde von ihm dafür engagiert.

»Dann habe ich Sie als Schüler damals gehört.«

Sie fragt:

»Wie geht es Prof. Temesvary? Wie konnte das alles geschehen?«

»Ich weiß es nicht. Hitler kam aus diesem Raum, ich will sagen, er kam aus Österreich. Mir ist nicht bekannt, daß Prof. Temesvary tot ist.«

Als ich am 29. Mai 1945 Mutter in ihrem zwei Meter breiten, vier Meter langen und drei Meter hohen Wohn-Schlafraum aufsuche, den sie mit fünf Leidensgenossinnen teilt, stehen auf der Treppe zwei alte Männer aus meiner Heimatstadt, die bereits 1942 mit einem großen Transport hierhergekommen sind. Sie sind sehr niedergeschlagen, weil ich keinen Platz mehr für sie habe. Ich verspreche ihnen, zurückzukommen, um sie zu holen, sofern dieser Transport glückt.

Gegen sieben Uhr früh marschieren die Kolonnen der Arbeitsfähigen des Lagers an der Ghetto-Wache vorbei auf die Felder. Ich sitze neben dem Fahrer im Feuerwehrwagen. Hinter mir steht mein Gefährte. Da tauchen auch schon in dem sehr langen Zug die ersten unserer Frauen auf. Gerade jetzt schickt sich die Kontrolle an, genau zu zählen. Sollte der Plan verraten worden sein? Das wäre für uns alle ein Unglück mit unabsehbaren Folgen, denn das russische Sanitätskommando hat den Transport nicht bewilligt. Als das drohende Malheur näherrückt und Mutter mit Kopftuch und Kaffeekanne als landwirtschaftliche Arbeiterin getarnt in der Kolonne auftaucht und die Kontrolle immer noch weitergeht, springe ich aus dem Wagen, laufe zwischen zwei Trupps hindurch und lenke die Kontrollierenden durch Fragen so lange ab, bis alle vor dem Tor sind. Eine Viertelstunde nachdem die letzte die Wache passiert hat, wenden wir unser Fahrzeug, verabschieden uns von der russisch-tschechischen Wache, spielen die Niedergeschlagenen, die unverrichteter Dinge nach Hause fahren müssen und laden hinter dem russischen Doppelposten die sich dort versteckt haltenden Männer und Frauen ein. Die drei Männer des Transportes waren bereits eine Stunde früher mit Leiterwagen aufs Feld gefahren, hatten »Stellung bezogen« und die nachfolgenden Frauen im Gelände unauffällig plaziert.

Unser Feuerwehrauto faßt normalerweise sieben Personen. Jetzt sind wir achtzehn an Bord und haben noch ein großes Benzinfaß zwischen uns stehen.

Kupplung, erster Gang, Gas – Kupplung, zweiter Gang, Gas – Kupplung, dritter Gang, Gas – wir fahren mit 70 Kilometer Stundengeschwindigkeit durch Lobositz, laden unterwegs noch einige deutsche Landser, die sich verkrümelt hatten, auf das hintere Fußbrett und kommen gerade noch rechtzeitig in Buchholz an. Zwei Stunden später wären die Fahrer der beiden Pkw und unser Gefährte zurückgefahren. Nach Rückführung der dänischen Juden war das der erste geschlossene Transport aus Theresienstadt nach Westdeutschland. Ein Omnibus aus Jena, der nach uns eingetroffen ist, hat Schwierigkeiten und lag noch fest, als wir das Lager verließen.

In einem Lokal werden an weißgedeckten Tischen die durch Jahre hindurch Verfolgten und Gequälten zum erstenmal seit langer Zeit mit Fleisch, Butter, gutem Brot und Obst bewirtet. Sie sind unendlich dankbar; viele bringen vor Tränen keinen Bissen hinunter.

Dann geht es über Hitlers lädierte Straßen heimwärts. Bei mir habe ich Hunderte von Briefen, Karten und Adressen von Insassen des Lagers an Angehörige, Freunde und Bekannte im In- und Ausland. Mutter, als Älteste des Transportes, sitzt neben mir im offenen, bequemen Cabriolet und kann das alles noch nicht fassen. Sie war mit 66 Jahren vom 13. bis zum 18. Februar 1945 unterwegs, davon vier Tage in einem Viehwagen der Reichsbahn, bis sie das KZ Theresienstadt erreichte. Das sind fünf Tage. Was hätte ihr allein in dieser Zeit bei ihrem Leiden – einem Gallenblasenhydrops mit Herzrhythmusstörungen – zustoßen können; die Eiseskälte; bei Fliegeralarm mußten alle in den Wagen bleiben; unbeschreibliche hygienische Verhältnisse.

Sächsisches Erzgebirge – Thüringen – alles kaputt? Nicht ganz. Die Landschaft ist, im großen und ganzen, bei strahlendem Himmel schön wie eh und je. In meinem Transport befindet sich Herr Lind aus Lüdenscheid, der Bruder einer Frau aus dem Kreis Gießen. Er verspricht mir, den Sender Luxemburg für die Verschleppten aus Westeuropa zu mobilisieren, da deutsche Sender noch nicht tätig sind. Am 10. Juni 1945 strahlt der Sender folgenden Text aus:

Nachricht durch den Luxemburger Sender auf Veranlassung des Herrn Gottfried Lind in Lüdenscheid, durchgegeben am 10. Juni 1945. Durch einen kleinen Transport nach Gießen, welcher durch Herrn Dr. Werner Schmidt, Arzt aus Gießen, geleitet wurde und von der Stadt Gießen genehmigt wurde, bin ich aus dem jüdischen Konzentrationslager und Vernichtungslager Theresienstadt (CSR) nach Deutschland gekommen. Theresienstadt steht unter russischem Oberkommando. Die Regierungen von CSR, Holland, Frankreich, Jugoslawien etc. haben mit der russischen Besatzungsbehörde eine Abmachung getroffen, wonach diese Länder Insasssen ihrer Staatsangehörigkeit repartieren können.

Mit den engl.-amerik. Besatzungsbehörden in Deutschland und dem russischen Besatzungskommando sind noch keine diesbezüglichen Abmachungen getroffen worden. Deshalb stockt die Rücktransportierung der deutschen Juden. Die Gestapo des Dritten Reiches hat ca. 700 000 Juden aus Deutschland und Österreich verschleppt und vernichtet. Ein kläglicher Rest von 8–10 000 Juden sind bis jetzt unter unsagbaren Leiden noch am Leben. Das Lager Theresienstadt muß in kurzer Zeit auf Antrag der CSR geräumt werden. Das Verkehrsnetz ist noch weitgehend zerstört, so daß ein Abtransport mit der Bahn nicht erfolgen kann.

Es ist die vornehmste Pflicht der Besatzungsbehörde und der Gemeinden in Deutschland, für den Rücktransport der verschleppten Leute in ihre Heimat zu sorgen. Die Betreffenden befinden sich durch Sorgen in einem bedauernswerten Zustand. Stellt Lastwagen, Autobusse etc. zur Verfügung. Eile tut not!

Danach kommt die Repatriierung voll in Gang.

Kurz nach unserer Ankunft in der Heimatstadt starte ich nochmals mit meinen zwei bewährten Gefährten nach Theresienstadt.

Herr Dr. Werner Schmidt in Giessen ist von der Stadt Giessen beauftragt, im Einverständnis mit der hiesigen Militärregierung in Theresienstadt weitere Transporte Juden und Jüdinnen abzuholen, die im Februar ds. Js. durch die Gestapo dorthin verschleppt worden sind. Es wird gebeten, ihm behilflich zu sein, daß er die Transporte ordnungsgemäß durchführen kann.

Hierzu wird von hier aus bestätigt, dass alle Vorkehrungen getroffen worden sind, um eine Übertragung und Ausbreitung der Seuche am Orte des Reisezieles zu verhindern.

Von dem Amt für Gesundheitswesen in Theresienstadt muss für alle Reiseteilnehmer bestätigt werden, dass sie zum Zeitpunkt der Abreise gesund und läusefrei sind.

Herr Dr. Schmidt fährt mit mehreren Wagen des Stadt- und Landkreises Giessen.

Giessen, den 31. Mai 1945
Der Oberbürgermeister der Stadt Giessen

Wir umfahren die amerikanische Dienststelle bei Chemnitz und passieren den für einen Augenblick unbewachten Kontrollpunkt, um wieder weiter ostwärts vorzustoßen; diesmal nicht »mit mehreren Wagen«, sondern mit einem Lastwagen, ausgestattet mit Bänken und Planen. Wir holen unter anderem die beiden Männer, die ich zurücklassen mußte und die mit zwei weiteren Personen die einzigen Überlebenden von 150 Juden sind, die 1942 aus Gießen deportiert wurden; ferner die Geheimrätin W. aus München mit Tochter, Frau Sch., die geschiedene Frau des im Röhmputsch erschossenen SA-Obergruppenführers – alte Freunde von Prof. Wagenseil; die Gattin des verstorbenen Internisten Prof. O., die in Gießen aus ihrer Studentenzeit eine Jugendfreundin hat, die Ärztin Frau Dr. M., sowie die Gattin eines Bauunternehmers, die ich einer Fraktur wegen bei meiner ersten Fahrt nicht mitnehmen konnte. Insgesamt handelt es sich um 23 Personen aus Gießen und Umgebung, die drei Frauen sowie ein Geschwisterpaar aus Halle (Saale), das in Gießen Freunde hat.

Als ich mich den Wachen von Theresienstadt nähere, überkommt mich das unbehagliche Gefühl, der russische Kommandant könnte mich verhaften lassen, weil ich den ersten Transport entgegen der Anordnung des Sanitätskommandos durchgeführt habe. Meine Befürchtungen bestätigen sich nicht. Das Lagerkommando hat inzwischen gewechselt.

Nachdem in der Registratur von Theresienstadt meine Fragen beantwortet und meine Bitten erfüllt sind – diesmal war alles einfacher –, hält mir die freundliche junge Frau, die ich von meinem ersten Besuch her kenne, ein Päckchen entgegen: »Nehmen Sie!« Ich öffne und halte eine Tube amerikanische Zahnpasta in der Hand, die erste Zahnpasta seit Jahren. Sie stamme von Klaus Mann, dem ältesten Sohn von Thomas Mann, der inzwischen als amerikanischer Nachrichten-Offizier hier gewesen sei und nach seiner Tante, der geschiedenen Frau von Heinrich Mann, gesehen habe. Dabei habe er viele für die Insassen von Theresienstadt so wertvolle Dinge bei sich gehabt.

Ausgiebiger als bei meiner ersten Fahrt forsche ich in Leitmeritz nach Renate. Niemand kann mir sagen, was aus ihr geworden ist. Ihrer Initiative, Geschicklichkeit und ihrem Wagemut war es zu verdanken, daß Mutter wohl als einzige in der Masse der Lagerinsassen in diesen Wochen noch einen Brief erhalten hat und so bis Mitte März über ihre Familie unterrichtet war.

Politisch sieht es in der Zeit zwischen Krieg und Frieden in diesem Erdwinkel nach den Memoiren des amerikanischen Diplomaten und Rußlandexperten George F. Kennan folgendermaßen aus:

Im Gegensatz zu den Balkanländern Ungarn, Rumänien und Bulgarien hatte die Tschechoslowakei nicht gegen die Sowjetunion Krieg geführt. Offiziell galt sie als befreiter Verbündeter. Aus irgendeinem von mir nie ganz begriffenen Grund – vielleicht wegen Beneschs großer Popularität in den westlichen Ländern – war dort der Eindruck entstanden, man sei dabei, ihr wieder eine unabhängige Regierung zu geben. Für eine solche Ausnahme schienen mir keine Anhaltspunkte vorzuliegen (...) Auch genügte schon das Wenige, das wir über die Ereignisse in dem russisch besetzten Teil der Tschechoslowakei erfuhren, um uns davon zu überzeugen, daß man dort mit allen Mitteln der Infiltration, Einschüchterung und Intrige arbeite, um das Land für die alleinige Machtübernahme durch die Kommunisten reif zu machen. Die Überzeugung verstärkte sich, als unsere Regierung um die Zeit des deutschen Zusammenbruchs durch russisches Dazwischentreten daran gehindert wurde, zu der nun offiziell wieder auf eigenem Hoheitsgebiet amtierenden tschechischen Regierung amerikanische Vertreter zu entsenden.

Deshalb war es wohl nicht zu einer Abmachung über die Repatriierung der aus dem amerikanischen Besatzungsbereich stammenden Verschleppten in Theresienstadt gekommen. In diesem politisch äußerst heiklen Augenblick waren meine Leute und ich ohne Kenntnis der besonders großen Unsicherheit zweimal tief in die Tschechei gefahren. Wer fragt viel nach solchen Jahren, nach Unsicherheit und Gefahren, wenn es um Mütter und Väter, um Unschuldige geht. Die einzige Sicherheit, die ich bei meiner zweiten Fahrt hatte, war ein Stempel der amerikanischen

Behörde in Gießen auf der Bescheinigung der Stadt Gießen mit einem »ok!«. Dies war nicht viel mehr als nichts.

Auf der Rückreise erreichen wir spät nachmittags über Schmannewitz – wo ich vergeblich nach Familie v. Fumetti forsche – und Müglenz, wo ich vor Wochen mit Renate um Mitternacht auf dem Friedhof rastete, meinen Einsatzort Hohburg unweit Torgau.

In der darauffolgenden Nacht kommen Russen ins Dorf und suchen Häuser und Gehöfte nach Motorfahrzeugen ab. Mein Dreitonner steht in einer riesigen Scheune gut getarnt und wird nicht entdeckt. Andernfalls hätte ich wohl das Nachsehen gehabt. Wie ich dann meine Leute hätte heimbringen sollen, ist mir schleierhaft.

Vieles aus meinem Sprechzimmer in Hohburg ist verschwunden. Am nächsten Morgen spalte ich dort – unter Assistenz der so sehr bewährten Rotkreuzhelferin Frau Sch., – ein Panaritium bei einer Frau meines Transportes. Damit hat dieser Raum mit seiner zusammengestoppelten, schlechten Einrichtung noch einmal einem guten Zweck gedient. Eine Kiste mit wertvollen Medikamenten und eigenen Instrumenten, die ich in meinem Zimmer des Gasthauses »Zum Löbenberg« deponiert hatte, ist erbrochen und total geplündert. Noch einmal schlafe ich in dem Raum, in dem ich Schweres durchlebt hatte.

Am nächsten Vormittag erreicht der Transport gegen 12 Uhr mittags die Mulde bei Wurzen. Die Brücke ist von deutschen Pionieren noch in den letzten Kriegstagen gesprengt worden, inzwischen aber wieder einspurig passierbar. Hunderte von Männern und Frauen warten seit Tagen darauf, auf das andere, das amerikanisch besetzte Ufer durchgelassen zu werden. Dank der charmanten und sehr gewandten 60jährigen Frau O., die gebürtige Moskauerin ist und fließend russisch spricht, ist uns der russische Brückenkommandant rasch gewogen, steigt auf das Trittbrett unseres Lastwagens, fällt, da er angetrunken ist – er bekam Schnaps von einem meiner Begleiter –, nach 30 Meter Fahrt herunter und kommt um ein Haar unter die Räder unseres Lastwagens. Nicht auszudenken die möglichen Folgen. Auf der anderen Seite nimmt uns Amerika in Empfang, überlegt sich eine Weile, trotz Stempels, Unterschrift und einem »ok!«, ob wir passieren dürfen oder zurückgeschickt werden müssen. Kommiß, Administration, vielleicht auch politische Gründe.

In Halle übergebe ich das junge Geschwisterpaar seiner nichtjüdischen Mutter. Der Vater wurde 1938 im KZ Buchenwald umgebracht. Da die Kinder jüdisch getauft waren, galten sie als Volljuden – »Geltungsjuden« – und wurden als solche 1942 der Mutter weggenommen und verschleppt. Diese unternahm daraufhin einen Selbstmordversuch, der gottseidank erfolglos war. Selten habe ich eine Mutter mit ihren Kindern so glücklich gesehen.

Abends erreichen wir einen kleinen Ort bei Göttingen. Ich habe mehrere alte Leute an Bord und halte es deshalb für ratsam, eine Rast einzulegen und erst am nächsten Tag die Fahrt fortzusetzen.

In einem Dorf kurz vor Gießen laden wir gegen Mittag die ältere Frau mit dem Gipsverband aus. Alles ist auf den Beinen. Sie sagt: »Als ich geholt wurde, rührte sich keine Hand.« Der Ehemann will mir einen großen Geldschein geben. Er hat mich gründlich mißverstanden.

Am Morgen des 9. April, einen Tag nachdem ich mich von der OT per pedes abgesetzt hatte – so erfahre ich von meiner Rotkreuzhelferin auf dieser Rückfahrt in Hohburg –, sei die Polizei zu ihr gekommen und habe wissen wollen, wo ich mich aufhalte. Sie habe aber »von nichts gewußt«. Als nach geraumer Zeit wieder Post geht, schreibt sie mir: »Sie waren gerade mit dem Lastwagen weg, da kam wieder die Polizei, sie nannten sich so, und wollte wissen, ob Sie aus dem Sprechzimmer etwas mitgenommen hätten«. Sie habe verneint. Man glaubte ihr aber nicht und setzte mir nach. Als sie nach einiger Zeit zurückkamen, hätten sie gesagt: »Er ist uns entwischt, war gerade über die Mulde.« Natürlich nahm ich einiges mit, wovon ich glaubte, daß es bei der Versorgung akut Kranker von Nutzen sein könnte.

Der Archivar der Stadt Gießen wird später schreiben:

(...)
Nach dem Krieg wurde im August 1947 verfügt, daß die Liste in einem Kassenschrank des Rechnungsamtes unter Verschluß zu halten ist. Dort wurde das versiegelte Paket vor einiger Zeit (Frühjahr 1974) aufgefunden, geöffnet und dem Stadtarchiv übergeben. In diesen Akten fanden sich auch Listen von ›Mischlingen 1. Grades‹ (nach den Nürnberger Gesetzen) und Zigeunermischlingen. Diese 145 Männer, Frauen und Kinder waren auf diese Weise für die Zeit nach dem ›Endsieg‹ festgehalten.

Festgehalten zur totalen »Ausrottung«.

In dieser Liste sind auch mein Bruder und ich verzeichnet.

II

NACHKRIEGSZEIT

GLÜCK, NEUE HEIMSUCHUNGEN

Pfingsten 1945. Ein Zufall führt uns schon bald nach meiner Rückkehr zusammen. Die Schauspielerin mit der wunderbaren Sprache, der schüchternen Grazie, dem außergewöhnlichen Liebreiz, die ich 1943 bei einem Besuch in Gießen auf der Bühne erlebt hatte, steht plötzlich vor mir. Ich weiß nicht, ob ich träume oder wache. Sie klagt über Zahnschmerzen und sucht Hilfe bei meinem Bruder. Dieser hat den Feiertag dazu benutzt, um mit seiner Frau auf dem Land etwas zu hamstern. Das ebenso gefürchtete wie herbeigewünschte persönliche Kennenlernen des Menschen, der mich so sehr angesprochen und nachhaltig beeindruckt hatte, ist durch einen ganz prosaischen Anlaß Wirklichkeit geworden. Ich hatte mir diesen Augenblick anders vorgestellt.

Von Zahnheilkunde verstehe ich als Arzt und Bruder eines Zahnarztes so viel, daß ich vorübergehend helfen kann. Gern würde ich ihr sofort alle Schmerzen nehmen.

In den nächsten Tagen bereite ich die erste Fahrt nach dem Konzentrationslager Theresienstadt vor; ich vermeide unruhigen Herzens, Herta zu sehen. Erst nach Rückkehr von der zweiten Fahrt begegne ich ihr wieder. Die Wange ist abgeschwollen, und es geht ihr gut. Wie zurückhaltend sie ist. Welch ein Unterschied zu ihren Kolleginnen, die ich bisher kennengelernt habe. Sie ist Käthchen, Klärchen, Gretchen, Julia und auch Hannele. Ich fühle, daß ich an ihr nicht vorbeikommen werde, und spüre, wie sehr sie mich mag. Ich hoffe das Beste und befürchte, wie man sagt, das Schlimmste. Ich bin ja verlobt.

In diesen Tagen kommt von Lisa ein Brief. Der GI hat also

Wort gehalten. Nach schweren Sorgen um mich, die dazu führten, daß sie ärztlichen Rats bedurfte, heiratete sie ihren Jugendfreund. Ich bin frei. Die folgenden Wochen gehören Herta und mir.

Zwölf Jahre Leben an Grenzen – mit dem häufigen Wechsel von höchst rationalen Ängsten und höchst irrationalen Hoffnungen – haben ein Ende. Haben sie ein Ende? Ich fühle mich erleichtert, jubeln kann ich nicht. Duckenmüssen, Sorgenmüssen um die Mutter, den Vater, um den Bruder, ein Leben, in dem es zwölf Jahre nur ein Ziel gab: durchkommen, das alles ist vorbei. Aber ich bin dabei abgestumpft gegen das Unerhörte des Tages X. Not und Gefahr waren zu groß, dauerten zu lange. Das, was seit 1933 mit uns geschehen ist, wird sich nicht so rasch abschütteln und vergessen lassen. Als ich Mutter in Theresienstadt wiedergefunden hatte, glaubte ich, es sei einfach, heimzukehren.

Nun ist das eingetreten, was ich zu Beginn des Dritten Reiches in einem unvergessenen Gespräch meinem Deutschlehrer gesagt hatte: Man will vielfach nicht mehr Deutscher sein, man schämt sich nach allem, was seither bekannt geworden ist, zutiefst, Deutscher zu sein. – Damals ahnte ich noch nicht einmal, welch schreckliche Entwicklung auf uns zukommen sollte.

Trotz allem, was uns bedrückt, hoffen wir auf die Zukunft. Doch noch lastet das ungewisse Schicksal meiner Verwandten, einiger Freunde und von guten Bekannten auf uns.

Herta und ich wandern durch das grünende, blühende, mir so vertraute Land zu Burgen und Klosterruinen, zu Brunnen und Bächen, besuchen abseits liegende verträumte Dörfer und Städtchen. Oft dauert ein solcher Weg viel, sehr viel länger als bei meinen früheren Wanderungen. Zum erstenmal liebe ich ganz ohne Angst und Sorgen, liebe zudem nicht hoffnungslos. Wird auf unseren Wegen die Sonne zu heiß, so lassen wir uns im schattigen Wald nieder, waten durch einen Bach oder stürzen uns in die Lahn. Sind wir hungrig, so suchen wir einen alten Freund oder Bekannten auf. Wir hören keinen Glockenschlag. Weitab von den großen Straßen und Bahnen ist die Heimat äußerlich noch unbeschädigt, und Herta erscheint mir darin wie ein Stück »heile Welt«.

Wochen sind so vergangen. Es wird Zeit, mich um meinen Beruf zu kümmern.

Ich bin gerade 32 Jahre alt und habe nur begrenzte Zeit klinisch arbeiten dürfen. Was ich darüber hinaus beruflich getan habe, scheint mir besonders geeignet für eine internistische Weiterbildung zu sein mit dem Ziel der Habilitation. Aber wohin sich wenden und an wen? Die Universitäten arbeiten noch nicht. Von der Universität meiner Heimatstadt heißt es, ihr Lehrkörper sei besonders »braun« gewesen. Am 6. Juli 1945 wird die Universität Gießen – als einzige deutsche Hochschule – durch die Regierung in Darmstadt für unbestimmte Zeit geschlossen. Die schweren Zerstörungen ihrer Gebäude und Einrichtungen sind ein weiteres Hindernis.

Im benachbarten Marburg ist Prof. Schwenkenbecher bereit, mich als Assistenten einzustellen. In dem ihm unterstehenden Sanatorium »Sonnenblick« könnte ich sofort als Assistenzarzt anfangen. Da hier nur Tuberkulosekranke Aufnahme finden, ist die Ausbildungsmöglichkeit zum Internisten sehr beschränkt. Auch hätte ich hier keine rechte Anleitung.

Einige Wochen später werde ich nach Heidelberg zu dem Ordinarius für Chirurgie, Prof. Bauer, empfohlen. Dieser soll den Kontakt zu dem Internisten, Prof. Siebeck, herstellen. Nach einer strapaziösen Fahrt, die im Laderaum eines Lastwagens beginnt und mit einem 30 Kilometer langen Fußmarsch in glühender Sonnenhitze endet, werde ich am Morgen des folgenden Tages aufgrund des Empfehlungsschreibens von Prof. Siebeck, dem Chef der Medizinischen Universitätsklinik, kühl, aber interessiert empfangen: Ob eine Stelle frei ist, kann er mir erst morgen sagen. Am nächsten Tag bin ich zur verabredeten Zeit in der Klinik. Nach zweieinhalb Stunden des Wartens teilt mir eine Mitarbeiterin mit, daß »Herr Professor« heute nicht zu sprechen ist, und rät entschieden davon ab, ihn mit einer Frage zu behelligen.

Die Reise nach Heidelberg hat von fünf Uhr morgens bis abends um sechs gedauert. Mein Proviant ist nur für gut zwei Tage berechnet. Restaurants, Metzgereien, Bäckerläden und andere Geschäfte sind geschlossen. Man lebt immer noch von Zuteilungen. Ich kann es mir nicht leisten, einen weiteren Tag oder gar zwei Tage zuzuwarten, bis der Herr Professor vielleicht geruht, mir das Ergebnis seiner Erhebungen und Überlegungen mitzuteilen. Ich denke, ein Tag müßte für die Klärung dieser Frage ausreichen. Als ich es trotz der Vorwarnung wage, ihn kurz darauf im Flur seiner – im Vergleich zu anderen Kliniken vom Krieg nur wenig beschädigten – Klinik anzusprechen, zischt er mich giftig an und läßt mich stehen; vielleicht erscheine ich ihm mit meiner »Vorgeschichte« für sich und seine Klinik belastend und er denkt, mich auf diese Weise rasch loszuwerden. Einfach ist diese Methode, und sie verfehlt auch nicht ihre Wirkung. Oder hatte ich bei ihm nur einen schlechten Tag erwischt? Mit wieviel Hoffnung, bei Siebeck vielleicht arbeiten zu können, war ich losgefahren. Schien mir doch die Tätigkeit bei ihm eine ideale Ergänzung zu dem zu sein, was ich beruflich betrieben hatte. Am wenigsten von ihm, als einem auf den Gebieten Psychologie und Psychotherapie besonders ausgewiesenen Internisten, hätte ich ein solches Verhalten erwartet. Der international bekannte Psychiater Ernst Kretschmer hatte sich im Dritten Reich da anders verhalten.

So also zeigt sich ein Ordinarius, der dann so schöne Worte

über die »Ehrfurcht vor jedem Menschen« und »Brüderlichkeit« zu verlieren weiß, einem jungen schwergeprüften Kollegen gegenüber, der eine strapaziöse Reise hinter sich hat. Ich pfeife auf den merkwürdigen alten Herrn und seine Klinik.

In Gießen wieder angelangt, finde ich bei der Familie und bei Herta genug Trost, um über diesen mißlungenen Versuch, eine geeignete Klinik zu finden, rasch hinwegzukommen. Nach dieser Erfahrung wäre es vielleicht doch das beste, in ein anderes Land zu gehen. Ich denke an Amerika. Vor dem Krieg hatte ich mich für eine Auswanderung dorthin bereits registrieren lassen. Ich würde jetzt vielleicht eher ein Affidavit bekommen. Schwierigkeiten bei der Einwanderung gäbe es bei meiner Vergangenheit jetzt wohl nicht. Zu viele Fäden halten mich jedoch – trotz allem – hier fest. Nicht zuletzt müßte Herta wohl ihren Beruf aufgeben. Meine Eltern? Und schließlich gibt es einige Menschen, die geholfen hatten, so gut es ging. Sie rechnen unausgesprochen – manchmal auch ausgesprochen – mit meinem Bleiben. Ich kann sie in diesem Land nicht allein lassen.

Durch Bekannte bekomme ich bald Kontakt zu Prof. Schoen, Direktor der Medizinischen Universitätsklinik Göttingen. Dabei hat möglicherweise folgender Brief von Prof. Schaefer, Kerckhoff-Institut, an einen Kollegen in Göttingen eine gewisse Bedeutung:

Mein lieber D.!

Ich habe Gelegenheit, einen offiziellen Brief an Herrn Schoen mitzugeben und ihn im Auftrage der Interalliierten Kommission zu bitten, Herrn Dr. Schmidt anzustellen. Ein Vertreter der Kommission hat heute morgen bei mir den Fall besprochen. Ich hoffe, daß die Geschichte in Ordnung kommt und Herr Schoen in der Lage ist, Herrn Schmidt unterzubringen, zumal man sich hier für das Schicksal dieser

Menschen sehr interessiert und Herr Schmidt sich durch verschiedene Dinge, so unter anderem seine mutigen Reisen nach Theresienstadt, allerseits in ein gutes Licht gesetzt hat. So ist der Wunsch der Kommission sehr verständlich und auch der Vertreter, mit dem ich sprach, ein sehr wohlwollender holländischer Herr, hofft, auf diese Weise eine anständige Lösung herbeiführen zu können ...

Von einer bestimmten Seite ist also ohne mein Zutun ein wohlwollender Holländer für mich interessiert worden. Sosehr mich diese Initiative freut, so bin ich bei dem Gedanken doch nicht recht glücklich, daß durch einen mir fremden Herrn und eine mir fremde Kommission ein mir persönlich nicht bekannter Ordinarius veranlaßt werden soll, mich in den Verband seiner Klinik aufzunehmen. Das sage ich Prof. Schoen bei meinem Besuch, der sich interessiert ansieht, was ich wissenschaftlich zur Publikation vorbereitet habe. Danach nimmt er mich als bezahlten Volontärassistenten an. Am 15. August 1945 beginne ich in der Poliklinik. Am 1. September 1945 nimmt die Universität Göttingen als erste in den vier Besatzungszonen den Lehrbetrieb wieder auf.

Der Dienst in der Poliklinik, die gleichzeitig Aufnahmestation ist, ist sehr anstrengend. Es bedarf besonderer Geschicklichkeit und Tricks der dort tätigen Ärzte, die zahlreichen aufnahmebedürftigen Patienten in der überbelegten Klinik unterzubringen. Darum kümmert sich der Chef nicht. Für einige Zigaretten findet sich hin und wieder ein Pfleger, der einem dabei hilft, indem er den Kranken und dessen Papiere unbeobachtet auf einer Bahre in eine Station schiebt und es dort Ärzten und Schwestern überläßt, ihn unterzubringen.

Da die Ostzonengrenze sehr nah ist, machen sehr viele Flüchtlinge, entlassene und kranke Kriegsgefangene bei uns Station.

Manche Professoren von ostdeutschen Univeristäten kommen und gehen oder bleiben einige Tage. Deutlich erinnere ich mich an einige Frauen und Mädchen, die zweifellos oder angeblich von russischen Soldaten vergewaltigt wurden, schwanger sind und jetzt Hilfe erwarten. Was ich da zu hören bekomme, ist erschütternd.

Bis zu meinem Weggang sehe ich Prof. Schoen nur einige Male in der Poliklinik, und dann immer in Begleitung eines englischen Besatzungsoffiziers, dem gegenüber er ungewöhnlich zuvorkommend ist. Gesprochen habe ich ihn in dieser Zeit nur zweimal: am Anfang und am Ende meiner Tätigkeit.

Wenn es der Dienst erlaubt, besuchen die Assistenten seine Vorlesungen. Darin wirkt der sehr verdienstvolle Kliniker ausgesprochen trocken und langweilig, ganz im Gegensatz zu seinem Oberarzt Tischendorf, der seine Hörer mitzureißen versteht. Hin und wieder sehe ich den kleinen Herrn mit kurzen raschen Schritten, etwas eingezogenem, schräggehaltenem Kopf, geradeaus blickend und jeden ignorierend, den er nicht sehen will. Hinzu kommt ein Cerberus an Sekretärin, die ihn völlig abzuschirmen versteht und das Vorzimmer zu einer unüberwindbaren Hürde macht. Wer von den Assistenten beim Röntgenologen der Klinik, Dr. Naumann, einige Zeit arbeiten darf, schätzt sich glücklich.

Die morgendlichen Besprechungen im Anschluß an die »Plattenschau« werden meistens zwischen Chef und älteren Assistenten, insbesondere zwischen Chef und dem Oberarzt der Klinik, Priv.-Doz. Tischendorf, in seinem Dienstzimmer stehend geführt, wobei dieser eifrig bemüht ist, seinem Chef alles so recht und so angenehm wie möglich zu machen.

Göttingen hat nur geringfügige Kriegsschäden. Aber ein Zimmer für mich bekomme ich in der übervölkerten Stadt nur sehr schwer. Endlich findet sich ein Unterkommen in einem wohlerhaltenen, gepflegten Haus im »Düsteren Eichenweg«. Ich bekomme das Herrenzimmer, in dem man ein Bett aufgeschlagen hat. Es ist so groß wie mein Zimmer in Hamburg in der Lübecker Straße und hat ein sehr breites Fenster. Da Heizmaterial schon seit Jahren streng rationiert ist, wird es im Winter lausig kalt sein. Das kleine, behagliche Zimmer nebenan bewohnt ein liebenswürdiger Kollege. Er arbeitet an derselben Klinik und ist sehr kameradschaftlich. Hunger, zunehmende Kälte, das alles in allem unpersönliche Arbeitsklima, das Getrenntsein von den Eltern und Herta quälen mich sehr. Hinzu kommt, daß die Universität Gießen wider Erwarten doch wohl bald ihre Pforten öffnen kann. Prof. Wagenseil, mein väterlicher Freund, schreibt: »Was wollen Sie in Göttingen? Kommen Sie nach Gießen. Man kennt Sie hier, es wird alles angenehmer für Sie sein, und Sie werden sich, wenn Sie wollen und Entsprechendes leisten, habilitieren können.« Ich möchte den sehen, der unter solchen Auspizien nicht gern nach Gießen gehen würde.

Als eines der ersten Theater in der amerikanischen Besatzungszone eröffnet Gießen am 15. November 1945 mit »Faust, Erster Teil«. Herta spielt das Gretchen. Sie spielt vollkommen. Ich vergesse, daß wir zusammengehören. Sie *ist* Gretchen. Gegenwart und Vergangenheit sind ausgelöscht. Wenn Herta auf die Bühne kommt, herrscht atemlose Stille.

Nach der Premiere verloben wir uns offiziell.

Am 1. Dezember 1945 verlasse ich mit Freuden Göttingen und kehre zu den Eltern und zu meiner entzückenden Braut zurück. Eine abschließende betriebsärztliche Untersuchung ergibt den Befund eines »kleinfingernagelgroßen tuberkulösen Infiltrates rechts infraclavicular«. Ich habe mich in der Poliklinik reinfiziert. Prof. Schoen meint, man sollte nicht so viel untersuchen, so etwas, wie ich jetzt habe, würden viele, ohne daß sie es wüßten, folgenlos durchmachen. Es würde sicherlich bald wieder verschwinden, ich solle mir keine Sorgen machen. Das war ein schlechter Rat, wie sich später herausstellt.

Am 2. Januar 1946 trete ich als sogenannter Verwalter einer wissenschaftlichen Assistentenstelle in die Medizinische Universitätsklinik Gießen ein. Der Leiter ist Prof. Voit. Die Klinik ist nur noch ein Trümmerhaufen. Sie fristet an drei weit auseinanderliegenden Stellen – an ihrem alten Ort, in einem sehr alten, kleinen Krankenhaus, dem sogenannten Balser-Stift in Gießen, und in einem Flügel des Schlosses in Laubach, 25 km von Gießen entfernt – ein mehr als dürftiges Dasein. Der Chef – freundlich und zugänglich, er liebt das Theater und bewundert Herta – läßt mich eine gute Zusammenarbeit erwarten.

Die Bemühungen um Eröffnung der Medizinischen Fakultät laufen inzwischen weiter. Die maßgeblichen Herren haben sich hinsichtlich des Datums der Wiedereröffnung, wie sich jetzt herausstellt, gehörig verrechnet. Das veranlaßt Prof. Voit, einer Berufung an die nach langer Zeit wiedereröffnete Universität Mainz zu folgen. Die Leitung der Klinik wird danach Priv.-Doz. Rietschel und mir kommissarisch übertragen. Die Aufgabe, die damit auf uns zukommt, verlangt uns alle Kraft ab.

Ich leite nun *die* Klinik mit, aus der man mich 1937 als Praktikanten entfernt hatte. Ich schwanke zwischen Verzagtheit vor der überwältigenden Aufgabe – die Klinik ist zerbombt – und Freude über das in mich gesetzte Vertrauen der Fakultät, zwischen Bitternis und Genugtuung und ein klein wenig Stolz. Wie oft werde ich mir in den nächsten Jahren vergeblich einen alterfahrenen, durch Hitler nicht korrumpierten Kliniker zur Seite wünschen! Solche Herren sind, wie sich zeigt, äußerst rar und stehen für Gießen nicht zur Verfügung.

Als ich bei Übernahme der neuen Aufgabe eine Schublade des früheren Voitschen Schreibtisches aufziehe, finde ich sehr zu meiner Überraschung die Akte über einen interessanten Vorgang. Ich lese und kann nicht aufhören, denn einige der dort Genannten sind mir persönlich bekannt. Der im Bericht Beschuldigte hat weder der NSDAP noch einer ihrer Gliederungen angehört, ist also ein Mann, der in dieser Hinsicht eine einwandfreie Vergangenheit aufweisen kann. Darüber hinaus ist bekannt, daß er sich dem Regime gegenüber stets kritisch verhalten hat. Mit Müh und Not ist er aus den nachfolgend geschilderten Vorgängen herausgekommen. Nur der rasche Zusammenbruch hat ihn vermutlich vor Schlimmerem bewahrt.

Bericht über das Verhalten des Dozenten Dr. Cremer anläßlich des Terrorangriffs auf Gießen am 6. 12. 44.

Als ich nach Abfliegen der ersten Bomberwelle, also etwa eine Viertelstunde nach dem letzten Bombeneinschlag in die Klinik kam, stand der linke Flügel in Flammen. Im Luftschutzkeller fand ich sämtliche Ärzte mit Ausnahme von Dr. Cremer und der in der Stadt wohnenden Ärzte vor. Dr. Cremer sah ich erstmals von weitem nachts um 3 Uhr, also 6 Stunden nach dem Angriff, als er damit beschäftigt war, mit seiner Frau zusammen einen Privatstuhl aus seinem Zimmer abzutransportieren. Von den übrigen Herren wurde mir berichtet, daß Herr Cremer von Anfang an nur an die Ausräumung seines Privatzimmers herangegangen war. Während der Nacht hat sich Herr Dr. Cremer weder um seine Kranken, die von uns in die Heilstätte Seltersberg gebracht worden waren, gekümmert, noch sich in irgendeiner Weise an den Lösch- und Rettungsarbeiten in der Klinik beteiligt. Wie er mir selbst später auf Befragen zugab, hat er die Nacht in der Orthopädischen Klinik zugebracht, obwohl er wußte, daß seine Kranken in der Heilstätte waren. Am nächsten Tag habe ich Herrn Cremer ebenfalls nicht zu Gesicht bekommen. Ich ließ ihn mittags durch Fräulein Erichson suchen und ihm, falls sie ihn treffen sollte, ausrichten, zu mir in die Klinik zu kommen. Fräulein Erichson teilte mir dann später mit, daß sie ihn in der Orth. Klinik gesehen hätte, und daß mir Herr Cremer sagen ließe, er müsse zunächst seine eigenen Sachen ordnen und würde dann später gelegentlich zu mir kommen. Er erschien auch an diesem Tag nicht bei mir, ebenso nicht am nächsten Vormittag. Erst am Freitag nachmittag, also etwa 40 Stunden nach dem Angriff, traf ich ihn zufällig auf der Straße, als er mit seiner Frau ein dort haltendes Auto bestieg. Da ich selbst gerade im Begriff war, nach Laubach zu fahren, verlief unsere Unterhaltung nur sehr kurz: Ich teilte ihm mit, daß ich ihn mit sofortiger Wirkung vom Dienst suspendiere und die Entscheidung über seine weitere Verwendung dem Direktor der Klinik nach seiner Rückkehr vorbehielte. Am nächsten Vormittag, also am 3. Tag nach dem Angriff, meldete sich Dr. Cremer erstmalig offiziell bei mir. Ich war im Augenblick so beschäftigt, daß ich eine längere Unterhaltung nicht mit ihm führen konnte und bestellte ihn zum Nachmittag wieder zu mir. Bei dieser Unterhaltung versuchte Herr Dr. Cremer, sein Verhalten zu entschuldigen. Er mußte auf meine Vorhaltungen zunächst zugeben, daß er sich in der fraglichen Nacht weder um die Klinik noch um seine Kranken gekümmert habe, obwohl er wußte, daß diese sich in der Heilstätte Seltersberg befanden. Er gab weiterhin an, daß er am nächsten Tag mit seiner Frau nach Allendorf gegangen sei, um seine eigenen Sachen dorthin zu bringen. Als Entschuldigung für sein Verhalten führte er an, daß seine Frau plötzlich eine Blutung bekommen habe. Anscheinend hat diese Blutung sie aber nicht gehindert, den Fußweg nach Allendorf anzutreten. Sie wurde auch von mir und anderen Klinikangehörigen von weitem in gutem Zustand auf der Straße angetroffen. Frau Cremer, die als Heilgymnastin ebenfalls Angestellte der Klinik ist, hat sich bis zur Niederschrift dieses Berichtes am Sonnabend, dem 9. 11. 1944 abends noch nicht bei mir gemeldet. Als Herr Dr. Cremer bei unserer Unterhaltung merkte, daß die angeführten Gründe keinen Eindruck auf mich machten, gab er an, derart erschöpft gewesen zu sein, daß er sich nicht in der Nacht und am nächsten Tag bei den Rettungsarbeiten habe beteiligen können. Immerhin hinderte ihn diese Erschöpfung nicht, einen Fußmarsch nach Allendorf vorzunehmen.

Das Verhalten von Herrn Dr. Cremer ist so ungeheuerlich, daß es kaum in Worte zu fassen ist. Ein Arzt, der seine Klinik und die ihm anvertrauten Patienten in einer derartigen Situation im Stich läßt, ist nicht würdig, weiterhin Arzt zu sein. Als Hochschullehrer ist er völlig unbrauchbar, da er kein Beispiel, oder nur ein sehr schlechtes, für die Jugend abgibt, der er eigentlich Vorbild sein sollte. Die lahme Entschuldigung von Herrn Cremer, daß er bombengeschädigt sei, ist keineswegs stichhaltig, da ja Herr Rietschel und Herr Dr. Schäfer ebenfalls bombengeschädigt wurden und trotzdem der Klinik bei den Rettungsarbei-

ten vom ersten Augenblick an zur Verfügung standen. Beim Militär würde man das Verhalten von Herrn Dr. Cremer als Fahnenflucht bezeichnen müssen, da er länger als 24 Stunden ohne Erlaubnis die Dienststelle verlassen hat. Das gleiche muß auch für die zur Zeit herrschenden Verhältnisse nach einem Terrorangriff in diesem Ausmaße angenommen werden. Ich halte deshalb die Durchführung eines Disziplinarverfahrens gegen Herrn Dr. Cremer für unbedingt erforderlich.

Nachzutragen ist noch, daß sich fast alle Gefolgschaftsmitglieder der Klinik, Ärzte, Schwestern, Pflegepersonal und techn. Assistentinnen über das Verhalten von Dr. Cremer laufend empört haben und daß dauernd abfällige Bemerkungen über ihn fielen, die seine Stellung an der Klinik unmöglich gemacht haben, zumal er seine Pflichten als stellvertretender Oberarzt nicht erfüllt hat.

Mittwoch, 6. 12. 44

Beginn des Angriffs 20.00 Uhr. Um 21.00 Uhr kam ich in die Klinik, von der der linke hintere Flügel (Privatstation und Station II) durch einen daneben niedergegangenen Volltreffer eingerissen waren und brannten. Die Patienten befanden sich im Luftschutzkeller, ebenso die Schwestern. Einige Soldaten hatten bereits mit dem Löschen begonnen. Es fanden sich sämtliche Ärzte in der Klinik ein, mit Ausnahme von Dr. Cremer und mit Ausnahme der in der Stadt wohnenden Ärzte Dr. Buckys, Dr. Bormann, Dr. Ziegelmeyer …

So also ist es in der Klinik vor dem Zusammenbruch zugegangen. Der Hauptakteur, der dienstbeflissene Oberarzt Prof. Heinsen sitzt als ehemaliger SS-Mann in einem Interniertenlager, während die anderen ihren Aufgaben nachgehen.

Vom menschlichen sowohl wie vom ärztlichen Standpunkt her ist das Verhalten von Dr. Cremer, wenn es den Tatsachen entspricht, schärfstens zu verurteilen. Aber einen Menschen deshalb – jetzt noch – vielleicht um Kopf und Kragen bringen? Hitlers Regime war von Anfang an eine Kette schwerster Verbrechen gewesen, und Cremer wußte das.

Die vielfältigen und schwierigen Aufgaben, die die zerbombte Klinik an mich stellt – Rietschel ist Parteigenosse gewesen und darf längere Zeit nicht tätig sein –, und die Verpflichtungen Hertas an der Bühne lassen nur wenig Zeit, unser Glück zu genießen. Im engsten Kreis werden Pläne gemacht, Herta spricht Gedichte von Goethe, Lenau, Liliencron und Rilke. Sie spielt Mutter und mir die Balkonszene aus Romeo und Julia vor. Ich sitze an wissenschaftlichen Arbeiten. Alte Vertraute sind unsere Gäste. Sie freuen sich an unserem Glück.

Inzwischen sind meine Eltern und ich aus der engen Wohnung meines Bruders ausgezogen, in die sie die Gestapo gezwungen hatte. Wir bewohnen den ersten Stock einer gut erhaltenen Jugendstil-Villa. Die Besitzer, ein Ehepaar zwischen fünfzig und sechzig, haben einige Tage vor Kriegsende ihr einziges Kind – 16 Jahre alt – bei einem Einsatz in der Pfalz verloren. Es sind rührende Leute.

Anfang Juli 1946 heiraten Herta und ich. Die bescheidene Hochzeitsfeier findet im Familien- und Freundeskreis statt. Herta ist in der Familie willkommen. Mit den Nazis hatte sie nichts zu tun. In der Stadt wird sie geachtet und verehrt. Glückwünsche, Blumen und Geschenke, wie sie die Armut der Zeit erlaubt, kommen in überreichem Maß.

Wenige Wochen nach der Hochzeit entdecke ich bei meinem 69jährigen Vater rechts unterhalb des Schlüsselbeines in der Lunge einen zehnpfennigstückgroßen runden Schatten. Dieser nimmt im Laufe der nächsten Wochen an Umfang unmerklich zu: Lungenkrebs. Mein Schrecken ist groß. Zunächst ziehe ich nur Herta ins Vertrauen, später meinen Bruder, und erst zwei Jahre nach meiner schwerwiegenden Entdeckung – die Geschwulst ist faustgroß geworden – sage ich es Mutter. Es war höchste Zeit, denn nun setzt – äußerlich für den Arzt gerade erkennbar – der Verfall ein. Mutters erste Reaktion auf meine Eröffnung ist: »Das glaube ich nicht, man sieht ihm doch gar nichts an, das ist doch nicht möglich.« Vater geht es, trotz des schweren Lungenbefundes, noch gut. Von einem Verfall ist für den Laien nichts zu bemerken. Durch einen Zufall haben wir 20 Flaschen Pommard, Jahrgang 1934, bekommen, die er mit großem Genuß, doch wohldosiert, in den kommenden Monaten nach und nach trinken wird. Die Zigarre schmeckt vorerst noch. Eine Behandlung mit Röntgentiefenbestrahlung ist in Gießen nicht möglich, da durch den Krieg auch die Geräte beschädigt wurden und die Röhren der Therapiegeräte in Marburg und Bad Nauheim verbraucht sind. Eine Therapie mit Röntgenstrahlen hätte ich mir ohnehin nach meinen Beobachtungen am Heineschen Institut in Hamburg sehr überlegt. Narkosetechnisch und operativ sind wir in Deutschland durch Naziherrschaft und Krieg völlig ins Hintertreffen geraten, und Amerika, wo derartiges bereits erfolgreich operiert wird, ist zu dieser Zeit für uns unerreichbar.

In diesen Monaten fesselt mich Vaters nur wenig veränderter Gesichtsausdruck. Ich fotografiere ihn wiederholt. Im Herbst 1947 spielt Paul Wegener in Gießen den »Nathan«, mit Herta in der Rolle der Recha. Das Publikum ist still wie selten zuvor.

Aus der Kulisse schaue ich mir die Aufführung ein zweites Mal an. Ich gerate mitten in die Vorstellung. Nathan ist gerade von der abenteuerlichen Reise in ferne Lande zurückgekehrt, begrüßt seine Pflegetochter Recha und geht danach ab. Als er sich breit und etwas wiegend an mir vorbeischiebt, fragt er: »Was willst du denn hier?« Ich deute auf Recha. Er blickt in die Richtung und sagt: »Reizend, kann was – aber«, kopfschüttelnd zu mir gewandt, »bürgerlicher Hahn und Theaterhenne? – Dat wird nischt, dat wird nischt.« Herta wirkt in dieser Rolle wie eine Siebzehnjährige. Wegener weiß nicht, daß sie bereits 25 Jahre alt ist. Er denkt, sie sei »mein Verhältnis«. Als er erfährt, daß wir verheiratet sind, wird er etwas verlegen.

Weihnachten nähert sich. Klinik und wissenschaftliche Arbeiten, Hertas berufliche Verpflichtungen, der Haushalt und die Krankheit des Vaters lassen uns eng zusammenrücken und unsere Zeit genau einteilen.

Die Not ist groß. Ich besorge an Eßbarem, was mir möglich

ist. Das Geld ist nahezu wertlos. Für einen rostigen, aber noch funktionierenden Gasherd muß ich 28 000 Reichsmark zahlen. Ich gebe Unsummen für Milch-, Ei- und Puddingpulver aus, laß mir aus einigen »Amihosen« einen Anzug arbeiten, kaufe zwei braungrüne »Amidecken« und besorge einige Stoffe für Herta.

Bei Tisch sitze ich Vater gegenüber. Ich sehe durch Anzug, Wäsche und Brustwand hindurch den Tumor weiterwachsen. Es ist scheußlich. Immer noch ist er guter Dinge, liest eifrig, verfolgt kritisch das Tagesgeschehen, raucht, genießt den Wein. Er liebt sein behagliches Zuhause und ist glücklich über seine Schwiegertochter.

Im Frühsommer überfällt mich bleierne Müdigkeit. Ich schleppe mich nur noch zum Dienst. Eines Morgens sagt mir ein Assistent: »Sie haben ja gelbe Skleren.« Bald habe ich drückende und spannende Schmerzen im Oberbauch und besonders im Rücken. Ich weiß nicht, wie ich liegen soll. Nach einigen Tagen ist die ganze Haut gelb. Der Schmerz klingt ab. Als nach mehreren Wochen die Gelbfärbung noch nicht nachläßt, stellt sich die Frage nach einem mechanischen Hindernis in den abführenden Gallenwegen, zumal ich wiederholt Gallenkoliken hatte. Ich verbringe den ganzen heißen Sommer über in dieser Ungewißheit. Herta pflegt mich mit Sorgfalt und Hingabe. Sie hat in unserer jungen Ehe nun schon manche Ängste wegen meiner und meines Vaters miserabler Gesundheit durchgemacht.

Während ich krank im Bett liege, lese ich »Der Fall Mauritius«, der meiner seelischen und körperlichen Verfassung wenig zuträglich ist, danach »Schloß Gripsholm«, was mir gut bekommt. Ende September beginne ich wieder das Bett zu verlassen, und im Oktober, wenn auch noch recht geschwächt, arbeite ich wieder. In den nächsten Monaten leide ich noch häufiger als vor der Gelbsucht unter Gallenkoliken.

Allg. Krankenhaus St. Georg
Pathol. Institut

Hamburg, 8. 12. 1947

Lieber Herr Schmidt!

Längst wollte ich Ihnen auch mal wieder schreiben, aber nun sind Sie mir zuvorgekommen. Leider sind es ja recht unerfreuliche Nachrichten, über die Sie mir schreiben. Es tut mir aufrichtig leid, daß nach den für Sie so besonders schauderhaften Nazi- und Kriegsjahren nun gleich ein ganzer Haufen Unglück über Sie auf einmal hereinbricht. Das Leiden Ihres Vaters ist ja schrecklich und man kann nur wünschen, daß es nicht mehr allzu lange dauert. Mit der unterlassenen Bestrahlung haben Sie wahrscheinlich gar nichts versäumt; eine Heilung oder wesentliche objektive Besserung habe ich dabei auch noch nicht gesehen. Hoffentlich hält sich Ihre Frau Mutter wenigstens noch einige Jahre. Und wie steht es mit Ihnen selbst? Haben Sie sich wieder einigermaßen erholt? Sind Sie wieder in der Inneren Klinik tätig und in welcher Stellung.

Was macht eigentlich Prof. Wagenseil?
An unserem Krankenhaus hat sich in der Zwischenzeit wenigstens personell einiges verändert. Ärztlicher Direktor ist jetzt Prof. Holthusen, z. Z. auf 2 Monate in Stockholm und ich leider sein Vertreter. Die 1. und 2. Innere hat Prof. Bansi, der viel Wind macht. Reinecke ist pensioniert und an seiner Stelle ein Dr. Loeweneck (früher in Leipzig). Dr. Pantke hat zum 1. 1. gekündigt, da Bansi die Chemie für sich verlangte und von der Behörde auch zugesprochen bekam.

Baulich sind wir noch eine Ruine und noch nicht einmal ein Dach darauf. Die Entnazifizierten sind allmählich alle wieder in Amt und Würden, vielfach allerdings in anderen Krankenhäusern. Nur Dr. Lauer ist endgültig herausgesetzt und macht jetzt draußen seine Praxis weiter. Dr. Selberg versorgt immer noch das Marienkrankenhaus, da Böhne immer noch nicht zurück ist.

Dieses Weihnachtsfest wird ja das letzte mit Ihrem Vater sein und das ist ein trauriger Gedanke. Unter diesen Umständen ist es schwer, eine frohe Weihnacht zu wünschen. Bleiben Sie gesund und für das kommende Jahr mehr Glück als in diesem.

Mit den besten Wünschen, auch an Ihre Angehörigen, grüßt Sie herzlichst

Ihr J. Heine

»Die Entnazifizierten sind allmählich alle wieder in Amt und Würden . . .«

Was die sogenannte Entnazifizierung mit sich brachte, gehört zum Widerlichsten der Nachkriegszeit. Ich kannte einen politisch belasteten Kollegen, der einen Doppelzentner Zucker auf seiner Bude bereit hielt und durch pfundweise Abgabe nach und nach in die Gruppe der »Nichtbetroffenen« eingestuft wurde. Ein anderer schrieb mir:

». . . Ich habe gestern mit Herrn G. einmal die augenblickliche Gießener Fakultät durchgesprochen und wir kamen zu der Auffassung, daß bis auf die Herren Wagenseil, Hildebrandt, Voit, Boening und vielleicht auch Haas, den ich nicht kenne, im Grunde niemand tragbar ist, da sie samt und sonders sich überboten haben, »Heil Hitler« zu brüllen. Trotzdem sehe ich kommen, daß ich den anderen gegenüber jetzt wiederum zurückgesetzt werde, weil ich 1933 eingetreten bin (in die NSDAP) und die anderen Herrschaften meist 1937. Es ist immer wieder die gleiche Sache: die Universitäten reinigen sich eben nicht von selbst und freiwillig . . .«

Wenig später schreibt er: »Herr Koch (Prof. Eberhard Koch, früher Leiter der Physiologischen Abteilung des Kerckhoff-Instituts Bad Nauheim, danach Ordinarius für Physiologie an der Universität Gießen) war kein Nazi, sondern hat nur politische Methoden zur Verfolgung privater Ziele angewandt.«

Eben das traf genau auch auf andere zu. Wie gut, mit Worten so operieren zu können, daß sich damit das eigene Gewissen beruhigen läßt. Viele handelten nach diesem Muster. Man beneidete den, der es besser verstanden hatte, mit der Entnazifizierung klarzukommen, so wie man früher auf den neidisch gewesen war, der rechtzeitig die Größe des Führers erkannt hatte.

26. 7. 46

Lieber Werner!

Ob Dich meine Zeilen erreichen? Wirst sicher erstaunt sein, nach zwei Jahren wieder von mir zu hören. Letzten Herbst habe ich Deine Mutter besucht, sie wollte gerade zur Kur nach Bad ...

Ich bat sie, Dich zu grüßen, aber sie hat es wohl vergessen. Wäre es mir geglückt, einen Interzonenpaß zu bekommen, so hätte ich Dich schon einmal aufgesucht. Vielleicht aber wäre es Dir unangenehm gewesen.

Täglich denke ich an die Worte, die Du mir 1944 in N. gesagt hast, ich solle noch nicht heiraten, noch warten bis der Krieg vorüber wäre und so bald als möglich promovieren. Beides tat ich nicht und habe es schon bitter bereut. Mein Dr.-Examen sollte Ende März 45 steigen, der Angriff auf A., der unser Krankenhaus zerstörte, hat dadurch einen Strich gemacht, und nun »sitzt« mein Doktorvater, weil er Gaudozentenführer war. Meine Dienstverpflichtung hat sich nach der Kapitulation gelöst, da ich mit Vater zur Mutter nach R. gegangen war. Jetzt arbeite ich wieder im Krankenhaus, aber unentgeltlich nur fürs Essen, bin aber sehr glücklich, daß ich seit 6 Wochen wieder hier bin. So bleibe ich im Beruf, kann, nachdem ich 1 ½ Jahre kein Buch mehr in der Hand hatte, meine Kenntnisse wieder auffrischen und – was heutzutage wohl das Wichtigste ist – ich kann mich wieder sattessen. Seit Ostern nahm ich von 72 auf 63 kg ab. Ich bin hier auf der Inneren, habe keine Station und arbeite meistens im Labor. Es ist unmöglich, eine Stelle zu bekommen. Ich möchte gern in die Chirurgie oder Gynäkologie. Aber daran ist nicht zu denken.

Die größte Enttäuschung meines Lebens ist meine Ehe. Ich habe sie hassen gelernt, als ich, nachdem mein Mann aus Gefangenschaft gekommen war, für Wochen ein Bett mit ihm teilen mußte. Gern ließe ich mich scheiden, sogar schuldig, denn seit November 45 leben wir nur noch in Tischgemeinschaft. Mein Mann will aber dann erst in eine Scheidung einwilligen, wenn er sein Studium beendet hat und dann auch nur, wenn er unschuldig geschieden wird, damit keinesfalls Verpflichtungen für ihn entstehen. Bis heute habe ich mich vollkommen allein ernährt und dazu brauchte mein Mann keinen Pfennig für seinen

Unterhalt zu zahlen. Ich bin sehr unglücklich, innerlich so zerrissen, habe aber trotzdem das Lachen nicht verlernt.

Die schweren Zeiten, die Du 12 Jahre ertragen hast und gottlob überstanden hast, haben für uns jetzt begonnen. Ich habe viele Sorgen. Papa, mein lieber Papa, ist ohne Tätigkeit. Wohl konnte er im Winter einige Monate arbeiten, weil er nach Gesetz 8 von einem Prüfungsausschuß für beschäftigungswürdig erklärt wurde. Nun muß er vor die Spruchkammer, weil er seit 1933 in der Partei war und Betriebsobmann gewesen ist. Der Betriebsrat setzt sich zwar für ihn ein, aber wird das reichen? Bis vor wenigen Monaten hat er die Familie ernährt, jetzt hat auch er kein Einkommen mehr. Wenn ich wenigstens verdienen könnte. Hinzu kommt, daß auch Mutter damals in die Partei eintrat. Woher soll sie nun antifaschistische Zeugen bringen? Oft bin ich so verzweifelt; tausendmal habe ich mir gewünscht, daß auch für mich am . . . eine Bombe dabeigewesen wäre. Nur ein Glück, daß ich nicht in der Partei war. Dem BDM gehörte ich von 35–38 an. Dadurch zähle ich zu den Personen, die besonders überprüft werden. Und da vernichtet meine Tante meinen BDM-Ausweis, so daß ich nicht mal mehr beweisen kann, erst 35 eingetreten zu sein. Ich war schon so verzweifelt über die Aussichtslosigkeit, eine Stelle zu finden, daß ich mich auf eine Annonce ›Putzfrau gesucht‹ gemeldet habe. Als man zuhause davon hörte, wurde ich tüchtig ausgeschimpft.

Mein Leben kommt mir grenzenlos verpfuscht vor. Ich bin schon 29 Jahre alt und habe noch keine Kinder. Ob ich jemals dieses Glück haben werde? So viel Probleme stürmen auf mich ein und ich habe keinen Menschen, der frei denkt, mit dem ich meine Sorgen und Nöte teilen könnte. Es ist schon nicht leicht, allein und einsam zu sein. Bist Du schon verheiratet? Du wirst jetzt sicher nach Amerika gehen und dort heiraten. Ich wünsche Dir von ganzem Herzen Glück für eine Ehe, nicht daß es Dir so ergehe wie mir. Für einen Mann ist die Ehe immer leichter als für eine Frau.

Ich glaube, ich würde nie mehr heiraten, bin so enttäuscht, hatte so viel erwartet. Du magst gute Menschenkenntnis haben, aber eines darfst Du von mir annehmen, vor der Ehe gibt sich der Teil, der geheiratet werden will, weil er sich in seinem geheimsten Innern Vor-

teile verspricht, immer anders als nach Verlassen des Standesamtes. Eine Frau ist viel glücklicher mit einem guten Wort und etwas Güte als mit Geschenken. Das ist nur eine der Erfahrungen meines Lebens, obwohl ich die Geschenke auch nicht bekommen habe. Axel Munthe hat schon recht: Die Liebe hat ein kurzes Blumenleben, sie stirbt ihren natürlichen Tod in der Ehe. Aber nun genug davon.

Gefällt es Dir in Deiner Tätigkeit oder findest Du nicht die volle Befriedigung?

Bitte sei mir nicht böse, daß ich Dir geschrieben habe. Ich wollte es schon lange getan haben, aber ich habe mich immer geschämt, weil meine Familie doch nun zu den Verachteten gehört. Denke, bitte, nicht, daß ich mich aufdrängen will.

Ich wünsche Dir alles Gute!

Viele herzliche Grüße
Barbara

Barbara hat »aber trotzdem das Lachen nicht verlernt«. Ihr Lachen war etwas Besonderes. Ich höre und sehe es noch. Es wirkte ansteckend. Mir war das Lachen im Dritten Reich vergangen. Wüßte sie, wie meine 12 Jahre wirklich waren, sie würde ihre gegenwärtige Lage nicht so sehr beklagen.

Die Zeit der Entnazifizierung war für uns die Zeit, in der wir erfuhren, daß die Zahl unserer Freunde unglaublich groß gewesen ist. Gestern so und heute so.

Im Februar 1948 plagt mich erneut schwere Müdigkeit. Ich kann es mir jedoch nicht erlauben, zu Hause zu bleiben. Die Klinik wäre ohne Aufsicht, da der außer mir noch leitende Kollege noch nicht die Spruchkammer hinter sich gebracht hat und keinen Dienst tun darf. Auch laufen Untersuchungen für eine wissenschaftliche Arbeit, die ich glaube nicht unterbrechen zu dürfen.

Für Mai habe ich einen Vortrag in der Medizinischen Gesellschaft angekündigt. In diesen Wochen kommen zu allem Überfluß stechende und schneidende Schmerzen in der rechten Brustseite hinzu, besonders beim tiefen Atmen. Die Temperatur bleibt normal, im Röntgenbild sieht man zunächst nichts Auffälliges. Bald darauf quält mich ein schmerzhafter Schluckauf. Nur schwer kann ich mich bei den täglichen Visiten und in der Sprechstunde auf den Beinen halten. Der Schmerz wird erträglicher, wenn ich mich nach rechts beuge und die Hand gegen die untere Brustpartie presse, also die Bewegungsfähigkeit von Thorax und Zwerchfell in diesem Bereich einschränke. Ich habe eine Basalpleuritis. Am Tag meines Vortrags findet sich rechts hinten eine Dämpfung, die bis zum Schulterblatt reicht: Erguß! Ich hatte mich in der Klinik nicht geschont und begehe darüber hinaus den Fehler, der Fakultät zeigen zu wollen, daß trotz allem die wissenschaftliche Arbeit weitergeht.

Infolge der Hepatitis, die unbedingt eine längere Pause von mir verlangt hätte, war die körpereigene Abwehr schwer beeinträchtigt. Die tuberkulösen Herde, die ich mir als Pathologe in Hamburg und bei der klinischen Tätigkeit in Göttingen zugezogen hatte, streuen.

Nach dreiwöchiger Bettruhe ist der Erguß verschwunden. Durch Unterkühlung bei einer Röntgenkontrolle kommt es zu einem Rückfall, wobei ich hoch fiebere, rasch bis zur rechten Lungenspitze vollaufe und unter starker Atemnot leide. Von Ende Mai bis Oktober muß ich erneut im Bett bleiben. Dann erst kann ich allmählich damit beginnen, vorsichtig aufzustehen. Ich erhole mich nur sehr langsam und leide weiter unter schweren Gallenkoliken. Als Dauerschaden in der Lunge bleiben cirrhotische Spitzen und Oberfeldherde beiderseits zurück mit Hochziehung der Hili (Lungenwurzeln). Ferner bleiben eine Mantelschwarte rechts mit Hochziehung des Zwerchfells, eine erhebliche Einschränkung der Vitalkapazität und Ektasie der linken Lunge bestehen. Die Gallenkoliken sollen mich noch jahrelang begleiten.

In dieser Zeit wird die Familie von weiteren schweren Krankheiten heimgesucht: bei Mutter stellen sich sogenannte Adams-Stokessche Anfälle mit minutenlangen Herzstillständen, Bewußtseinsverlust und Inkontinenz ein. Sie ist 68 Jahre alt; Vater leidet zunehmend unter dem Tumor, der nun rasch an Umfang zunimmt. Das Sputum wird blutig, er verliert an Gewicht, Diabetes gesellt sich hinzu, es kommt zur Tumorpneumonie, die sich in den kommenden Monaten einige Male wiederholt und ihn weiter schwächt. Die Krankheiten bei Vater und Mutter erfordern die verschiedensten therapeutischen Maßnahmen und schwerwiegende Entscheidungen.

Mein Gesundheitszustand ist objektiv schlecht, subjektiv fühle ich mich miserabel. Ich bin 36 Jahre alt. Wieder ein Leben an der Grenze. Ich schreie häufig nachts und wache schweißgebadet von den Träumen auf, in denen Episoden aus den Schrekkensjahren mit ihren Ängsten wieder lebendig werden. Oft wache ich bei den schwerkranken Eltern auf der »Besuchsritze«. Links von mir die Mutter, von einem Adams-Stokesschen Anfall in den anderen geratend, wobei jeder der letzte sein kann, und rechts der nun immer rascher verfallende Vater, dem ich eines Abends sagen muß, daß Mutters Leben nur noch an einem dünnen Faden hängt und ganz plötzlich zu Ende gehen kann. In dieser Situation lasse ich uns drei in die Klinik aufnehmen. Immer wieder, bei Tag und mehrmals in der Nacht, sehe ich nach den Eltern. Nachdem Mutter in der Klinik noch eine schwere Lungenentzündung überstanden hat, hören unter meiner Behandlung allmählich auch die Herzrhythmusstörungen auf. Die Abstände zwischen den Anfällen werden größer und größer, ihre Dauer immer kürzer, schließlich bleiben sie ganz aus. Bei Vater hingegen stellt sich ein über Monate stets wiederkehrender, allen Maßnahmen trotzender Zwerchfellkrampf ein, der ihn Tag und Nacht entsetzlich quält und erschöpft. Die Lungengeschwulst ist in den Zwechfellnerv eingewachsen. Der Schluckauf läßt nur hin und wieder für Minuten, selten für einige Stunden nach, um danach erst leise, dann stärker und schließlich so heftig wiederaufzutreten, daß es bei angelehnten Zimmertüren durch den 25 Meter langen Flur der Station bis hin zu meinem Zimmer zu hören ist. Mit keinem der vorhandenen Medikamente läßt er sich unterdrücken. Eine Durchtrennung des betroffenen Zwerchfellnervs wird als Ultima ratio erwogen, dann aber wieder aufgegeben. Von meinem Krankenlager aus steuere ich bei alledem, teils in Besprechungen an meinem Bett, teils telefonisch, so gut wie möglich die Klinik weiter.

Im Februar hat Herta noch mit großem Erfolg das Hannele in »Hanneles Himmelfahrt« gespielt. Nach der zweiten Aufführung überrascht sie mich mit der Nachricht, daß wir in vermutlich sieben Monaten Vater und Mutter sein werden.

Inzwischen ist Mutter gottlob so weit wiederhergestellt, daß sie entlassen werden kann. Auch Vater darf vorübergehend nach Hause.

Im siebten Monat der Schwangerschaft erkrankt Herta an einer Hepatitis. Sie wird sofort in die Klinik aufgenommen und trotz aller Bedenken zu mir ins Zimmer gelegt, da keine andere Unterbringungsmöglichkeit besteht.

Vater ist inzwischen von seinem Leiden schwer gezeichnet, Mutter bleibt gefährdet. Eine Hepatitis in der Schwangerschaft ist besonders gefährlich. Der weitere Verlauf meiner Krankheit ist angesichts dieser Belastungen ungewiß. Nur mein Bruder bleibt von Krankheiten verschont. Neben den Sorgen um uns sind es persönliche Schwierigkeiten, die ihn stark in Anspruch nehmen.

Anfang November bringt Herta ein gesundes Kind zur Welt. So wie es gesundheitlich um die Familie steht, kann keine rechte Freude aufkommen. Niemand weiß, wie es mit uns weitergehen wird, am wenigsten ich selbst, da ich die vielfältigen Möglichkeiten des Krankheitsverlaufs bei jedem von uns nur zu gut kenne.

Vaters Anblick ist erschütternd. Er mag nicht mehr in die Klinik. Häusliche Pflege und Behandlung sind schwierig. Wir wachen abwechselnd bei ihm. Einige Wochen vor seinem Tod fragt er mich: »Wenn du damals die Lungenentzündung nicht mit Penicillin behandelt hättest, wäre ich doch wohl schon tot?« – »Ja, das könnte sein.« Er sieht mich lange an mit einem Blick, der sagt: Das wäre besser gewesen, kannst du mein Ende nicht beschleunigen? Es hat keinen Sinn mehr, es ist nur noch Qual. Danach muß ich Vater vorübergehend allein lassen. Als ich zurückkomme, liegt er vor dem Bett und ist benommen. Er war aufgestanden, zusammengebrochen, hatte sich dabei das Gesicht aufgeschlagen und blutete. Die Brille ist unversehrt. Er ist präkomatös. Am nächsten Tag geht es etwas besser. Ich zeige ihm die Vergrößerung der Aufnahme, die ich vor längerem von ihm gemacht habe. Mit zittrigen Händen nimmt er die Brille vom Nachttisch, richtet sich mühsam auf, betrachtet lange das Bild und sagt leise, langsam mit weicher Stimme: »Ein guter alter Mann, der niemand was zuleide tut!« Am Abend darauf – es ist der Abend vor seinem Tod – setzen wir das wenige Monate alte Kind zu ihm auf den Bettrand. Zärtlich streicht er über seine Wange und sagt: »Ich wäre gern noch bei dir geblieben, aber ich muß fort.« Am darauffolgenden Abend ist er noch benommener. Zwischen neun und zehn wird die Atmung rascher und tiefer. Er streckt sich etwas. Eine dünne Träne rinnt über die eingesunkene Wange und verbraucht sich. Herta steht neben mir. Sie hält mich fest umfaßt. Vater ist tot. Mutter und Bruder warten nebenan. Sie mochten sein Sterben nicht sehen. Wir führen beide zu ihm.

Gerade jetzt, in diesem unpassendsten Augenblick, erhalte ich die Mitteilung, ich sei aufgrund meiner Veröffentlichungen und einer Prüfung vor der Medizinischen Fakultät der Universität Frankfurt am Main und der Gesundheitsabteilung des Hessischen Innenministeriums für einen Studienaufenthalt in den USA vorgesehen. Ich kann nicht annehmen. So vorteilhaft und so förderlich eine Amerikareise zu diesem Zeitpunkt auch sein mag, mein Gesundheitszustand und der meiner Familie sprechen dagegen. Darüber hinaus scheinen die jahrelangen Bemühungen um Wiedereröffnung der Fakultät endlich Erfolg zu haben. »Sie werden uns doch jetzt nicht im Stich lassen?« fragt mich ein Ordinarius. Ein anderer sagt, als er von der Einladung hört: »Wer nicht da ist, hat nicht recht.«

Kurz danach erhalte ich eine Anfrage vom amerikanischen Konsulat in Frankfurt am Main. Sie nimmt Bezug auf mein Auswanderungsbegehren aus dem Jahre 1939. Es ist jetzt möglich. Ich bedanke mich und sage ab. Ich habe mich endgültig entschieden, in der Heimat zu bleiben.

Auf einer Vorbesprechung für die wiederzugründende Medizinische Gesellschaft werde ich zum Schriftführer vorgeschlagen und in der nächsten Sitzung von Professoren, Dozenten, Oberärzten, Assistenten und niedergelassenen Kollegen gewählt. Ich nehme an, obwohl meine Gesundheit keine zusätzlichen Belastungen verträgt. Anschließend spricht der international bekannte Zoologe Prof. W.J. Schmidt, ein entschiedener Nazigegner:

(...)
Meine Damen und Herren! Materiell und moralisch leben wir in Deutschland unter Trümmern – auch im Kreise der Wissenschaft. Oft bin ich in Gedanken den Quellen unseres Unglücks nachgegangen und gelangte dabei stets zum Schluß: unser Elend begann damit, daß der Wahrheit die Ehre verweigert wurde. Als ich, damaliger Vorsitzender der Deutschen Zoologischen Gesellschaft, auf der Jahresversammlung 1937 in Freiburg Hans Spemann das Diplom des Ehrenmitgliedes überreichte, antwortete er, vornehmlich an die Jüngeren sich wendend: »Sie können nicht revolutionär genug in Ihren Anschauungen sein; jedoch eines dürfen Sie nie vergessen: Man kann den Felsen der Wahrheit nicht verrücken, aber man kann daran scheitern!«

Meine Damen und Herren! Gefesselt war damals das freie Wort, ohne das es kein Suchen und kein Finden der Wahrheit gibt. Wissenschaftliche Veröffentlichungen jener Jahre las ich, die nicht der Wahrheit dienten, ja Ehrfurcht und Erbarmen gegenüber der Kreatur vermissen ließen. Wissenschaftliche Gesellschaften eröffneten ihre Sitzungen mit einer »Führerehrung«, also mit einem Lob des Mannes, dessen psychopathologische Züge selbst einem Laien nicht verborgen bleiben konnten.

Meine Damen und Herren! Daß solche Schmach niemals wieder in der deutschen Wissenschaft erstehe, muß unser aller heißes Verlangen und unablässige Sorge sein. In diesem Sinne rufe ich der Medizinischen Abteilung anläßlich ihrer Wiedereröffnung die Worte zu, welche vor zweieinhalb Jahrtausenden der sterbende Buddha an die Lieblingsjünger Ānanda richtete:

Haltet fest an der Leuchte der Wahrheit!
Einer anderen Zuflucht bedürft Ihr nicht!

Nach großen Mühen, nach Intrigen, vielen Fehlern und Rückschlägen ist es endlich soweit, daß die Fakultät in Gestalt einer »Akademie für Medizinische Forschung und Fortbildung« wieder eröffnet werden kann, mit dem Recht zu promovieren und zu habilitieren. Mit einem Schlag sind Kliniken und Institute wieder attraktiv.

Ein neuer Ordinarius für das Fach Innere Medizin findet sich bald, nachdem Tannhauser in Boston und Beckmann in Stuttgart abgesagt haben. Ich bin beunruhigt, als ich erfahre, auf wen die Wahl gefallen ist. Mein Mitoberarzt, Priv.-Doz. R., der sich noch während des Krieges habilitieren konnte, ist in der angenehmen Lage, ohne Gefährdung seiner Karriere in ein kleines Krankenhaus der Stadt ausweichen zu können.

Der Kommissarische Leiter einer Universitätsklinik hat es in solchen Zeiten schwer, besonders dann, wenn er nicht habilitiert ist. Seine Verfügungsgewalt ist sehr beschränkt, er muß äußerst vorsichtig sein und viel taktieren. In der Universität wissen das alle. Man weiß vor allem, daß ein solcher Oberarzt sich gewöhnlich gern habilitieren möchte. Das bringt einen Kommissarischen Leiter in Zwänge. Jüngere Kollegen schielen auf Planstellen, aber die sind spärlich gesät. Die Leiter anderer Kliniken nutzen die Situation oft rücksichtslos aus und reißen nicht nur die Stellen an sich. Auch muß der Kommissarische Leiter an den neuen Ordinarius denken, der seine Leute mitbringen wird, für die man Stellen benötigt. Letztlich aber ist es gleich, wie man sich verhält und was man tut. Wenn ein »Neuer« kommt, ist meist alles, was man gemacht hat, unnütz oder gar falsch gewesen. Der Ordinarius, den ich zu erwarten habe, macht hiervon ganz gewiß keine Ausnahme.

Der Kommissarische Leiter muß ferner für andere Kliniken Arbeiten übernehmen, die ein Ordinarius ablehnen könnte. Wen habe ich nicht alles in diesen Jahren aus der Universität, der Fakultät und den Instituten untersuchen, für wen nicht Atteste schreiben müssen? Unzählige Kriegsbeschädigungsgutachten, Verfolgtengutachten mußte ich schreiben oder abnehmen. Ein Ordinarius braucht sich meist um solche zeitraubenden Arbeiten nicht zu kümmern. Wieviel Organisatorisches ist in einer zerbombten Klinik zu bewältigen. Ich bin Chef, erster und zeitweise zweiter Oberarzt in einer Person. Dabei leidet der Aufbau der Klinik unter größtem Materialmangel. Es fehlt auch an Geld, mit dem man etwas anfangen kann. Geräte müssen angeschafft werden. Die überalterten Apparaturen müssen andauernd repariert werden. Es fehlt vor allem an Bettwäsche. Was ist eine Klinik ohne Notsignalanlage? Ich schreibe, laufe, bitte, bettle, gehe zu den Amerikanern, erhalte mit ihrer Hilfe eine Signalanlage. Der »Women's Club« beschafft 80 Meter Leinen für Bettlaken. Die Wäsche in der überbelegten Tbc-Station kann nur alle sechs Wochen gewechselt werden. Daher sind die 80 Meter Leinen ausschließlich für diese Station bestimmt. Aber ehe man es sich versieht, ist plötzlich alles Leinen bis auf 16 Meter verschwunden. – Über die »Hilfe für das geistige Deutschland«, eine in der Schweiz ins Leben gerufene Einrichtung, erhalte ich für die Klinik einige wichtige neue Monographien aus dem Ausland.

Eines Tages schwankt bei der Visite der Boden in einigen Krankenzimmern. Zu lange hat es hereingeregnet. Jetzt ist der Schwamm in den Balken. Scheiben sind immer noch defekt oder gehen entzwei, Dächer werden erneut undicht, Röntgenröhren müssen ersetzt werden, elektrische Birnen verschwinden aus den Lampen, Mikroskope oder deren Optiken, Schreibmaschinen, Bücher und vieles, vieles andere fehlt oder findet »Interessenten«. Der Röntgenologe der Klinik kassiert sogenannte technische Kosten, die der Klinikverwaltung zustehen. Er muß seinen Hut nehmen.

Lange Zeit bin ich der einzige in der Klinik, der Elektrokardiogramme auswerten und endoskopische Untersuchungen durchführen kann; zeitweise übernehme ich noch einen Teil der Röntgendurchleuchtungen. Hinzu kommen die Visiten in der Klinik mit ihren drei weit auseinanderliegenden Stellen. Ferner sind eine große Ambulanz und eine erhebliche konsiliarärztliche Tätigkeit in den anderen Kliniken wie auch im großen Einzugsgebiet zu bewältigen. Wissenschaftliche Arbeiten müssen ihren Fortgang nehmen. Neben diesen zahlreichen, oft äußerst diffizilen, aufreibenden und zeitraubenden Aufgaben und Tätigkeiten und trotz schwer angeschlagener Gesundheit ist es mir im letzten Jahr geglückt, den Aufbau der Klinik so wirkungsvoll voranzutreiben, daß es endlich möglich ist, den in das Schloß Laubach ausgelagerten Teil – über hundert Betten – sowie die Patienten aus dem Balser-Stift wieder in die alte Klinik hereinzunehmen. Ich bin nun in der Lage, dem kommenden Ordinarius eine den Umständen entsprechende, voll funktionierende Klinik mit 239 Betten übergeben zu können. Wie froh bin ich, diesen aufreibenden Posten endlich loszuwerden.

In den vergangenen drei Jahren haben mir die Ratschläge von Prof. Julius Rihl, ehemals Ordinarius für Experimentelle Pathologie und Therapie an der Karls-Universität Prag, sehr genützt. Er war mir seit langem wissenschaftlich bekannt. Als ich hörte, er lebe unter äußerst schwierigen Verhältnissen, noch an den Folgen einer Pneumonie leidend, in einer kleinen Stadt im Lahntal, lud ich ihn ein, in unsere Klinik zu kommen. Es war beglükkend zu sehen, wie schnell sich dieser Gelehrte erholte.

Über das, was nun auf mich zukommen wird, mache ich mir wenig Illusionen. Es übersteigt aber, wie sich bald herausstellt, bei weitem alles, was man nach den Erfahrungen anderer Kommissarischer Leiter erwarten darf.

Die Fakultät wird als »Akademie für Medizinische Forschung und Fortbildung« am 11. September 1950 feierlich wiedereröffnet. Der Lehrkörper zieht in festlichem Schwarz – die Talare waren verbrannt – in die Aula der Universität ein. Ich stehe abseits und sehe hinüber zu den kommissarischen Leitern der Kinderklinik und Frauenklinik, denen es ähnlich ergeht wie mir.

Noch nahezu zwei Jahre werden vergehen, bis ich mich habilitieren kann. Was für eine Zeit! Manchmal denke ich, ich lebe wieder im »Dritten Reich«. Wenn ich geglaubt habe, daß Schmähungen, Hintansetzungen, Leid und Verfolgung der Vorkriegs- und Kriegszeit, Mühen und knochenharte Arbeit in den ersten Jahren der Nachkriegszeit mir nunmehr das Leben in der Klinik erleichtern würden, so war das naiv.

In Hessen wird die Entnazifizierung durch Gesetze vom 30. November 1949 und vom 18. Oktober 1951 beendet. Die Absichten der »Entnazifizierung« werden dann vollends unterlaufen durch das »131er Gesetz« vom 11. Mai 1951, kraft dessen »verdrängte« – das heißt nach Kriegsende entlassene – Beamte Anspruch auf Weiterbeschäftigung erhalten.

Eine Frage, die sich mir nach dem Krieg lange Zeit immer wieder stellt, und sie ist bei weitem nicht die einzige, ist zum Beispiel: Wie hätte sich dieser oder jener, Herr Professor Soundso, Herr Direktor X, Frau Müller oder Herr Meyer verhalten, wenn ich ihnen im Dritten Reich begegnet wäre? Welche Stellung hätten sie zu diesem oder jenem Problem, zu dieser oder jener mich persönlich betreffenden Frage bezogen?

Jetzt bin ich kein Paria mehr, ich stehe wie vor 1933 gleichberechtigt neben jedermann in diesem Lande. Damit werde ich unvermeidlich für den einen oder anderen zum Konkurrenten, was zwölf Jahre lang ausgeschlossen war. Man muß mit mir rechnen, man muß mich akzeptieren, wenn auch manchmal nur dem Schein nach. Man übt sich, wieder demokratisch zu denken und es zu sein. Viele ehemalige Nazis, die mit mir zu tun bekommen, sei es als Patienten, als Vorgesetzte, Mitarbeiter, Verwaltungsleute usw., wissen nicht so recht, wie sie sich mir gegenüber verhalten sollen. Sie sind verunsichert. Sie sind »führerlos«. Was sie über mich und meinesgleichen denken, zeigen sie nur selten, aber ich spüre es. »Es kann doch nicht alles Unsinn gewesen sein, was der Führer gerade über die Juden und jüdischen Mischlinge gesagt hat.« Das Gros der alten Anhänger ist manchmal bestürzend schnell demokratisch. Nur selten bemerke ich Schuldgefühle oder Scham. Es ist nach allem nur zu verständlich, daß ich mich vielen meiner Landsleute gegenüber lange Zeit mißtrauisch reserviert verhalte.

Das Leben geht weiter, trotz aller Widersprüche und Ungereimtheiten. Ich sage mir, deine Eltern sind Deutsche, deine Frau ist Deutsche, du wirst in Deutschland bleiben. Deine Kinder werden in Deutschland erzogen werden. Also mußt du mit dazu beitragen, daß die Karre weiter aus dem Dreck gezogen wird. Das heißt, ich muß mich mit den Gegebenheiten abfinden, muß, was mir schwerfällt, weiterhin bereit sein, Kompromisse zu schließen. Dabei darf ich das Gesicht nicht verlieren. Lust zu parteipolitischer Betätigung empfinde ich nicht, hätte auch keine Zeit dazu.

Am 1. März 1950 kommt mein neuer Chef, treffender gesagt: mein neuer Dienstvorgesetzter. Er ist klein. Zu seinen dunklen Haaren und dunklen, lebhaften Augen macht sich eine schwarze Hornbrille gut. Da kleine Leute oft empfindlich eitel sind, vermeide ich es möglichst, ihm unseren Körpergrößenunterschied zum Bewußtsein zu bringen. Am liebsten führe ich die Dienstgespräche mit ihm im Sitzen oder auf der Treppe, wobei ich mich eine Stufe tiefer stelle und ihn dann nur noch wenig überrage. Er geht stets sehr aufrecht mit kurzen, raschen Schritten durch die Klinik. Seine Armbewegungen sind dabei lebhaft, oft weit ausholend.

Mein Dienstvorgesetzter bringt zunächst einen Oberarzt und einen Assistenten mit. Beide kenne ich aus Göttingen. Der Oberarzt hat die dortige Klinik verlassen müssen. Kurze Zeit danach folgen noch zwei Kollegen. Es erweist sich als richtig, Stellen offengehalten zu haben. Bei seinem Dienstantritt bittet der Chef die Mitarbeiter in sein Dienstzimmer, das ich nur allzugern geräumt habe. Er hat das »Bedürfnis«, uns mit seinen Vorstellungen über Zusammenarbeit in der Klinik bekanntzumachen. Auf der Schreibtischkante sitzend erklärt er unter anderem, es müsse hierbei zugehen wie in einer gut funktionierenden Familie, in der einer dem anderen beisteht. »Es ist klar«, fährt er fort, »daß nicht alle an der Klinik bleiben können. Viele streben ja nur die Facharztreife an.« Diesen versichere er, ihre Ausbildung bei ihm in Ruhe beenden zu können. Er hoffe auf eine vertrauensvolle Zusammenarbeit und werde sich um das Vorankommen jedes einzelnen kümmern usw. Das alles hört sich gut an und verfehlt zunächst nicht seine Wirkung.

Anschließend fordert er mich auf, ihm die Privatstation zu übergeben. Entlassungsfähige Patienten sind von mir nach Hause geschickt worden. Bleiben müssen eine Bäuerin mit »metapneumonischem Abszeß«, ein Pfarrer mit »malignem Hypernephrom« sowie eine Beamtengattin mit »Nephrose«. Die Patientin mit Lungenabszeß ist erst einen Tag in der Klinik und daher noch nicht geröntgt. Ihre Vorgeschichte und Symptomatik sind so typisch und der Auskultationsbefund so eindeutig, daß sie sich vorzüglich als Vorlesungsfall eignen würde. Der Chef nach seiner Untersuchung lauthals: »Aber Herr Kollege, das nennen Sie metapneumonischen Abszeß?« Ich: »Allerdings.« Er: »Niemals.« Als ich ihm erklären will, worauf sich meine Diagnose gründet, winkt er mit verächtlichem Lächeln ab. Das gleiche wiederholt sich bei dem bedauernswerten Pfarrer, der nach der schmerzhaften Untersuchung durch den Professor – die ich versucht habe, ihm zu ersparen – so schockiert ist, daß er einige Stunden später um seine Entlassung bittet. Auch für meine Diagnose »Nephrose« hat er nur ein süffisantes Lächeln und bedenkliches Kopfwiegen übrig, das sagen soll: Mein Gott, wie kannst du nur eine solche Diagnose stellen? Unmöglich! Sofort nach der Visite veranlasse ich, meiner Diagnose absolut sicher, die Durchleuchtung und Aufnahme bei der Lungenpatientin. Diagnose: Lungenabszeß in der Größe eines kleinen Hühnereis, Restpneumonie. Ich schicke den Röntgenfilm sofort zum Chef.

Die Patientin mit der Nephrose weigert sich aufgrund seiner Äußerung am Bett, ihre Rechnung zu begleichen. Sie ist mit ihrem Gatten der Ansicht – was nach dem Vorgefallenen verständlich ist –, ich hätte sie falsch behandelt. Sechs Wochen nach der neuen Behandlung, hat sich ihr Zustand jedoch so sehr verschlechtert, daß sie sich in die Medizinische Klinik Göttingen verlegen läßt. Dort wird meine Diagnose bestätigt, die Patientin wird behandelt, wie ich sie behandelt habe, und nach längerem Klinikaufenthalt deutlich gebessert entlassen. Sie weigert sich nun, die Rechnung meines Dienstvorgesetzten zu begleichen. Die Göttinger Klinik wird zu einem Gutachten aufgefordert. Die Angelegenheit läuft über ein Hessisches Ministerium und wird für ihn peinlich. Der Ehemann zahlt danach meine Rechnung und möchte sich persönlich bei mir entschuldigen. Ich verzichte darauf.

Nach dieser Einführung ist klar, was ich zu erwarten habe.

Jede Gelegenheit zum Reden, die sich meinem Dienstvorgesetzten bietet, nimmt er eifrig wahr. Ein Vortrag im Kerckhoff-Herzforschungsinstitut Bad Nauheim vor Hunderten von Ärzten, bei dem er immer wieder versucht, sich von dem Manuskript zu lösen, wird so zusammenhanglos, daß ständig Hörer kopfschüttelnd das Auditorium verlassen. Gegen Ende ist nur noch ein Drittel von ihnen anwesend. Das Verhalten der Kollegen bleibt ihm nicht verborgen. Die Situation ist beklemmend. Sosehr ich ihm seinen Mißerfolg gönne, er bleibt doch mein Vorgesetzter, dessen Ansehen in der ärztlichen und wissenschaftlichen Welt mir nicht gleichgültig sein kann.

Einige Tage nach seinem Dienstantritt verteilt er die Stationen neu. Trotz meiner schweren Lungenbefunde, die ihm bekannt sind, werden mir Infektionsabteilung und Tbc-Abteilung unterstellt. Seiner Meinung nach – hinter vorgehaltener Hand – sind diese Stationen ein ›totes Gleis‹, und er beabsichtigte, wie ich später erfuhr, mich dadurch wissenschaftlich zu vernichten. Damit aber hatte er sich verrechnet.

In einem sehr engen Zimmer der Infektionsstation, meinem neuen Dienstzimmer, kann ich kaum darüber nachdenken, womit ich das verdient habe. Es sind ja bei weitem nicht die einzigen Schikanen. Weshalb bleibe ich? Der maßgebliche Teil der Fakultät schätzt mich. Zuviel habe ich bisher in die Klinik investiert. Andernorts muß ich mit allem wieder von vorn anfangen. Mit 37 Jahren bin ich dafür schon zu alt. Ignorieren lassen sich auch nicht die Residuen meiner Erkrankungen. Hundert Fäden halten mich in Gießen, und die Stadt ist mir trotz allem, was ich in ihr erlebt habe, Heimat.

Es überrascht mich nicht, daß einige Assistenten, die es bei mir gut hatten, mit wehenden Fahnen überlaufen; andere verharren mir gegenüber in ›wohlwollender Neutralität‹, nur einer, der über besonders gute Menschenkenntnis verfügt, kommt in den Wochen nach dem ›Chefwechsel‹ öfter verstohlen zu mir. In der Klinik lebe ich wieder nahezu in einem Vakuum. Bald aber wendet sich das Blatt. Die Überläufer kehren mehr oder weniger enttäuscht, oft schockiert, zurück, obwohl sie wissen, daß ich ihnen nicht helfen kann.

Die Form, in der nun die Visiten vielfach ablaufen, spottet

jeder Beschreibung: mit lautem Klatschen kommt der Chef auf die Station – das habe ich zuletzt auf dem Schulhof der Volksschule erlebt –, schreit und brüllt Ärzte, Schwestern und Patienten wegen Nichtigkeiten an, beleidigt und verletzt, wann immer er eine Gelegenheit dazu findet. Der Assistent hat bei der Visite mit herabhängenden Armen links vom Patienten zu stehen. Die Arme dürfen nur bewegt werden, wenn vom Chef eine Handreichung verlangt wird. Dieser, das Bild des »Anstaltsgewaltigen«, steht zunächst am Fußende, die Krankenkurve studierend, während der Assistent alle anamnetischen Daten, alle Untersuchungsergebnisse, alle Verlaufs- und Therapiedaten aufsagen muß. Gewöhnlich handelt es sich um 30 bis 40 Patienten auf einer Station, bei denen sich ständig Zustand und Maßnahmen ändern. Alles hat bei der Vorstellung wie am Schnürchen zu gehen. Eine »falsche Bewegung« beim Assistenten, ein unwillkürliches Hindeuten auf eine Körperstelle des Patienten, leichtes Anlehnen an die Bettkante und Stocken beim Vortrag, eine ihm nicht ganz genehme Ausdrucksweise werden mit rüdem Geschimpfe quittiert. Die Stationsschwester hat zu rennen, alles muß »rasch, rasch« für die Visite, vor allem für den Chef, hergerichtet werden. Dabei hat sie in einem Körbchen alle für die Visite erforderlichen Utensilien mitzutragen. Fehlen darf auf keinen Fall ein Handtuch, das entsprechend gefaltet dem Patienten beim tiefen Atmen auf den Mund gelegt wird. Der Kranke hat still zu liegen und darf nur reden, wenn er gefragt wird. Der Dienstvorgesetzte benimmt sich dabei nach Gutdünken, und das oft in unglaublicher Art und Weise: vornehmlich jüngeren Patientinnen schlägt er, damit sie sich untersuchungsgerecht hinlegen, nicht selten mit flacher Hand auf Gesäß und Oberschenkel, daß es nur so klatscht. Anfangs untersucht er während der Visite sehr oft vaginal. Die Umstehenden warten darauf, daß eine der Patientinnen sich das verbittet. Zu unserer Überraschung lassen sie es aber, wenn auch oft widerwillig und peinlich berührt, über sich ergehen. Heraus kommt bei dieser Art Untersuchungen nichts. Gewöhnlich wird dann doch noch der

Gynäkologe hinzugezogen. Oft muß der Stationsarzt nach den Visiten die durch das indiskutable Verhalten des Chefs kopfscheu gemachten, verängstigten Patientinnen und Patienten in einer anschließenden Visite beruhigen.

Am Krankenbett kommt in den ersten Jahren selten eine echte Diskussion zustande. Der Chef hat immer recht, nennt einen buchgläubig, wenn man mit handfesten Argumenten aufwartet. Diagnostisch und therapeutisch ist er unmethodisch und verstiegen. Wir haben den Eindruck, daß er das, was er am Abend zuvor gelesen hat, am anderen Morgen unbedingt anbringen will, um es alsdann wieder schnell zu vergessen. Bei der nächsten Visite ist es nicht anders, und damit wird erneut alles auf den Kopf gestellt. Ich sehe heute noch die ratlosen Gesichter der geplagten Assistenten, denen niemand beistehen kann.

Wenige Monate, nachdem der neue Chef die Klinik übernommen hat, ist der erste Kollege hinausgeekelt. Bald folgen weitere; teils wurden sie gezwungen, teils gehen sie freiwillig. Nach einem Jahr sind es mit mir nur noch vier(!) Kollegen von dem ehemaligen Team. Wer, so fragen wir uns oft, wird der nächste sein? Ein besonders schikanierter Assistent kennzeichnet treffend das Atmosphärische der Klinik zu dieser Zeit, indem er mir auf dem Flur im Vorübergehen zuruft: »Herr Oberarzt, Maul halten, weiter dienen!«

Viermal wöchentlich findet morgens eine Besprechung statt. Chef und Oberärzte sitzen dabei an der Hälfte eines runden Tisches, während gegenüber auf Bänken und Stühlen, die rechtwinklig an den Wänden des quadratischen Raumes angeordnet sind, die Assistenten Platz nehmen. Rechts vom Chef sitzt sein Intimus, der erste Oberarzt, links von ihm ich als zweiter Oberarzt und linker Hand von mir der kürzlich hinzugekommene dritte Oberarzt. Sehr bald beachtet mich der Chef bei diesen Besprechungen nicht mehr, dreht mir ostentativ die Schulter zu und unterhält sich nur noch nach rechts und links mit dem ersten bzw. dritten Oberarzt. Ich bin hier, wie schon im Dritten Reich, unerwünscht. Der Dienstvorgesetzte hofft offenbar, mich auf diese Weise rasch loszuwerden. Ich reagiere auf dieses Verhalten, indem ich meinen Stuhl unter beifälligem Schmunzeln der Assistenten um einen halben Meter vom Tisch abrücke. Bitte sehr. So kann er sich bequemer nach links wenden und unterhalten. Danach gibt er dieses Gebaren auf. Die morgendlichen Besprechungen werden im Laufe der Zeit seltener und finden nach ein paar Jahren nur noch hin und wieder mit ihm statt, bis er sie gegen Ende meiner Tätigkeit an der Klinik überhaupt nicht mehr besucht.

Um mich steht es nicht gut. Hinzu kommt, daß mich die Gattin des Ophthalmologen haßt, der bei der Berufung meines Chefs als nicht bestätigter Klinikleiter sehr geschickt für diesen agiert hatte und dann durch ihn – trotz früherer SS-Zugehörigkeit – das Ordinariat für Augenheilkunde in Gießen erhält. Ich sah mich gezwungen, einen nahen Verwandten von ihr, der in meiner Zeit als kommissarischer Leiter bei mir in stationärer Behandlung stand, aus disziplinarischen Gründen zu entlassen. Außerdem ist sie mit der Gattin des gefeuerten Röntgenologen eng befreundet. Der Ophthalmologe hatte sich sehr für dessen Verbleiben eingesetzt. Ich dachte nicht daran, einen solchen Kollegen zu decken. Das nahm man mir übel.

Als jahrelangem kommissarischen Leiter und Oberarzt der Klinik mutet man mir unter anderem zu, als Stationsarzt tätig zu werden und eine weitere Station zu übernehmen, obwohl kein Assistentenmangel besteht. Ich werde mit zahlreichen Bagatellen behelligt. Man betreibt sogenannte »Arbeitstherapie« und will verhindern, daß mir genügend Zeit für die wissenschaftliche Arbeit bleibt. Man versucht, mich wie einen jungen Assistenten zum laufenden Nachtdienst heranzuziehen, und noch manches andere mehr. Alles das ist leicht durchschaubar. Ich begegne den Zumutungen und Ungehörigkeiten zunächst nachgiebig und zäh, wie ich es im Dritten Reich lernen mußte.

Es ist klar, daß ich von der Klinik, insbesondere vom Chef, entgegen anfänglichen Versprechungen, keinerlei Unterstützung für meine wissenschaftliche Arbeit zu erwarten habe. »Wenn Sie glauben«, sagt er mir eines Tages ohne den geringsten Anlaß, »daß Ihre Erlebnisse im Dritten Reich noch ins Gewicht fallen, so haben Sie sich getäuscht. Das ist längst passé.« Ich erwidere: »Glauben Sie, daß ich Positionen und Titel mit Mitteln erlangen will, wie sie im Dritten Reich oft üblich waren? Ich denke nicht daran. Für mich und viele ehemals Verfolgte sind im übrigen die Geschehnisse während des Dritten Reiches noch lange nicht passé.«

Kurz nach Kriegsende, in den Jahren der Entlassungen aus der Gefangenschaft, füllen sich unsere Kliniksäle mit Kriegsversehrten zur Begutachtung und Behandlung. Hinzu kommen bald, besonders nachdem es Entschädigungsgesetze für Verfolgte des Naziregimes gibt, Hitlers ganz persönliche Opfer, nicht selten solche aus den ersten Jahren der Naziherrschaft. Das ist schwere, zeitraubende, bedrückende und erschütternde Arbeit. Es belastet mich sehr, die grauenvollen Schicksale immer wieder anhören zu müssen, denn ich habe an meiner eigenen Vergangenheit genug zu tragen. Es gibt Kollegen in der Klinik, die ungern die Opfer des Dritten Reiches begutachten und sich davor drücken, wo sie nur können. Man ist der Meinung, daß besonders ich geeignet sei, Hitlerverfolgte zu begutachten. Gerade den ehemaligen Hitleranhängern unter den Kollegen hätte es gut getan, sich mit Anamnese und Befunden der Verfolgten des endlich überwundenen Regimes zu befassen.

Als Internist bin ich zunächst für das »Organische« zuständig, und das ist öfter »o. B.«. Die Probanden erwarten vielfach gerade von mir, daß ich etwas finde, das ihnen zu einer bescheidenen Rente verhilft.

Eines Morgens sucht mich eine sehr gut aussehende und dezent gekleidete Dame, etwa Mitte Dreißig, in der Klinik auf. Sie ist die Adoptivtochter des Generals v. Schleicher und dessen Gattin, die kurz nach der Machtübernahme von den Nazis ermordet wurden. Ich soll ihr bei ihrem Wiedergutmachungsverfahren behilflich sein. Sie hatte die Ermordung ihrer Eltern als kleines Kind miterlebt. Durch dieses grausame Geschehen ist ihr ganzes Leben völlig verändert worden. Als Internist fühle ich mich nicht kompetent genug, den Umfang der seelischen Schädigung und deren Auswirkung festzustellen. Nach einem längeren Gespräch empfehle ich ihr den Psychosomatiker Prof. v. Uexküll und den bekannten Psychologen und Psychotherapeuten Prof. Mitscherlich. Die Vergangenheit holt mich immer wieder ein. Ich weiß nicht, was aus der jungen Frau geworden ist.

Eines Tages werde ich zum Chef befohlen. Der erste Oberarzt ist bei ihm. Der Chef fragt mich: »Wie kommen Sie dazu, zu behaupten, daß ...« Ich weiß nicht, wie mir geschieht. Blitzschnell wird mir klar, daß ich einer Äußerung bezichtigt werde, die ich nie von mir gegeben habe. Meine Vermutung, der erste Oberarzt könnte dahinterstecken, bestätigt sich alsbald. Dieser kann mir bei dem nun folgenden Wortwechsel nicht ins Gesicht sehen und antwortet auf meine sehr pointiert gestellte Frage, woher die Behauptung stamme, nur, er hätte das gehört. Darauf ich sehr laut: »Es ist unglaublich, wie man hier verleumdet wird. Sagen Sie mir auf der Stelle, von wem Sie das haben!« Der Oberarzt schweigt, wird kleinlaut und sieht sich in die Ecke gedrängt. Seitdem habe ich mit derlei Dingen keine Scherereien mehr. Der Mann, der mir diese Frage stellte oder sie sich ins Ohr blasen ließ, ist Parteigenosse gewesen und 1935 in das Ordinariat einer ostdeutschen Fakultät berufen worden. Dort hatten damals nur zuverlässige Gefolgsleute Hitlers eine Chance.

Zu dieser Zeit erkranke ich akut fieberhaft mit Schüttelfrost an einer Lymphangitis im Bereich des linken Beines: septischer Zustand. Prof. R., Oberarzt der Chirurgischen Klinik, nimmt mich auf, stellt das Bein still und trifft die weiteren Maßnahmen. Bald kann ich die Klinik wieder verlassen. Niemand aus meiner benachbarten Klinik interessiert sich für mein Ergehen.

Als ich wenige Monate nach Dienstantritt meines Chefs mit den Untersuchungen für meine Habilitationsarbeit beginne und auch rasch vorankomme, werden mir die Nachmittage, die mir hierfür gnädigst zugebilligt worden waren, so beschnitten, daß mir nur noch eine Stunde meiner Dienstzeit für die benötigten Experimente gewährt wird. Das überrascht mich nicht und beeindruckt mich nur noch wenig.

Bei allem Pech habe ich auch wieder Glück gehabt. Das kam so: 1948 wird der Direktor des Veterinärhygienischen und Tierseuchen-Instituts, Prof. Roots, schwerkrank. Er konsultiert mich. Meine Maßnahmen haben Erfolg und der Patient wird rasch wieder arbeitsfähig. Ich habe hierdurch nicht nur einen dankbaren Patienten gewonnen, sondern bin auch einem Mann von hervorragenden menschlichen und wissenschaftlichen Qualitäten nähergekommen. Im Lauf der nächsten Jahre entsteht aus dem Arzt-Patienten-Verhältnis eine herzliche Freundschaft. Als ich Prof. Roots berichte, wie fatal meine Lage unter der neuen Klinikführung ist, sagt er zu mir voll Anteilnahme: »Lieber Herr Kollege, ich kenne das, kommen Sie zu mir, mein Institut ist vorzüglich ausgestattet.« Damit bin ich zunächst manche Schwierigkeiten los. Leider bleiben mir aber auch hier neue Probleme nicht erspart. Prof. R. erlebt einen Rückfall, der ihn an den Rand des Grabes bringt. Neben die große Sorge um den Menschen tritt die Sorge um den Förderer meiner Untersuchungen. Während ich mit meinen Möglichkeiten in der Klinik für Prof. R. alles tue, laufen meine Experimente weiter. Als er langsam anfängt zu genesen, sind sie in ein Stadium getreten, in dem ich beginnen kann, die gewonnenen Ergebnisse zu verarbeiten. Alles Weitere geht nun schnell vonstatten. Zu Beginn des Sommersemesters 1951 kann ich die Arbeit der Fakultät vorlegen. Es ist auch höchste Zeit, da ja die Klinik einen weiteren Oberarzt erhalten hat. Dieser brachte eine Arbeit mit, die der Chef inzwischen als Habilitationsschrift angenommen hat.

An einem Oktoberabend 1951 findet das Kolloquium – die letzte akademische Prüfung – statt. Hierbei muß ich, wie üblich, über ein spontan ausgewähltes Thema einen freien Vortrag von 15minütiger Dauer halten. Daran schließt sich eine Prüfung an, in der jeder der Professoren beliebige Fragen stellen kann. Davon wird auch reichlich Gebrauch gemacht. Alles geht wie am Schnürchen. Eine Fangfrage meines Chefs wird elegant abgetan. Nach kurzer Beratung, während der ich vor der Tür warten muß, verkündet der Dekan, daß ich bestanden habe und nun zur Fakultät gehören würde. Beim Verlassen der Augenklinik nimmt mich meine alte Mutter in Empfang. Sie hatte es sich nicht nehmen lassen, ihren Sohn zu seinem letzten Examen zu begleiten. Als ich mich vor dem Kolloquium von ihr verabschiedete, versprach sie, sogleich nach Hause zu gehen. Kaum meinen Blicken entschwunden, kehrt sie um und wartet an der Pforte. Sie möchte so früh wie möglich das Ergebnis erfahren. Bei allen Examina, angefangen beim Abitur, hat sie direkt oder indirekt zum Gelingen beigetragen. In allen schweren Situationen meines Lebens ist sie mir, soweit es ging, zur Seite gewesen.

Vier Wochen nach dem Kolloquium halte ich meine Antrittsvorlesung. Zur angekündigten Zeit haben sich Fakultät, Kollegen, Freunde, darunter mein alter Deutschlehrer König, Bekannte, meine Frau und mein Bruder eingefunden. Da mein Chef noch fehlt, kann nicht pünktlich begonnen werden. Er kommt, ohne sich zu entschuldigen, zwanzig Minuten zu spät.

Der Dekan, der Anatom Prof. Wagenseil, ist zunächst ratlos. Der erste Oberarzt der Klinik stammelt nach zehn Minuten etwas von einem Konsilium seines Chefs. Jeder der Anwesenden weiß, daß der Chef eines Habilitanden bei dessen Antrittsvorlesung zugegen sein muß. Ein Konsilium kann der erste oder dritte Oberarzt übernehmen. Nach weiteren Minuten peinlichen Wartens sagt dann der Dekan konsterniert zu seinen Fakultätskollegen gewandt: »Nun, meine Herren, ich denke, wir fangen ohne den Herrn Kollegen an.« Man nickt zustimmend, und Wagenseil fährt fort: »Dann darf ich Herrn Kollegen

Schmidt bitten, mit seiner Vorlesung zu beginnen!« Ich bin erleichtert. Das Verhalten meines Dienstvorgesetzten ist ein Novum in den Gepflogenheiten der Fakultät bei derartigen Anlässen. Deutlicher kann er seine Verärgerung und sein Desinteresse nicht bekunden.

1953 ist die Infektionsstation unserer Klinik nahezu vollständig mit Fällen von Poliomyelitis (Kinderlähmung) belegt. Wir haben immer einige Fälle darunter, die paraplegisch (beide untere Extremitäten gelähmt) oder tetraplegisch (alle vier Extremitäten gelähmt) sind. Anfang November kommt wieder ein paraplegischer Patient hochfiebernd und mit typischen Schmerzen in beiden Beinen sowie Lähmung der Blase zur Aufnahme. Bei der Untersuchung ergibt sich unter anderem der Befund einer Pneumonie. Die Röntgenaufnahme zeigt eine Verschattung, die mehr für einen Tumor als für eine Pneumonie oder für eine begleitende Pneumonie bei einem Tumor spricht. Bei dieser Sachlage schließe ich die Möglichkeit nicht aus, daß als Ursache für die Lähmung eine Metastase dieses Tumors im Rückenmark in Betracht kommen könnte. Die Jahreszeit spricht nur bis zu einem gewissen Grad gegen eine Poliomyelitis, der Liquorbefund ist nicht typisch und die heftigen Schmerzen lassen nach den üblichen Maßnahmen nicht nach. Der Chef sieht sich den Fall an, bemängelt, daß wir den Patienten noch nicht schmerzfrei bekommen haben, meint, ich würde mich nicht genügend um ihn kümmern, und ist fest davon überzeugt, es handle sich um eine Poliomyelitis. Mein Einwand, man müsse auch daran denken, daß hinter einer Paraplegie etwas anderes stecken könne als Poliomyelitis, lehnt er mit der früher beschriebenen, zynischen Gebärde und der Bemerkung ab: »Denken Sie etwa an einen Tumor im Mark?« Ich: »Eben daran denke ich, ich habe das öfter in Tabula erlebt. Man muß ja nun nicht glauben, daß jeder, der in diesen Monaten paraplegisch zu uns eingewiesen wird, eine Poliomyelitis haben muß.« Er: »Aber Herr Oberarzt!« – Der Patient stirbt. Das Ergebnis der Obduktion: »Zwei linsengroße Metastasen eines Lungencarcinoms im Lendenmark mit ausgedehnter ödematöser Schwellung der Umgebung.«

Bei der nächsten Besprechung schiebe ich ihm den Sektionsbefund mit dem histologischen Untersuchungsergebnis hin. Er liest, sieht mich unsicher von der Seite an, sagt nichts und steckt den Befund in seine Tasche. Lange Zeit nach dieser Begebenheit sagt er einmal: »Mein Gott, Herr Schmidt, wie beneide ich Sie um Ihre pathologisch-anatomischen Kenntnisse und Erfahrungen.«

Ein Jahr nach meiner Habilitation ruft mich eines Tages der Dekan an und teilt mit, er habe vom Kultusministerium eine Anfrage erhalten, nach der er über die Situation der durch das Dritte Reich betroffenen Fakultätsmitglieder berichten solle. Wenn ich dazu etwas zu sagen hätte, möge ich ihm dies schriftlich mitteilen. Ich berichte ihm.

Tage danach ruft der Dekan erneut an und sagt, sich auf meine Ausführungen beziehend: »Ich denke, wir leiten Ihre Ernennung zum außerplanmäßigen Professor zwei Jahre früher als üblich ein, das heißt vier Jahre nach der Ernennung zum Privatdozenten.« In einer der folgenden Fakultätssitzungen kommt mein Fall zur Sprache. Der Physiologe meint in dieser Sitzung, so berichtet mir mein Gewährsmann: »Ach der? – kann noch warten.« Der emeritierte Leiter der Medizinischen Poliklinik, der Parteigenosse gewesen ist, sagt: »Was soll das, ist doch alles längst vorbei. Der Kollege Schmidt kann noch warten.« So kommt es, daß mir wie den Kriegsteilnehmern nur ein Jahr als Privatdozent erlassen wird.

Wie recht hat doch Oskar Maria Graf, ein emigrierter Schriftsteller, wenn er bei einem Besuch in der Bundesrepublik um diese Zeit feststellt: »Es ist ein großer Hang zum Überdecken und Vergessen da. Das wird bei jeder Unterhaltung deutlich. Diese Haltung entspricht dem Gehabe von Neureichen. Man redet nicht gern davon, wo man herkommt, man kennt nur ein Bestreben: im Geschäft zu bleiben, nach keiner Seite anzustoßen und doch gleichzeitig von den Ellenbogen Gebrauch zu machen.«

Von Zeit zu Zeit wird mir also in Erinnerung gebracht, daß ich überwiegend von Ordinarien abhängig bin, deren »Umfallen« ich im Dritten Reich als Student miterlebt hatte; abhängig von ehemaligen Parteigenossen, sicher einem, wahrscheinlich zwei ehemaligen SS-Leuten, die nach dem Krieg in die Fakultät berufen worden waren. Nur eines der Fakultätsmitglieder hatte im Dritten Reich ähnlich wie ich gelitten. Erst nach meiner Habilitation kommen zwei weitere durch die Nazis in ihrer Laufbahn behinderte Herren hinzu.

Nach fünfjährigem Mühen ist es endlich soweit. Die Nachricht von meiner Ernennung zum außerplanmäßigen Professor erreicht mich in meinem Urlaub hoch oben im herbstlichen Tessin. Von Treggia fahre ich danach nach Ascona und verbringe dort noch acht erholsame Tage. Bei meiner Rückkehr herrscht große Aufregung darüber, daß ich auf die Nachricht von meiner Ernennung noch nicht reagiert habe. Offenbar hat man erwartet, daß ich in überschwenglicher Freude meinen Urlaub sofort abbreche. Ein Ordinarius soll gesagt haben: »Dieses Verhalten des Kollegen Schmidt ist mir unverständlich. Ich hätte meinem Chef auf den Knien gedankt.«

Die Urkunde meiner Ernennung zum Professor überreicht mir der Rektor. Er kann es sich dabei nicht verkneifen zu fragen, wer sich mit mir seinerzeit noch habilitiert hat. Magnifizenz sind offenbar nicht so recht einverstanden mit der vorzeitigen Ernennung. Ich antworte ihm, daß es Dr. V. aus der Medizinischen

Klinik war, den die Fakultät mit mir habilitiert hatte. Darauf Magnifizenz so, als ob sie den Grund nicht kenne: »Und weshalb ist der Kollege heute nicht dabei?« Ich: »Die Fakultät wird ihre Gründe haben.« Das Gesicht der Magnifizenz verzieht sich zu einem maliziösen Lächeln.

Magnifizenz war seit 1933 Mitglied der Marine-SA, seit 1935 Mitglied des NS-Dozentenbundes und seit 1937 Mitglied der NSDAP. Es überrascht nicht, daß Magnifizenz ihre Rede anläßlich der 350-Jahr-Feier der Ludwigs-Universität/Justus-Liebig-Hochschule Gießen folgendermaßen schloß:

Damit ist der Rektor der naturwissenschaftlich-biologisch bestimmten Universität unversehens historisch geworden, ohne daß er deshalb seinen *Lehrstuhl aufgeben möchte, denn er rechnet sich zu jenen Forschern, die wohl heimlich wie Paul Klee von sich sagen möchten:*

»Diesseits bin ich gar nicht faßbar:
denn ich wohne gerade so gut bei den Toten wie bei den Ungeborenen.
Etwas näher dem Herzen der Schöpfung als üblich.
Und noch lange nicht nahe genug.
Geht Wärme von mir aus? Kühle?
Das ist jenseits aller Glut gar nicht zu erörtern.

Am fernsten bin ich am frömmsten.
Diesseits etwas schadenfroh.
Das sind Nuancen für die eine *Sache.«*

Kurz vorher formulierte Magnifizenz an die Regierungsvertreter gewandt: »Geben Sie Ihren Hochschulen und Universitäten eine Verfassung, in der diese Einrichtungen als Körperschaften des öffentlichen Rechts anerkannt werden, und übergeben Sie die Verwaltung der Universitäten dem Rektor und dem Senat, gewähren Sie uns Ihr Vertrauen ganz.« Ich möchte die Regierung sehen, die Professoren dieser Art ihre Hochschulen und

Universitäten ganz ohne Mißtrauen anvertrauen, Leuten also, die »heimlich von sich sagen möchten: Diesseits bin ich gar nicht faßbar ...«

Mehrere Monate, bevor mich mein Chef auffordert, alle Unterlagen für die Ernennung zum Professor zusammenzustellen, ändert sich sein Verhalten mir gegenüber auffallend, innerhalb weniger Tage wird er gesprächig. Dabei sagt er mir unter anderem: »Ich habe im Leben viel Glück gehabt. Ich bin nie ein Ordinarius gewesen.« Ein andermal meint er in gedrückter Stimmung: »Herr Schmidt, ich hätte in meinem Leben aufrechter sein sollen. Jetzt bekomme ich die Quittung dafür, daß ich zu Beginn des Dritten Reiches die Verbindung zu dem jüdischen Kollegen X. in Frankfurt abgebrochen und ihn nicht mehr gegrüßt habe. Ich habe Angst. Ich mag nicht mehr allein sein.«

Bei jeder Neuberufung hoffen wir Jüngeren, daß der Universitätsbetrieb, ein Relikt aus längst versunkener Zeit, durch einen neuen Ordinarius moderner und vernünftiger werden würde. Vergeblich.

Der Präsident der amerikanischen nationalen Akademie der Wissenschaften hat sich erlaubt zu bemerken, daß die Schuld am deutschen wissenschaftlichen Rückstand in diesen Jahren hauptsächlich nicht auf fehlende materielle Hilfe, sondern auf den mangelnden Willen zur Erneuerung des über hundert Jahre alten Universitätssystems zurückzuführen ist. Von repräsentativer deutscher Seite wird ihm entgegnet, daß das »sowohl in der Gesellschaft als auch an den deutschen Hochschulen geübte Prinzip der freien Entscheidung des Institutsdirektors oder des Ordinarius über den personellen und organisatorischen Aufbau und das Ziel seiner Forschungen sich bewährt habe. Die Max-Planck-Gesellschaft sehe auch bei kritischer Prüfung keinen Anlaß, für ihre Grundlagenforschung davon abzugehen.« Ob der deutsche Nobelpreisträger Prof. Butenandt mit seiner Meinung wenigstens hinsichtlich der theoretischen Medizin recht hat, kann ich nicht entscheiden. Für die klinische Medizin, insbesondere für die Innere Medizin, würde die Beibehaltung des alten Prinzips ein großes Unglück sein.

Wie oft habe ich mich in diesen Jahren gefragt, ob sich wohl die Universität bei uns einmal ändern wird. Und wenn ja, wann? Darauf gab es keine Antwort. Im Leben einer Universität sind zehn Jahre nichts, im Leben eines Menschen sind sie oft alles. Ich hatte verständlicherweise die Nase gründlich voll und nahm die nächste sich bietende aussichtsreiche Position an. Draußen, so glaubte ich, sei man sein eigener Herr, würde so honoriert, wie man das als qualifizierte Kraft erwarten darf, könnte sich eine Krankenhausabteilung weitgehend nach eigenen Wünschen aufbauen. Für einen solchen Schritt wurde es nun höchste Zeit, denn einmal über 50 Jahre alt, ist man für die Krankenhausträger nicht mehr attraktiv.

Meine beiden verehrten Lehrer aus der Schulzeit, der Germanist und Historiker Dr. Friedrich König und der Naturwissenschaftler Dr. Wilhelm Flörke, brauchten nach dem Krieg weder »Persilscheine« noch Fürsprache, um weiter im Staatsdienst arbeiten zu können.

Mit Prof. R. Feulgen, dem Leiter des Physiologisch-Chemischen Instituts der Universität Gießen, hatte ich nach dem Krieg regen Kontakt, zunächst als Assistent der Medizinischen Klinik, später als ihr Oberarzt und kommissarischer Leiter sowie schließlich als sein behandelnder Arzt. Feulgen hatte nur wenig von seinem skurrilen Humor der früheren Jahre verloren. Der wissenschaftlich hochverdiente Gelehrte wurde erst 1951 »Planmäßiger Ordinarius«. Weit weniger Berufene hatten dieses Ziel schon viel früher erreicht.

Anfang 1933 hatte er sich im Kolleg über Hitler noch lustiggemacht, nach der »Machtübernahme« aber bei Betreten des Hörsaals mit erhobener Rechten gefordert, wer sich nicht »total« hinter den Führer stelle, möge augenblicklich den Saal verlassen. Ich war damals mit zwei jüdischen und einem »halbjüdischen« Studenten unter den Zuhörern. Keiner von uns ging, obwohl wir es uns selbst und Feulgen schuldig gewesen wären. Der Augenblick war äußerst heikel. Wären wir gegangen, so hätten wir niemals in sein Kolleg zurückkehren dürfen. Physiologische Chemie war Prüfungsfach. Wir hätten kein Physikum machen können. Ohne mit der Wimper zu zucken, blieben wir sitzen. Ich hielt den Atem an und wartete darauf, daß irgendein Hörer auf uns zeigen würde.

Noch eine weitere Erinnerung an Feulgen: Ich mache gerade Visite bei dem in der Medizinischen Klinik liegenden schwerkranken Herrn, als es an der Tür klopft.

FEULGEN *(zum eintretenden Klinikpfarrer):* »Was wünschen Sie, junger Mann?«

PFARRER: »Ich bin der evangelische Klinikgeistliche und möchte Sie besuchen.«

FEULGEN *(erregt):* »So, ich glaube aber nichts.«

(Der Pfarrer zunächst betreten, versucht, durch eine liebenswürdige Geste abzuschwächen.)

FEULGEN *(noch bevor der Pfarrer etwas sagen kann, gereizt, böse und schneidend):* »Junger Mann, ich habe im Leben alles immer und immer wieder durchdacht. Es gibt keinen Gott! Es ist so viel Grauenhaftes geschehen. Wo war Gott? Wo blieb er? Gehen Sie! Gott gibt es nicht. Damit dürfen Sie mir nicht kommen! So ein Quatsch!«

DER PFARRER *(betreten, geht weg, mit angedeuteter Verbeugung):* »Guten Tag.«

Nachdem sich Feulgens Erregung etwas gelegt hatte, sagte er mit merkwürdig fragendem Unterton zu mir: »Und Jesus – er war doch Jude?«

Prof. Herzog, Leiter des Pathologischen Instituts und Prüfungsvorsitzender für Staatsexamenskandidaten, hatte nach dem Krieg erhebliche Schwierigkeiten, wurde dann aber wieder Ordinarius. Er war nicht nur Parteigenosse gewesen wie viele andere, er hatte auch dem NSKK angehört und aktiv mitgearbeitet. Gewissenhaft wie er war, hatte er alles, wenn auch wohl mit mancherlei stummen Vorbehalten, was die Obrigkeit von ihm verlangte, pflichtgetreu ausgeführt. Nun galt es, Menschen zu finden, die ihm halfen, dem sich langsam konsolidierenden, neuen Staat glaubwürdig zu erscheinen. Er setzte sich sofort nach dem Krieg dafür ein, daß ich eine vorläufige Approbationsurkunde und das mir vorenthaltene offizielle Doktordiplom erhielt. In einem Gespräch, das ich wegen dieser Dokumente führte, war er im Gegensatz zum Zeitpunkt der Übergabe meines Staatsexamenzeugnisses (1937) und meines Doktorexamens (1942) äußerst liebenswürdig und meinte abschließend: »Wie gut, daß das alles nun ein Ende hat.« Eine Cousine von ihm war »Halbjüdin«. Ihrem jüdischen Vater, einem angesehenen Frauenarzt, hatte er als Student und als junger Arzt viel zu verdanken, wie ich bei dieser Gelegenheit erfuhr.

Der Internist, Prof. Reinwein, sah sich außerstande, mich als Medizinpraktikanten, trotz behördlicher Genehmigung, an seiner Klinik zu behalten. Er hatte mir das rücksichtslos zu verstehen gegeben. 1942 war er in das Kieler Ordinariat berufen worden, wo er bis zu seiner Emeritierung 1962 tätig war. Nach dem Krieg tauchte sein Name wiederholt in Zeitungen und Zeitschriften im Zusammenhang mit dem »Fall Sawade« auf. »Dr. Sawade«, alias Prof. Dr. Heyde, war Ordinarius für Psychiatrie und Neurologie in Würzburg gewesen. Er wurde als maßgeblicher Euthanasiearzt steckbrieflich von deutschen Staatsanwaltschaften gesucht. Als medizinischer Gutachter bei den Sozialgerichten, dem Landesversorgungsamt und anderen Behörden Schleswig-Holsteins konnte er unangefochten arbeiten. »Dr. Sawade« hatte Ende 1959 viel Staub aufgewirbelt. »Nicht die Tatsache, daß einer der Mitverantwortlichen für Hitlers Ausrottungsprogramm es verstanden hatte, sich nahezu 15 Jahre dem Zugriff der Justiz zu entziehen, hat die deutsche

Öffentlichkeit so bestürzt und die außerdeutsche so aufgebracht, als vielmehr das Faktum, daß dieser Mann unbehelligt unter teils hochgestellten, auf jeden Fall aber honorigen und angesehenen Menschen lebte, seinem Beruf nachging und gesellschaftlichen Umgang pflegte, die seinen richtigen Namen und seine Vergangenheit durchaus kannten oder zumindest ahnten, aber dennoch schwiegen. Zu diesem Kreis gehörten hohe Richter, Verwaltungsbeamte und Ärzte, darunter nicht wenige Universitätsprofessoren ...« (Dr. Georg Bittner in *Ärztliche Mitteilungen* 31/2.9.1961)

Am 25. Oktober 1962 berichtete die »Frankfurter Allgemeine«: Prof. Dr. Reinwein, der am 1. November zu emeritierende Kieler Ordinarius für Innere Medizin und Direktor der Medizinischen Universitätsklinik, ist vom Bundespräsidenten mit dem großen Verdienstkreuz ausgezeichnet worden.

Der Dermatologe Prof. Walter Schulze, ein Antisemit, kehrte nach dem Krieg nur vorübergehend an die Hautklinik zurück und wurde schließlich endgültig entlassen. Er war herzleidend und hatte es Dekan Wagenseil zu verdanken, daß er nicht in ein Lager abtransportiert wurde, was vermutlich sein Ende gewesen wäre. Mir gegenüber hatte er sich während des Studiums und im Staatsexamen korrekt verhalten. Schulze verlor im Krieg zwei Söhne. Lange nach dem Krieg wurde er dann emeritiert.

Am vielschichtigsten, für mich am interessantesten und wohl einer der Gebildetsten der gesamten Fakultät war Prof. Heinz Boening, der Lehrstuhlinhaber für Neurologie und Psychiatrie. Boening kam aus Jena. Er war Schüler des Nobelpreisträgers Prof. Berger, des Entdeckers des EEG. Seine Vorlesungen waren spannend. Den Forderungen des Dritten Reiches an ihn als Psychiater stand er zu meiner Zeit kritisch gegenüber. Er meinte einmal so nebenbei, als er sich über Fragen der Sterilisation ausließ, gutmütige und arbeitsame Schwachsinnige seien unentbehrlich, »denn woher sollen wir sonst Straßenfeger und Kanalarbeiter nehmen«?

Eines Tages stellte er eine junge schizophrene Lehrerin vor. Plötzlich ging sie auf das Skelett in einer Ecke des Hörsaals zu und schlug darauf ein. Dann drehte sie sich abrupt um, ging auf den ihr angewiesenen Stuhl zu und setzte sich. Boening brachte behutsam das Gespräch auf das Tagesgeschehen. Plötzlich brach es aus ihr heraus, sie beschimpfte Hitler, fand ihn unmöglich und meinte erregt, er hätte niemals in die Politik gehen sollen und schon gar nicht Kanzler werden dürfen, allenfalls Leitartikler einer Provinzzeitung. Boening winkte zwei Pflegerinnen herbei, wies mit undurchdringlicher Miene mit der Hand zum Ausgang und sagte: »Nun langt's aber, Schluß und hinaus!« Es reichte wirklich. Zweifellos kannte er die Patientin gut. Ich glaube, daß er so etwas bei der Vorstellung erwartet hatte. Die Kranke benahm sich anfangs, wie Geistesgestörte sich oft benehmen. Was sie dann jedoch von sich gab, schien mir und gewiß auch Boening durchaus einfühlbar. Verrückt war eben, daß sie das in einem vollbesetzten Hörsaal sagte.

Boening war durch den Dermatologen Schulze nach Gießen gekommen. Schulze hatte ein Faible für ihn, wobei möglicherweise die Tatsache, daß Boenings Frau Schwedin war, eine Rolle gespielt haben mag. Die Schweden als »nordische Menschen« waren bei den Nazis besonders gut angesehen. Als es gegen Ende der fünfziger Jahre um die Emeritierung von Schulze ging, sagte Boening unter vier Augen zu mir: »Wissen Sie, Schulze ist politisch nie klug gewesen. Durch ihn bin ich nach Gießen gekommen.« Boening gehörte in der Fakultät zu den Überlegtesten und Überlegenen. Deshalb konnte er ausgleichend wirken, aber auch, wenn es darauf ankam, seinen Willen durchsetzen. Wegen eines Unfalls in der Kindheit war er schwer gehbehindert. Während Gleichaltrige herumtollten, tanzen gingen, ihre Mädchen ausführten, war er als Jugendlicher bereits an den Stuhl gefesselt. Das hat ihn vermutlich entscheidend geprägt und sein Verhalten, das manchmal nicht gefiel, in hohem Maße mitbestimmt. Es war ein unerhörtes Leben, das mit 65 Jahren zu Ende ging.

Der Kinderkliniker Prof. Duken kam auch aus Jena nach Gießen. Er war dort Schüler des angesehenen halbjüdischen und halbägyptischen Prof. Ibrahim gewesen. Trotz der Ehe mit einer Halbjüdin hatte Duken es geschafft, Mitglied der SS zu werden oder zu bleiben und auf einen Lehrstuhl zu gelangen. Duken sprach geschraubt und blieb daher im Kolleg oft schwer verständlich.

Auch in Heidelberg hat sich Duken sehr stark für das Dritte Reich engagiert. Er gab in Gießen zusammen mit dem Psychologen und Pädagogen G. Pfahler die Zeitschrift »Glaube und Volk in der Entscheidung« heraus und war Leiter des »Lehramts für politische Erziehung«. Sofort nach Kriegsende bei Übergabe der Klinik an die Amerikaner wurde er seines Postens enthoben und lange in einem Lager in Süddeutschland inhaftiert. Danach lebte er zurückgezogen in Heidelberg. Er hatte sich, offenbar bedingt durch seine früheren klinischen Arbeiten über Probleme der kindlichen Tuberkulose und der Pneumonie, ein Röntgenkarzinom zugezogen, an dem er schließlich 1954 gestorben ist.

Was Duken im Dritten Reich gedacht hat, geht aus den Auszügen eines Berichts hervor, den er als Dekan in Gießen vorgelegt hat und der in den »Schriften der Ludwigs-Universität zu Gießen« (Jahrgang 1937, Heft 1) erschien:

Es mag sein, daß mancher Arzt seine Verankerung in dem Denken der verflossenen Zeit nicht lösen will, vielleicht unter der Berufung auf sein Bewußtsein, daß er stets nach bestem Wissen und Gewissen gehandelt habe. In dieser Einstellung wird ihm niemand sein gutes, reines Wollen bezweifeln können und bezweifeln wollen. Aber so sicher wie sein Wollen gut und rein war, so sicher ist es auch, daß er sich dem neuen Werden unseres Volkes versperrt. In die geschichtliche Gegenwart findet nur der Mensch hinein, der seine Gebundenheit an Blut und Boden, an völkische Gemeinschaft radikal erkennt und der seine Verantwortung nicht mehr in einem leeren Raum, sondern vor den Augen des Volksgenossen sucht. (...)

Ich sagte schon, daß wir in einer Unsicherheit vor den uns gestellten völkischen Aufgaben stehen. Diese Unsicherheit hat nichts mit einer Unentschlossenheit zu tun. Die Sicherheit, die dem völkischen Menschen einmal kommen wird, wird letztlich niemals die Sicherheit des Wissenden, sondern allein des Glaubenden sein. Denn im echten Glauben steht der Mensch, der von seinem Volk her rückhaltlos über sich verfügen läßt, und das heißt heute nichts anderes, als daß er sich dem Führer verschreibt. So wird denn auch unser Arzttum nicht im Wissen, sondern im Glauben entschieden.

Der seinerzeitige Dozentenschaftsführer, Kanzler und Prorektor, der Geologe Prof. Hummel, der »für Führer, Volk und Vaterland« im Krieg seine drei Söhne geopfert hatte, sei, als Gießen überrollt wurde, den herannahenden Amerikanern entgegengeritten und habe sich in deren Angesicht hoch zu Roß erschossen. So wurde es mir erzählt.

Ganz anders erging es einem anderen einstigen Gießener Dozentenschaftsführer, dem ehemaligen Leiter des Forschungsinstitutes Borstel bei Hamburg, Prof. Dr. med. et Dr. phil. Enno Freerksen. Er ist ein besonders gutes Beispiel für Menschen, die mit hohem Einsatz spielen und dabei nicht verlieren. 1937/38 war Freerksen unter dem Anatom Prof. Elze Prosektor am Anatomischen Institut Gießen. Er wurde Gaudozentenbundführer für Hessen-Nassau. Ankündigung eines erb- und rassenkundlichen Kolloquiums mit den Naziprofessoren Kranz und

Hummel. Freerksens Laufbahn: geb. 1910 in Emden; 1932 Eintritt in die NSDAP; 1933 Promotion zum Dr. phil. in Rostock; 1934 Chef des NS-Studentenbundes; 1935 Staatsexamen und Promotion zum Dr. med.; 1936 als Assistent in Rostock, Vorlesung zum Thema »Rassische Weltanschauung« angekündigt, 1-stündig im Rahmen der Reihe »Erb- und Rasse-Erleben« für Hörer aller Fakultäten. 1936 Dozent in Gießen; 1940 Prosektor an der Universität Kiel, Hauptsturmführer der SS, Mitglied des SD, Dozentenführer der Universität Kiel, Gaudozentenführer von Schleswig-Holstein (Stellvertreter: Prof. Holzlöhner, der beteiligt war an Unterkühlungsversuchen und nach Kriegsende Selbstmord verübte); Gauhauptstellenleiter: »Organisation, Verwaltung und Personal« im NS-Dozentenbund der NSDAP, Beisitzer im Gauehrengericht. 1941 planmäßiger a. o. Professor und Direktor des Anatomischen Instituts der Universität Kiel, Beirat in der »Wissenschaftlichen Akademie des NS-Dozentenbundes«. Gemeinsame Vorlesung mit Prof. Dr. Hanns Löhr (SS-Standartenführer) und Prof. Vonkennel (Selbstmord wegen Versuchen an KZ-Häftlingen); 1942 und 1943 gleiche Ämter wie 1941; 1944/45 Berufung als Ordinarius für Anatomie der Universität Kiel unter dem Rektorat von Freerksens SS-Kameraden Holzlöhner. 1947 entnazifiziert, Stufe V! Freerksen wurde danach wieder zum ordentlichen Professor ernannt, gleichzeitig aber in den Wartestand versetzt, weil der Kieler Lehrstuhl inzwischen anderweitig besetzt worden war. Später wurde Freerksen gem. § 4 des Gesetzes zur Beendigung der Entnazifizierung vom 17. 3. 1951 emeritiert. 1947 erhielt Freerksen die Leitung des »Tuberkulose-Forschungsinstituts Borstel«. Dieses Institut wurde umbenannt in »Institut für experimentelle Biologie und Medizin des Tuberkuloseforschungsinstituts«. Im Herbst 1967 hat der damalige Ministerpräsident von Schleswig-Holstein, Lemke, *gegen* den Willen der Medizinischen Fakultät der Universität Kiel einen neuen Lehrstuhl für »Experimentelle Medizin« eingerichtet und *gegen* den Willen der Fakultät mit Freerksen besetzt.

Der Otologe Prof. Brüggemann, der mich als Student einmal dem versammelten Kolleg als »Nordischer Typ« vorgeführt hatte, kam nach dem Krieg nicht wieder in sein Amt zurück. Man machte ihn für den Tod eines Studenten oder jungen Arztes verantwortlich, der wegen kritischer Äußerungen über Hitler und dessen Krieg auf seine Veranlassung an die Front abkommandiert worden sein soll, dort gefallen war und Frau und Kind hinterließ. Brüggemann wurde etwa zur gleichen Zeit wie der Dermatologe Schulze emeritiert. Danach nahm jener wieder an den Fakultätssitzungen teil.

Wenn ich während des Krieges nach meiner Promotion bei Urlauben in Gießen Prof. Brüggemann – stets in großer Uniform – begegnete, schaute er weg. Nach Kriegsgefangenschaft wurde er aus dem Dienst entlassen und später emeritiert. Bei Universitätsfesten war danach das Ehepaar Brüggemann wieder dabei.

Schulzes Nachfolger, Prof. Bohnstedt, Dermatologe, ein Verfolgter des NS-Regimes, drohte, die Fakultätssitzungen zu verlassen, falls sein Vorgänger erscheinen würde.

Der Anatom Elze, zu meiner Zeit Chef des NS-Dozentenschaftsführers Freerksen, hatte während meiner Prüfung in topographischer Anatomie entschieden abgestritten, daß die Coronarien öfter funktionelle Endarterien sind, was ich ihm nach dem Studium meiner pathologisch-anatomischen Lehrbücher – und zu meinem Nachteil – nicht abnehmen konnte. Er wurde nach Würzburg berufen. Auch Elze hatte nach dem Krieg Schwierigkeiten.

Auch der der SS angehörende Augenkliniker Prof. Riehm, der mich im Staatsexamen in meiner Zensur drückte, verlor sein Ordinariat und kehrte erst nach geraumer Zeit an die Universität zurück. Er habe, wie mir ein Verwandter von ihm sagte, für sein Verhalten im Dritten Reich schwer gebüßt. Später wurde Riehm an der Universität Münster wieder Ordinarius.

Der Pharmakologe Prof. Hildebrandt verbrachte nach dem Krieg einige Zeit in einem Lager. Er wurde bezichtigt, kriegswichtige Forschungen betrieben zu haben, wobei Giftgasversuche eine besondere Rolle gespielt haben sollen. Nach einiger Zeit kehrte er wieder in sein Amt zurück, wurde später Dekan und blieb bis zu seinem 70. Jahr im Amt.

Hildebrandt hatte mich, nachdem ich eine Medizinalpraktikantenstelle an der Medizinischen Klinik aufgeben mußte, angehört und spontan versprochen, bei dem Münchner Ordinarius für Pharmakologie etwas für mich zu unternehmen. Als ich am Marien-Krankenhaus in Hamburg untergekommen war, hörte ich nichts mehr von ihm. Ich sah Hildebrandt 1942 bei meiner Promotion und danach 1944 in Bad Nauheim im Kerckhoff-Institut wieder, wohin er mit Teilen seines Gießener Instituts ausgewichen war. Wenn er mir begegnete, hielt er sehr auf Distanz. Nach dem Krieg war er wieder ansprechbar.

Während eines festlichen Fakultätsessens mit Damen in den fünfziger Jahren kam Hildebrandt als Dekan zu mir und bat, meine Frau möge doch etwas vortragen. Seine Frau und er hätten als fleißige Theaterbesucher sie stets bewundert und besonders ihre Sprache geschätzt. Er habe bereits von ihr die Zusage, vorausgesetzt, daß ich meinen Segen dazu gäbe. Sie möchte mit mir darüber sprechen. Herta löste sich von ihrem Tischherrn, kam zu mir und sagte, sie hätte Prof. Hildebrandt doch keinen Korb geben können, sie sei auf diese Situation nicht vorbereitet; als sie mich fragte, was ich für diese Gelegenheit am geeignetsten hielte, empfahl ich »Die Falschmünzer«, wobei mir hier eine besondere Betonung auf *Die Falschmünzer* wichtig erschien. Als »Die Falschmünzer« von Detlev v. Liliencron mit der erforderlichen Pause für Augenblicke wirklich im Raum stand, sahen alle überrascht zu Herta und dann zu mir hin. Eine Reihe schmunzelte beziehungsreich, andere lachten, einige hielten den Atem an. Am Ende gab's starken Applaus. Man hatte verstanden und schien erleichtert, daß das Gedicht, das offenbar keiner kannte, nichts über Falschmünzerei in der Universität, und besonders in der Fakultät, aussagte.

Prof. Wagenseil, dem ich sehr viel verdanke, blieb sieben Jahre lang Dekan. Er war nicht Parteigenosse gewesen und daher der einzige der Fakultät, der dieses Amt bekleiden konnte. In dieser Zeit hat er viel für die Fakultät und deren Mitglieder getan.

Prof. Bernhard, ein Freund von Wagenseil, wurde im Dritten Reich Ordinarius für Chirurgie. Das konnte nur geschehen, wenn man in der Fakultät außerordentlich geschätzt und den zuständigen Regierungsstellen genehm war. Genehm konnte man nur sein, wenn man der Partei angehörte und damit den »Braunen« für ein Ordinariat durchaus würdig zu sein schien. Nach dem Krieg zeigte sich, daß Bernhard es sehr gut verstanden hatte, sich zu tarnen. Seine Frau war adliger Herkunft und »halbjüdisch«. Bernhard starb mit 52 Jahren. Wiederholt erhielt er nach dem Krieg wegen Zugehörigkeit zur Partei Arbeitsverbot. Danach aber blieb er unbehelligt bis zu seinem vorzeitigen Tod. Er war ein sehr fleißiger, in der Fachwelt hoch angesehener hervorragender Chirurg.

Prof. Franz Groedel, namhafter Cardiologe (Initiator des Kerckhoff-Herzforschungsinstitutes Bad Nauheim, Ehrenbürger der Stadt, Attending Cardiologist Beth David Hospital, Cardiologist St. Anthony's Hospital, Consulting Cardiologist Einhorn Department Lenox Hill Hospital New York), war mit dem späteren Präsidenten Roosevelt befreundet, seit dieser in Bad Nauheim kurte; schließlich wurde er einer seiner Ärzte und Arzt vieler namhafter Persönlichkeiten in den USA. Er war ein jüdischer Emigrant und entfernt verwandt mit Prof. Wagenseil. Nach dem Krieg hatte ich guten Kontakt zu ihm bekommen.

Wir tauschten unsere wissenschaftlichen Veröffentlichungen aus. Er war bereit, mich bei einem Amerikaaufenthalt zu beraten. Die im letzten Kriegsjahr und in der ersten Nachkriegszeit geträumten Träume um sein ehemals weltbekanntes Sanatorium in Bad Nauheim zerrannen zu einem Nichts. Alles war, wie so oft im Leben, ganz anders gekommen. Groedel kehrte nicht wieder nach Deutschland zurück. Er fühlte sich dazu wohl zu alt. Gewiß konnte er auch nicht vergessen, was ihm angetan worden war. Er starb 72jährig in New York. Seine Urne wurde in Bad Nauheim im Familiengrab beigesetzt. Zuvor wurde ihr besondere Ehre zuteil. Prof. Hildebrandt hielt die Trauerrede in der Halle des Kerckhoff-Institutes. Dabei stand die Urne hoch hinter ihm. Am Ende seiner Rede drehte er sich zu ihr um und verbeugte sich tief.

Prof. Jacobi, Chefarzt der Medizinischen Abteilung des Marien-Krankenhauses Hamburg, mein erster innermedizinischer Lehrer, kehrte wohlbehalten aus dem Krieg zurück und übernahm nach vorübergehenden Schwierigkeiten wieder seine alte Position.

Prof. Heine, Prosektor am Allgemeinen Krankenhaus St. Georg, Hamburg, mein verehrter Doktorvater und Lehrer, war entschiedener Gegner des Dritten Reiches gewesen. Seine Anstellung in Hamburg im Jahre 1933 als Nachfolger des aus rassischen Gründen entlassenen bekannten Pathologen und Neurologen Prof. Wohlwill hatte er von der schriftlichen Bestätigung der Behörde abhängig gemacht, niemals einer politischen Organisation beitreten zu müssen. Nach dem Krieg hätte er sich beruflich erheblich verbessern können. Der so nüchterne, bescheidene, kluge Mann blieb aber, was, wo und wie er war.

Die Gießener Medizinische Fakultät war so »braun« gewesen, daß sie nach dem Krieg im Gegensatz zu den anderen zunächst geschlossen blieb. Eine Reihe von Assistenten, Oberärzten und einigen Kommissarischen Leitern von Kliniken, die wie ich die Habilitation anstrebten, hatten darunter zu leiden. Nach der Fortberufung von Prof. Voit sprach ich Prof. Wagenseil, den Dekan der geschlossenen Fakultät, an, berichtete ihm von der Unzufriedenheit unter den jungen Kollegen, die nicht vorankamen, und fragte, weshalb man sich nicht die Mühe mache, nach emigrierten und unbelasteten Wissenschaftlern und Lehrern Ausschau zu halten. Damit hatte ich ins Schwarze getroffen. Erregt sprang er auf und fuhr mich an, das sei unerhört, es gäbe keine geeigneten unbelasteten Herren. Im übrigen sei die Fakultät nicht geöffnet und somit wenig attraktiv. Ruhig, aber sehr bestimmt sagte ich: »Glauben Sie, daß die Fakultät in der alten Zusammensetzung wieder geöffnet werden wird? Sorgen Sie dafür, daß geeignete Herren hierherkommen, sie sind vorhanden, müssen nur gefunden werden. Ich bin davon überzeugt, daß es dann schnell vorangehen wird.« Wagenseil, immer noch sehr erregt: »Noch heute werde ich Thannhauser in Amerika schreiben.« Ich fragte mich, weshalb er das nicht schon früher getan hatte. Dann entschuldigte er sich und bat mich, ich möge ihm seinen Ausbruch nicht verübeln. Wir seien doch Freunde. Sein bajuwarisches Temperament sei mit ihm durchgegangen.

Das war das erste und letzte Mal, daß ich bei ihm versucht habe, Einfluß auf das Geschehen in der Fakultät zu nehmen.

Die unbelasteten Kollegen – Thannhauser, Assmann und Beckmann – die Wagenseil anschrieb, sagten dann alle ab.

Wagenseils zeitweise für mich schwer verständliches Verhalten nach dem Krieg hatte seine Gründe. Er war mit einer Reihe seiner Fakultätskollegen, zum Teil auch mit den endgültig oder nur vorübergehend entlassenen, gut bekannt oder gar, wie in einem Fall, eng befreundet. Keinem von ihnen wollte er wehtun. Das war menschlich verständlich, war aber für die Neueröffnung der Fakultät vermutlich nicht sehr förderlich. So blieb alles vorerst beim alten. Wir Jungen mußten die Hoffnung auf eine Habilitation zurückstecken, die alten Lehrstuhlinhaber, Instituts- und Klinikdirektoren kehrten bis auf drei wieder in ihre Positionen zurück. Ein Rassenhygienisches Institut gab es nicht mehr. Die dann zunächst neu Berufenen, Entnazifizierten, hatten bis auf zwei eine mehr oder minder »braune« Vergangenheit. So hatte der Augenkliniker Prof. Rauh, ehemals bei der SS, Prof. Kyrieleis abgelöst, der politisch noch stärker belastet gewesen sein mußte als jener. Erst Jahre später wurden drei weitere, im Dritten Reich nicht zum Zug Gekommene in die Fakultät berufen. Zu dieser Zeit war die sogenannte Entnazifizierung längst abgeschlossen. Es dauerte dann auch nicht mehr lange, bis sich Kollege V., der der SS angehört hatte, wieder in Gießen habilitieren konnte.

Ein junger Forscher und sehr talentierter Arzt, der sich große Verdienste um die Frauenklinik erworben hatte und kein Nazi gewesen war, fiel bei einigen der alten Meister in Ungnade. Er war wiederholt recht deutlich geworden.

In der Festschrift zur 350-Jahr-Feier der Ludwigs-Universität/ Justus-Liebig-Hochschule schreibt 1957 der Mathematiker Prof. Egon Ullrich:

Es wäre unwahr, eines der schmerzlichen Kapitel deutscher Wissenschafts- und Universitätsgeschichte durch Schweigen zu entstellen. Noch zittert in uns die Erregung über Geschehnisse, die von zwei ganz verschiedenen Seiten in Deutschland, und durch das Eingreifen aus Übersee, heraufbeschworen worden sind. Zugegeben, daß deutsche Hochschullehrer (wie viele Deutsche) zur Unzeit von einer Welle mitgerissen wurden. Dann muß aber ebenso klar festgestellt werden, wie viele von ihnen rasch das Unheil erkannten.

Diejenigen Männer der Wissenschaft, die in diesen Jahren meinen Weg begleiteten und Zeugen dessen wurden, was sich da zusammenbraute, somit das Unheil erkannten und die erforderlichen Konsequenzen zogen, sind bekannt: Prof. Ferdinand Wagenseil in Gießen und Prof. J. Heine in Hamburg. Alle anderen haben, wenn nicht mitgetan, so sich doch mehr oder minder rasch arrangiert. Daß es viele waren, die das Unheil rasch erkannt haben, kann ich, der ich die Jahre in Gießen, Hamburg und Bad Nauheim durchlebt habe, nicht feststellen. Festzustellen aber ist: Erkannt in größerem Umfang wurde das Unheil erst, als man es am eigenen Leibe zu spüren bekam.

Für die Universität war die Entwicklung in den Jahren unmittelbar nach 1945 ein Unglück. Man hatte dort wieder angefangen, wo man nach dem Zusammenbruch aufhören mußte. Das konnte nicht gutgehen. Die Welt und die Wissenschaften hatten sich viel rascher als nach dem ersten Weltkrieg verändert und weiterentwickelt. Die neuen Erkenntnisse – auch und gerade in der Medizin – hatten einen erdrückenden Umfang angenommen. Die Ordinarien spürten das sehr deutlich, und manche machten sich über die Folgen für Lehre und Forschung Gedanken. So lud der Otologe Eigler während seines Dekanats – es muß 1957 oder 1958 gewesen sein – die jungen Dozenten und außerplanmäßigen Professoren ein, um zu erfahren, wie sie sich die künftige Fakultät vorstellten. Zunächst herrschte auf seine Frage nur Schweigen. Schließlich sagte ich: »Ich kann zwar nur für *mein* Fach, die Innere Medizin, sprechen, und da muß ich sagen, daß es so wie seither nicht weitergehen darf. Es ist ein Unding, daß ein so großes Fach in Lehre, Forschung und am Krankenbett wie bei uns nur von *einem* Ordinarius und einem Extraordinarius vertreten wird.« Darauf Eigler: »Und wie stellen Sie sich die Innere Medizin in den Universitäten künftig vor?«

Ich: »Eine Fakultät wie die Gießener müßte meines Erachtens drei Ordinariate und eine Reihe Extraordinariate in dem Fach haben, um den gewaltigen Aufgaben gewachsen zu sein.«

Eigler: »Damit werden aber die Ordinarii nicht einverstanden sein.«

Ich: »Das glaube ich. Aber wenn die Anpassung an die Erfordernisse nicht alsbald beginnt, wird die Entwicklung über unsere Fakultäten hinweggehen.«

Das waren deutliche Worte, die durch die späteren Ereignisse in den Universitäten ihre Bestätigung fanden. Sie blieben wie vieles, was in diesen Jahren zu den anstehenden Fragen und Problemen gesagt wurde, ohne Wirkung.

Zum Schluß möchte ich auf den »Kaufmann-Kreis« zurückkommen, – dem auch Renate Roese angehörte –, und auf die Personen, die in diesem Zusammenhang eine besondere Rolle spielten.

Dagmar Imgart, eine naturalisierte Schwedin, wich bei Kriegsende nach Schweden aus. 1954 begann vor dem Schwurgericht Kassel gegen die inzwischen 58jährige ehemalige Gestapoagentin der Prozeß. Sie war der Beihilfe zum Mord und der mehrfachen Freiheitsberaubung angeklagt. Nachfolgend Auszüge aus dem Bericht des »Gießener Anzeigers« vom 21. Oktober 1954:

Von dieser Anklage war Dagmar Imgart im Oktober 1951 vom Schwurgericht Limburg freigesprochen worden, weil die Handlungen zwar erwiesen seien, aber der Beweggrund ihrer Handlungsweise nicht festgestellt werden konnte. Der Bundesgerichtshof in Karlsruhe hob das Limburger Urteil auf, weil erhebliche Rechtsfehler festgestellt worden seien, und verwies den Prozeß zur erneuten Verhandlung an das Schwurgericht Kassel.

Die Angeklagte wird beschuldigt, unter dem Namen »Babs« als

Lockspitzel für die Gestapo gearbeitet zu haben. Sie soll eine Reihe von Personen denunziert haben, von denen zwei zum Tode und neun zu langjährigen Gefängnis- und Zuchthausstrafen verurteilt worden sind. Unter ihnen befindet sich der Leiter der »Una-Sancta-Bewegung« in Deutschland, Pater Dr. Metzger, der 1943 hingerichtet wurde. Die Angeklagte soll es ferner verstanden haben, sich dem sog. »Dr.-Kaufmann-Kreis« in Gießen anzuschließen, in dem ausländische Sender abgehört und politische Diskussionen geführt wurden. Dr. Kaufmann und der Kunstmaler Heinrich Will in Gießen, die diesem Kreis angehörten, wurden wegen Abhörens ausländischer Sender durch das Volksgericht zum Tode verurteilt. Während das Todesurteil gegen Dr. Kaufmann in lebenslange Zuchthausstrafe umgewandelt wurde, ist Heinrich Will hingerichtet worden. Die Frau Wills kam nach Verbüßung einer Zuchthausstrafe im Lager Auschwitz ums Leben. Andere Angehörige des Kreises wurden auf Grund der Berichte der Agentin von Sondergerichten zu langjährigen Zuchthaus- und Gefängnisstrafen verurteilt. (...) 1942 habe ihr Dr. Metzger im Vestibül eines Berliner Hotels, wo ein OKW-Offizier auf sie gewartet habe, einen Brief zugesteckt, der den Aktionsplan »Nordland« enthielt. Den Inhalt des Briefes will sie nicht gekannt haben. Sie habe nur gewußt, daß er für den schwedischen Erzbischof Eidem bestimmt war. Der OKW-Offizier habe ihr den Brief abgenommen. Auf Fragen des Gerichtsvorsitzenden, warum sie dem Bischof und nach ihrer Rückkehr auch Dr. Metzger von der Wegnahme des Briefes keine Mitteilung gemacht habe, zuckte die Angeklagte mehrfach die Schultern.

Aus einem weiteren Bericht des »Gießener Anzeigers«:

Zum Kaufmann-Kreis machte die Zeugin die Aussage, die Angeklagte habe ihr bei einem Besuch in Gießen einen Tag vor der Verhaftung des Kreises durch die Gestapo gesagt: »Morgen abend um diese Stunde, um 9 Uhr, wird ein Herr hereinkommen und uns alle verhaften.« Auf die verblüffte Frage der Zeugin »Warum denn?«, habe die Angeklagte geantwortet »Ich bin doch die Agentin!«

Mir läuft es heute noch kalt den Rücken hinunter, wenn ich mich daran erinnere, wie Frau Imgart öfter in unsere Gießener Dachwohnung kam – Ende der 30er, Anfang der 40er Jahre – und für irgendeinen Zweck sammelte. Dabei war sie von einer bestechenden Freundlichkeit. Als sie gegangen war, dachten wir, sie weiß nicht, daß wir »Unerwünschte« sind. Dann dachten wir, vielleicht weiß sie es doch und will, da sie Ausländerin ist, durch ihre gewinnende Liebenswürdigkeit zeigen, wie gut sie unsere Lage begreift und wie sehr sie mit uns fühlt. Sie spielte ihre Rolle vollendet. Wir waren arglos und wußten nicht, daß sie offensichtlich auch auf uns von der Gestapo angesetzt war.

Dagmar Imgarts Mann, Philologe, im Dritten Reich angeblich in einem KZ tätig, ist nach dem Krieg in einem Lager für Nazis gestorben. Sie selbst wurde verurteilt. Angeblich lebt sie jetzt irgendwo an der schönen Bergstraße.

Renate Roese lebte einige Zeit zusammen mit ihrer schwerkranken Mutter als Anaesthesistin in Süddeutschland. Ihr verdanke ich die Bekanntschaft mit Prof. Wagenseil. Ich vergesse dieser mutigen Frau niemals, was sie für Mutter und mich getan und gewagt hat.

»Kriminalrat« Wintzer war Chef der Gießener Gestapo, als meine Mutter verhaftet wurde. Er hatte Unschuldige geschlagen und getreten, und er hatte gemordet. Der Pastorensohn, der sich im Kreis Gleichgesinnter über seine halbjüdischen Verwandten lustig machte, konnte im Harz eine Weile untertauchen. Dann beging er Selbstmord.

Der Gestapomann Brauner, der meine Mutter seinerzeit für die Deportation abholte, entkam nach dem Krieg dem Lager Dachau, wohin er nach der Verhaftung gebracht worden war.

Oberregierungsrat Mohr, der die Verhaftungen der in ›privilegierter Mischehe‹ lebenden jüdischen Personen Anfang 1945 in Hessen auslöste, wurde nach jahrelanger erfolgreicher Tarnung gefaßt. Ein Prozeß ist ihm bisher meines Wissens noch nicht gemacht worden.

Die meisten der im Sinne der Entnazifizierung Unbelasteten wurden von den Belasteten um »Persilscheine« gebeten. Besonders gefragt waren die Zeugnisse von »Verfolgten des Nazi-Regimes«. So wurde mir eines Tages, als ich in Göttingen arbeitete, ein Dr. M. aus Gießen gemeldet. Ich traute meinen Ohren nicht. Mein Schulkamerad Bernhard M. hatte die im September 1945 sehr beschwerliche Reise von Gießen nach Göttingen unternommen. Gewiß nicht nur, um den Versuch zu machen, sich bei mir zu entschuldigen. Das hätte nach allen Erfahrungen schlecht zu ihm gepaßt. Da ich gerade bei einer Pneumothorax-Neuanlage war, ließ ich ihm ausrichten, er möge warten. Dann stand ein schlotterndes, stammelndes Häufchen Elend vor mir. M. hatte, was mich nicht wunderte, politische Schwierigkeiten.

Er sagte, ich brauche ihn nicht anzuhören. Er wisse, daß es keine Entschuldigung gäbe für sein Verhalten mir und meinen Eltern gegenüber. Ich möge aber bedenken, daß er Familie habe, daß er durch Nazi-Vorgesetzte gezwungen gewesen sei, Konzessionen zu machen, usw. Eine solche Argumentation bekam man in dieser Zeit oft zu hören. Es sei gut, meinte er, daß alles so gekommen sei, und ob es nicht möglich wäre, daß alles zwischen uns wieder wie früher sein könnte, und so fort. Ich sagte ihm, da ich möglicherweise an die Gießener Klinik zurückkehren würde, hätten wir ja wohl fachlich miteinander zu tun. Wir müßten deshalb miteinander reden. Aber mehr käme nach allem nicht in Betracht. Dabei blieb es, trotz aller Versuche, die er später machte, mit meiner Familie und mir wieder ins Gespräch zu kommen.

Ähnlich erging es einem anderen Herrn. Der Zigarrenfabrikant aus der Nähe Gießens verspürte kurz nach dem Krieg das Bedürfnis, Vater zu sprechen. Dieser empfängt ihn in den Möbeln, die jener kurz nach der Machtübernahme pfänden lassen wollte. Vater fertigte ihn kurz ab, und auf der Straße verzichten wir aufs Grüßen, zu dem er nunmehr wieder allzu gern bereit wäre. Es gibt eine ganze Reihe von Bekannten und einige

Freunde aus der Zeit vor dem Dritten Reich, die uns ihrem Glauben an den Führer geopfert hatten. Sie sind uns in den zwölf Jahren fremd geworden. Ich selbst half nur dem einen oder anderen, wenn ich wußte, daß er weder bösartig gewesen noch kriminell geworden war; besonders aber nahm ich mich derjenigen an, die uneingeschränkt zu Verfolgten oder Bedrängten gestanden hatten.

Der Historiker Golo Mann sagte einmal: »Wer die dreißiger und vierziger Jahre als Deutscher durchlebt hat, der kann seiner Nation nie mehr völlig trauen... Der wird, wie sehr er sich auch Mühe geben mag und soll, in tiefster Seele traurig bleiben, bis er stirbt.«

Damit hat er recht.

Das Dritte Reich war *ein* Teil meines Lebens. Nach 1945 blieb ein Schatten, der sich nur allmählich aufhellte und bis heute nicht völlig gewichen ist.

INHALT

DIE LETZTEN KRIEGSMONATE

*

DIE STUNDE NULL

II
NACHKRIEGSZEIT